Marschner (Hrsg.)

Dokumentation zur bioelektronischen
Funktionsdiagnostik und Therapie

Dokumentation zur bioelektronischen Funktionsdiagnostik und Therapie

in
Theorie und Praxis
Band 2

Herausgegeben von Dr. med. dent. Gotthard Marschner

Zusammengestellt und bearbeitet
im Auftrag der Internationalen Forschungsgemeinschaft
für bioelektronische Funktionsdiagnostik und Therapie e. V.

Mit 65 Abbildungen, 7 Tabellen, 67 Tafeln, 9 Listen
und 21 Formblättern

HAUG

Karl F. Haug Verlag · Heidelberg

CIP-Kurztitelaufnahme der Deutschen Bibliothek

Dokumentation zur bioelektronischen Funktionsdiagnostik und Therapie in Theorie u. Praxis/hrsg. von Gotthard Marschner. Zsgest. u. bearb. im Auftr. d. Internat. Forschungsgemeinschaft für bioelektron. Funktionsdiagnostik u. Therapie e. V. – Heidelberg: Haug

NE: Marschner, Gotthard [Hrsg.]

Bd. 2 (1981).
    ISBN 3-7760-0616-1

© 1981 Karl F. Haug Verlag GmbH & Co., Heidelberg

Alle Rechte, einschließlich derjenigen der photomechanischen Wiedergabe und des auszugsweisen Nachdruckes, vorbehalten.

Verlags-Nr. 8156
ISBN 3-7760-0616-1

Gesamtherstellung: Pfälzische Verlagsanstalt, Landau/Pfalz

Inhalt

Teil II: A) Praxis der BFD
  1. Hinweise zur Vorbereitung 9
     a) Arbeitsplatz und Umwelt 9
     b) Meßgeräte 18
     c) Untersuchungszeit 21
     d) Bioresonatoren 22
     e) Dokumentation zur BFD 30
     f) Patient (bzw. der zu Untersuchende) 32
     g) Behandler (bzw. der Untersucher) 33
  2. Beispiel zur Ausführung der BFD 34
  3. Testauswertungen und Fallberichte 38

  B) Praxis der bioelektronischen Funktionstherapie
  1. Regulation durch bioelektronische Funktionstherapie 65
  2. Positivierung (Tonisierung) 67
  3. Negativierung (Sedierung) 68
  4. Reizwechsel (positiv, negativ) 69
  5. Indikation zur BFDTh 71
  6. Ionophorese 72

  C) Fallberichte
     Übersicht der Fallberichte 74

  D) Wirkungsnachweis verschiedener Therapien unter Meßkontrolle der BFD-Methoden
  1. Dufttherapie 115
  2. Farbton-Therapie (Chromotherapie) 116
  3. Musiktherapie 117
  4. Nasen-Reflextherapie 119
  5. Fuß-Reflexzonentherapie (RZF) 120
  6. Chiropraktische Therapie 122
  7. Laser-Akupunktur 122
  8. Neuraltherapie 122
  9. Manualtherapie 122

Anhang: Tafeln, Listen und Formblätter zur BFD
- Übersicht der Tafeln 125
- Übersicht der Listen 208
- Übersicht der Formblätter zur BFD 233
- Fachausdrücke, Abkürzungen, Symbole und deren Erklärungen 253

Autorenverzeichnis 263

Literatur 265

Teil II

A) Praxis der BFD
B) Praxis der bioelektronischen Funktionstherapie
C) Fallberichte

> *„Das ganze Weltall ist ein elektromagnetisches Feld, und alle elektrischen und magnetischen Vorgänge sind nichts anderes als Änderungen dieses Feldes."*
>
> Max Plank (1922)

A) Praxis der BFD

Unter diesem Thema wird kein Praktikum abgehandelt. Dies ist bereits durch PFLAUM niedergelegt [142]. Vielmehr soll in übersichtlicher Weise dargestellt werden, welche Faktoren der Praktiker in Bezug auf die BFD zu berücksichtigen hat, wodurch Fehlerquellen in der Messung gemindert oder beseitigt werden können; und welche graduellen Unterschiede zu anderen Meßmethoden bestehen beim Ablauf der Meßvorgänge.

1. Hinweise zur Vorbereitung

Hinweise zur Vorbereitung auf die praktische Durchführung der BFD verlangen Beachtung, um klare und vergleichbare Resultate zu erhalten.

a) Arbeitsplatz und Umwelt

An erster Stelle steht die richtige Wahl des Arbeits- und Untersuchungsplatzes. Er ist abhängig von der Forderung, weitgehendst alle Arten von Reizen aus der physikalischen, chemischen und biologischen Umwelt fernzuhalten. Mehr oder weniger überdecken sich diese Bereiche, was in der Abb. 1 zur Darstellung gebracht ist. Die negative Wirkung all dieser störenden Faktoren ist gekennzeichnet mit Pfeilen aus der Umwelt auf den Arbeitsplatz hin. Vom Arbeitsplatz aus auf die Umwelt deuten Pfeile hin in entgegengesetzter Richtung als Maßnahmen zur Abwehr oder Ausschaltung störender Reize.

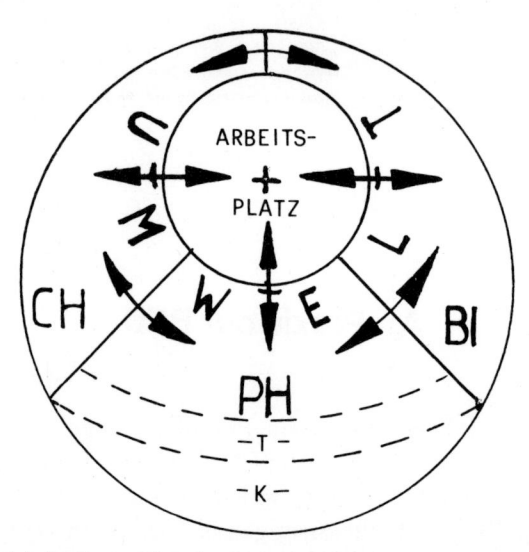

Abb. 1: BFD-Arbeitsplatz – Negative Umwelteinflüsse → +, ausgehend von CH = chemischen –, BI = biologischen –, PH = physikalischen –, -T- = terrestrischen – und -K- = kosmischen Faktoren. Die physikalischen Faktoren nehmen den größten Platz ein.
Pfeile von + → = Gegenmaßnahmen, Pfeile von PH ↔ CH ↔ BI deuten die Überschneidungen der verschiedenen Faktoren an (MARSCHNER).

In tabellarischer Übersicht (Tab. 1) sind die Faktoren gegenübergestellt.

Tab. 1

Der Arbeits- und Untersuchungsplatz und seine Umwelt
Die verschiedenen Störbereiche und deren Ausschaltung (vgl. dazu Abb. 1).

Die aus der Umwelt einwirkenden negativen Einflüsse auf bioelektronische Messungen:	Minderung und Eliminierung der störenden Einflüsse auf bioelektronische Messung durch spezifische Maßnahmen:
physikalische Faktoren:	*Messung* mit Feldmeßsonde, BFD, Geigerzähler, UKW-Meßsender u. a.
Kosmische Strahlung	*Messung* aufwendig, nicht abschaltbar.

Fortsetzung Tab. 1

Die aus der Umwelt einwirkenden negativen Einflüsse auf bioelektronische Messungen:	Minderung und Eliminierung der störenden Einflüsse auf bioelektronische Messung durch spezifische Maßnahmen:
radioaktive Strahlung	*Messung* mit Geigerzähler, am Patienten durch Test mit bestrahltem Aqua destillata, Radium bromatum D 1000. *Ausschaltung* im Raum – Bleikammer. *Ausschaltung* am Patienten bedingt möglich, Nosoden-Therapie.
Röntgenstrahlung	*Messung* durch hochempfindlichen Foto- oder Röntgenfilm (getragene Plakette, Meßsonde), am Patienten durch BFD-Test in Verbindung mit röntgenbestrahltem Aqua destillata. *Ausschaltung* (gesetzliche Vorschrift — Bleiisolierung, Gewerbeaufsichtsamt), am Patienten wie: radioaktive Strahlung.
Terrestrische Strahlung, terrestrisches Magnetfeld	*Messung* durch UKW-Meßsender u. a., am Patienten durch Test mit Magnetfeldmatte (Biomatte, Kupferspänen, Achat). *Ausschaltung* durch Resonatoren (HARTMANN [67]), evtl. Biomatte, geerdete Kupferplatten unter dem Arbeitsplatz u. a., am Patienten Bereinigung seiner örtlichen Wohnverhältnisse, evtl. Wohnungswechsel, belastete Praxisräume besser aufgeben, da zusätzliche Störung für den Behandler.
Elektrotechnische Anlagen wie Radar, UKW-Fernseh-Sender, Hochspannungsleitungen, Transformatoranlagen, elektrische Hausanlage, Straßenbahn, Bundesbahn, alle elektrotechnischen Geräte und Anlagen innerhalb des Praxisgebäudes, auch PKW-Werkstätten oder -Plätze (Anlasser), Hochfrequenzgeräte (KIRLIAN), alle Arten von Ionisatoren, evtl. Klimaanlagen, Kurzwellenbestrahlungsgeräte u. a.	*Messung* durch Feldmeßsonde, UKW-Meßsender. *Ausschaltung* der Störungen außerhalb des Praxisgebäudes durch FARADAYschen Käfig, mit einwandfreier Erdung bis zum Grundwasser. In neuester Zeit wird das „Driven-Right-Leg"-System einzusetzen sein, wie es bereits zur Ausschaltung von Störfeldern beim EEG eingesetzt wird (siehe Abb. 2 und Abb. 3, Zone a – c).

Fortsetzung Tab. 1

Die aus der Umwelt einwirkenden negativen Einflüsse auf bioelektronische Messungen:	Minderung und Eliminierung der störenden Einflüsse auf bioelektronische Messung durch spezifische Maßnahmen:
Elektrische Leitungen als Wechselfelder	*Abschirmung* durch Spezialkabel, in geerdeten Metallrohren verlegten Leitungen, bei bereits verlegten, störenden Leitungen, geerdete Abschirmung mit Kupferdrahtnetzen oder Alufolien unter die Tapete, Biofilter (PALM [145]).
Geräte (Wechselfelder und Wirbelströme).	Geräte selbst entstören, besonders auf Erdung achten (siehe Abb. 3, Zone a – c).
Gestörtes statisches Feld in Stahlbetonbauten = gestörtes luftelektrisches Feld	*Messung* mit Feldmeßsonde. Korrektur durch statisches künstliches 10 Hz Gleichfeld (siehe Abb. 3, Zone a – c).
Statische Aufladungen von Kunststoffen (Fußböden, Gardinen, Tapeten usw.)	*Messung* mit Feldmeßsonde. *Ausschaltung* – Erneuerung durch biologische Stoffe (Holz, Rupfen, Naturfasertapeten, Linoleum, Kork, evtl. mit Kupfer armiertem Kunststoffbelag, der geerdet wird, Wollteppiche u. a.).
Elektrische Beleuchtung	*Messung* mit Feldmeßsonde (siehe Abb. 3, Zone a – c). *Abschirmung* von Glühfadenlampen (siehe Abb. 3, Zone c). Entfernung ab 2,5 m und mehr, möglichst indirekt, Leuchtstoffröhren erzeugen neben den 50 Hz die Frequenz der darin enthaltenen Gase. Zweckmäßig sind Metallgitter unterhalb der Leuchtstoffröhre mit zusätzlicher Erdung, Abstand sollte je nach Stärke der Leuchte nicht unter 3 m sein. Zur örtlichen Ausleuchtung ist eine batteriebetriebene Lichtquelle zu bevorzugen (siehe Abb. 3, Zone b und c).
Tageslicht	*Messung:* subjektives Empfinden. Nur direktes oder reflektiertes Sonnenlicht vom Patienten empfangen ist störend.

Fortsetzung Tab. 1

Die aus der Umwelt einwirkenden negativen Einflüsse auf bioelektronische Messungen:	Minderung und Eliminierung der störenden Einflüsse auf bioelektronische Messung durch spezifische Maßnahmen:
Farben und optische Eindrücke, ausgehend von Tapeten, Bildern u. a.	*Ausschaltung:* Der Patient sollte in seinem Blickfeld keine ihn irritierenden Zeichnungen, Figuren, Bilder haben. Der Blick in eine freie Landschaft durchs Fenster wirkt harmonisierend.
Vibrationen und Lärm, ausgehend von technischen Geräten und Einrichtungen (Zentralheizungen, Kompressoren, Fahrzeuge, Flugzeuge, Musik u. a.)	*Messung* subjektives Empfinden, physikalisch: Phonometer, am Patienten mit BFD. *Ausschaltung:* Vibrationen innerhalb des Hauses am Entstehungsort durch Dämmung ausgleichen, Musik fernhalten.
Telefon, Alarmglocken usw.	*Messung:* subjektives Empfinden, Patienten können durch Telefonate irritiert werden wie durch jedes plötzliche Alarmzeichen. Telefonate stören ebenso den Behandler bei der BFD-Untersuchung. *Ausschaltung:* Das Telefon sollte nicht im Meßraum sein oder mit einem Anrufbeantworter ausgestattet werden. Alarmglocken sollten keine schrillen Töne geben.
Physikalische Faktoren von der Patientenzone (siehe Abb. 3, Zone a), besonders elektronische Uhren, Hörgeräte, Schrittmacher, Perücken (statische Ladungen), Brillen, Schmuck, besonders an Fingern und Ohren, künstliche Brüste nach Mamma-Operation, Bruchbänder u. ä.	*Messung:* normales Erkennen und BFD-Test. *Ausschaltung* nach Meßkontrolle soweit möglich und durch Austausch – nicht störender Elemente.
Chemische Faktoren an Patientenzone (Abb. 3, Zone a), Kosmetika, Pharmaka (selbst in der Tasche getragen), Genußmittel, oft primär für das Krankheitsgeschehen	*Messung* über biologische Kulturen (PALM [145], S. 528), Vergleichsmessung mit BFD. *Ausschaltung* für eine einwandfreie Messung: Nichtanwendung von 24 Std. bis 1 Monat (je nach der Langzeitwirkung).

Fortsetzung Tab. 1

Die aus der Umwelt einwirkenden negativen Einflüsse auf bioelektronische Messungen:	Minderung und Eliminierung der störenden Einflüsse auf bioelektronische Messung durch spezifische Maßnahmen:
In den weiteren Zonenbereichen, ausgehend von Bau- und Einrichtungsmaterialien (selbst das Genfer Lebensmitteluntersuchungsamt blieb nicht verschont. Nach Umzug in Neubau spielten die Meßgeräte nicht mehr mit) (PALM), dazu gehören Farben, Lacke, Kunststoffe (z. B. PVC – jetzt verboten!) u. a. m.	*Messung* wie oben. *Ausschaltung:* Austausch mit lebensqualitativen Materialien oder Nichtanwendung.
Biologische Faktoren: Patientenzone (Abb. 3, Zone a), der Patient selbst (Redelust), in weiteren Zonen: Tiere (z. B. schreiender Pfau, Papageien, Katzen, im Raum schwirrende Insekten) abgespannter Behandler, nervöse Hilfskraft u. a.	*Messung* über BFD, Psychoanalyse. *Ausschaltung* aller psychischen Reize, kein Gespräch vor dem Meßvorgang, Anamnese darf ebenfalls nicht aufgenommen werden, Ruhe und Ausgeglichenheit ist erwünscht. (Soweit nicht ein Patientenbericht bereits schriftlich vorliegt, wird die Anamnese erst nach der Reizung aufgenommen.)

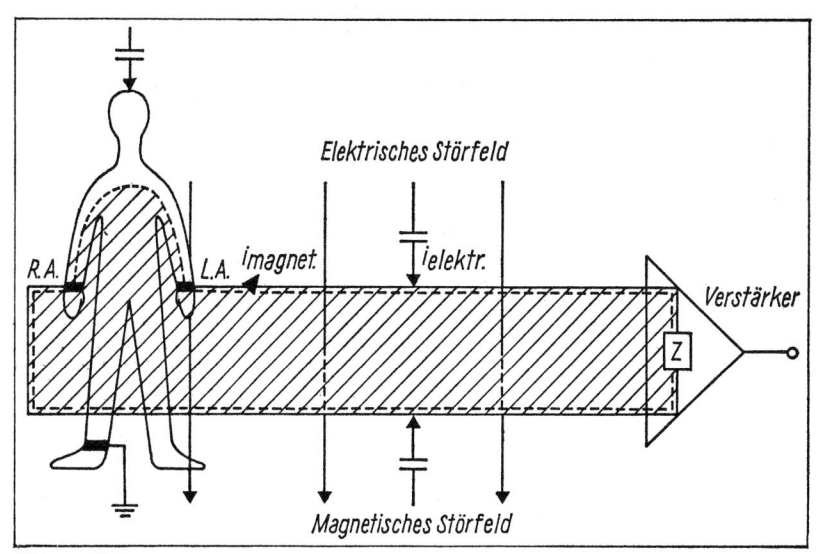

Abb. 1: Einkopplung von Störfeldern in den EKG-Meßkreis
Schraffiert: Leiterschleife. Induktion von Störströmen durch Magnetfelder und durch kapazitive Einkopplung von elektrischen Störströmen, ausgehend von elektrischen Feldern

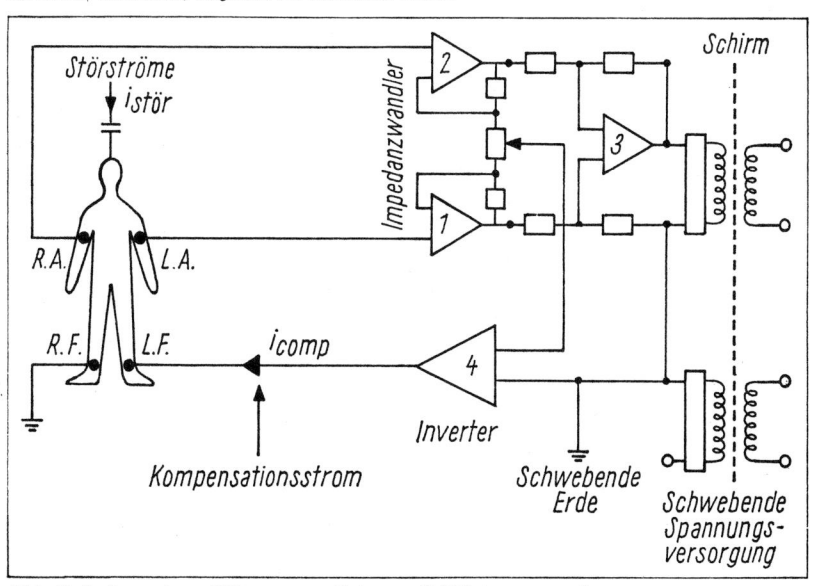

Abb. 2: Aufbau eines Differenzverstärkers mit Störkompensation
Erzeugung eines um 180° verschobenen Kompensationsstroms (i_{comp}), der durch Einspeisung in den linken Fuß eine Reduktion des Störstroms $i_{stör}$ bewirkt (Extr. Abl. I nach Einthoven)

Abb. 2: Beispiel aus: „Wie können Störsignale im EKG reduziert werden", nach MEYER-WAARDEN [144].

15

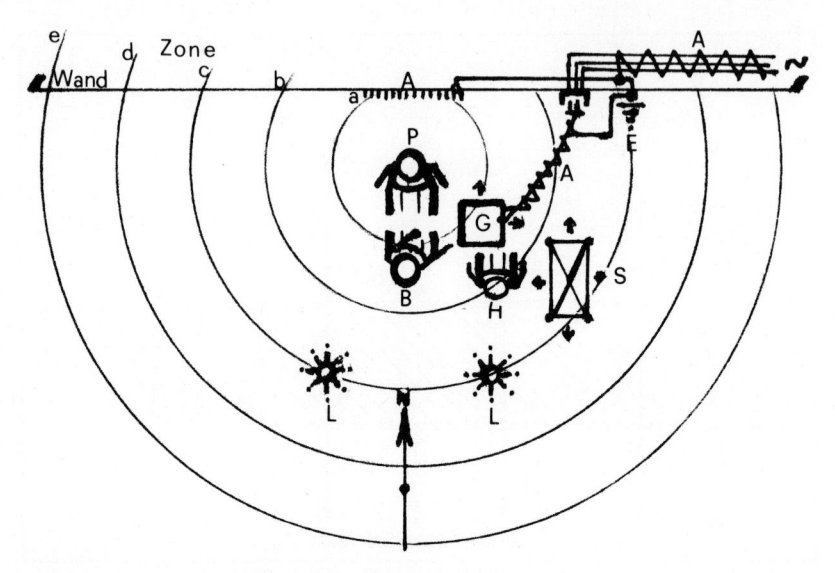

Abb. 3: Anordnung des Untersuchungsplatzes und Raumes.
Erklärung: P = Patient, B = Behandler, H = mitarbeitende Hilfe, G = Gerätetisch, fahrbar, A = Abschirmung, E = Erdung, L = Beleuchtung, N = Nord-Süd-Richtung, S = Schubschrank, fahrbar für BFD-Material, Testsätze, Schreibmöglichkeit; Zone: a = Patientenzone, b = Behandlerzone, c = Beleuchtungszone, d = Raumzone, e = äußere Gebäudezone (MARSCHNER).

Zur Gestaltung des Arbeits- und Untersuchungsplatzes sind – abgesehen von den vorher berichteten und zu berücksichtigenden Faktoren – noch Hinweise zu geben (Abb. 3).

Der Platz der Patienten (P)

Der Sitzplatz sollte sein: ein bequemer *Lehnsessel* mit Naturfaser gepolstert oder Schaffell bedeckt, im Sitz höher als der Behandlerstuhl, ein *hölzerner* Sitz ohne Metallfüße oder Beschläge, nicht verschiebbar, jedoch für Kinder so einzurichten, daß sie mit ihren Füßen einen sicheren *Tritt* haben und bequemen Kontakt zu den Fußelektroden.

Zu Füßen des Patienten ist ein *Frottierhandtuch* ausgebreitet, auf dem die Fußelektroden oder besser die beheizbare Fußelektrodenbank zu liegen kommt. Für den Patienten sind *Papiertaschentücher* bereitzuhalten.

Im Idealfall ist der Platz in Nord-Süd-Richtung zu wählen, wobei der Patient gegen Süden schaut.

Der Platz des Behandlers (B) ist gegenüber dem Patienten einzurichten, jedoch mit einem *fahrbaren und niedrigeren Sitz* als dem des Patienten. Eine *Fußstütze* für den Patienten kann der Behandlersitz selbst, oder besser eine daran steckbare oder verstellbare bewegliche Fußstütze sein. Auf dieser liegt ein kleines *Einmal-Frottiertuch*, das vom Behandler gleichzeitig zur Isolation seiner Hände benutzt wird. Zusätzlich können Stoffhandschuhe oder Fingerlinge (PFLAUM) benutzt werden.

In Reichweite des Behandlers ist ein *fahrbarer Gerätetisch (G)*, der mit Abschirmkabel zur abgeschirmten Schukosteckdose Verbindung hat. *Alle Geräte* sind vom Behandler gut überschaubar anzuordnen. Es ist, wegen psychischer Reaktionen, nicht angebracht, daß der Patient die Messung mit ablesen kann. Dieser Gerätetisch, besser Schrank, sollte alle *Zubehörteile* wie Kabel, Elektroden usw. griffbereit enthalten.

Es ist gleichzeitig darauf zu achten, daß ausreichend Platz für alle zu benutzenden Geräte vorhanden ist, evtl. sind Geräte übereinander angeordnet (z. B. Theratest-Super unten, darauf Schreiber mit Decoder). Mit den Elektroanschlüssen des Tisches ist gleichzeitig die beheizbare Fußelektrodenbank angeschlossen.

Fertig vorbereitet sind die Kabelanschlüsse für die Rundum-Leitwertmessung. Hand- und Stirnelektrode liegen bereit.

Die *Hilfskraft*, Mitarbeiterin (H) hat ihren Platz seitlich, hinter dem Behandler (B) oder Untersucher. Hier sollte ebenfalls ein *dreh- und fahrbarer Sitz* vorhanden sein. In ihrer Reichweite befindet sich nicht nur der Gerätetisch (G), sondern ein weiteres Schränkchen (S), das fahr- und feststellbar ist und *Schreibmöglichkeit* in Tischhöhe hat. In den Schubladen befinden sich *Testsätze von Bioresonatoren, Testkarteien*, das *kleine Handlabor* (PFLAUM) und weitere *Hilfsmittel*.

Es sollte eine *Liege (L)* bereitstehen, um gegebenenfalls Messungen im Liegen am Patienten durchführen zu können, z. B. an der WS.

Der Meßraum sollte ein *Baro-, Hygro- und Thermometer* haben (BHT).

b) Meßgeräte

Meßgeräte bedürfen der Vorbereitung und zeitweisen Funktionsüberprüfung (vgl. den zu jedem Gerät mitgelieferten Leitfaden). Die batteriebetriebenen Geräte wie Theratest, Theratest-Super usw. werden *vor jeder Messung* auf ihre Funktion überprüft. Bei ausgezogenen Kabelanschlüssen und ausgeschaltetem Gerät müssen die *Meßzeiger* auf Null (0) stehen. Ist dies nicht der Fall, muß nachjustiert werden an der Skala (Sk1).

Batteriekontrolle erfolgt durch kurzes Einschalten der Dauertherapietaste (T7) und nachfolgendes Eindrücken der Batterieprüftaste (T3) des Theratestes. Wenn keine Meßstromanzeige über Taste 2 ist, ist die kleine Meßbatterie leer. Schlägt der Zeiger über die Skala nach rechts beim Eindrücken der Taste T7 aus, sind die Batterien nicht mehr gebrauchsfähig und müssen ausgewechselt werden (siehe unter Batteriewechsel).

Akupondkontrolle erfolgt nach Abschaltung der Frequenzanzeige durch nach unten gestellten Kippschalter (K1) und Druckprüfung mit dem Meßgriffel. Steht oder geht der rote Zeiger der Skala SK2 nicht auf „0", wird mit Regler R2 nachgeeicht (JAHNKE).

Akutonkontrolle erfolgt über den Lautstärkeregler. Erfolgt kein Ton trotz aufgedrehtem Regler, ist die Batterie leer, wenn nicht ein Fehler des Gerätes vorliegt, der vom Hersteller korrigiert werden sollte.

Galvanische-Anzeige-Kontrolle. Mit Einsetzen des Diodensteckers in Buchse 2 für die galvanische Messung wird jede andere Meßmöglichkeit abgeschaltet. Steht der Zeiger der Skala 4 nicht exakt auf Null, kann Nacheichung erfolgen. Hierzu wird die Rückwand des Gerätes durch Aufdrehen der großen Rändelmutter entfernt. Links neben der kleinen Batterie ist der Regler 3. Der mittlere Regler dient zur Nullpunktjustierung (JAHNKE). Anschließend ist der Diodenstecker wieder zu entfernen.

Batteriewechsel. Öffnung der Geräterückwand durch Lösung der großen Rändelschraube, Batterien aus der Halterung nehmen und durch gleiches Fabrikat ersetzen. Spricht Batteriekontrolle nicht an, sind die Spiralkontakte der Batterien etwas auseinanderzuziehen, um den rechten Kontakt herzustellen.

Bei Auswechslung der daneben liegenden kleinen Meßbatterie von 1,5 Volt ist auf die richtige Polung zu achten.

Kabelkontrolle sollte ebenfalls vor jeder Messung vorgenommen werden. Kabelbruch oder -lösung erfolgt meist an den Steckerverbindungen. Deshalb Kabel durch Kontakt der Stecker Rot und Schwarz kurzschließen und an den Anschlußstellen hin- und herbewegen. Die Meßanzeige darf sich nicht verändern. Andernfalls Kabel austauschen. Dies gilt auch für die Kabel der Rundum-Messung.

Elektrodenkontrolle vor jeder Messung. Alle Elektroden sind auf die Reinheit der Oberfläche zu kontrollieren. Zu *reinigen* ist mit *Silberreinigungspaste* und anschließendem Abwischen mit *Aqua destillata*. Punktmeßelektroden werden durch Drehen auf einem *Schmirgelgummi* gesäubert (JAHNKE).

Rollenelektroden werden an den Achsen mit *Graphitstaub* versorgt, um gleichmäßige Bewegung zu gewährleisten.

Jedes *Schreibgerät* ist ebenfalls täglich vor der ersten Messung in seiner Funktion zu überprüfen. Schlecht schreibende *Filzschreiber* sind auszutauschen. Auch hier sind die *Kabelkontakte* auf richtige Leitfähigkeit zu kontrollieren. Die einzelnen *Meßmöglichkeiten* sind mit hochgestelltem Schreibfilz *durchzuchecken*. Die für den gesamten Meßablauf vorrangige Einstellung des Schreibers bzw. Decoders erhält bereits die notwendige Verkabelung. Das Gerät bleibt bis zur Inbetriebnahme ausgeschaltet.

Es ist ratsam, die Filzschreiber in den Farben Schwarz, Rot und Grün zur Verfügung zu haben. Schwarz und Rot eignen sich bei Gegenüberstellung am besten für Vervielfältigung.

IDG und *Decoder* verlangen *Kontrolle* der Energiezufuhr. Falls längere Zeit (nach Urlaub, längerem Wochenende) die Ladeanzeige negativ ist, bedarf das Gerät vorerst der Aufladung, ohne die eine einwandfreie Messung nicht möglich ist. Die korrekte Funktion wird mit einem Phantom (Abb. 4) durchgeführt. Keine oder unvollkommene Meßzeichnung kann nur durch den Hersteller korrigiert werden.

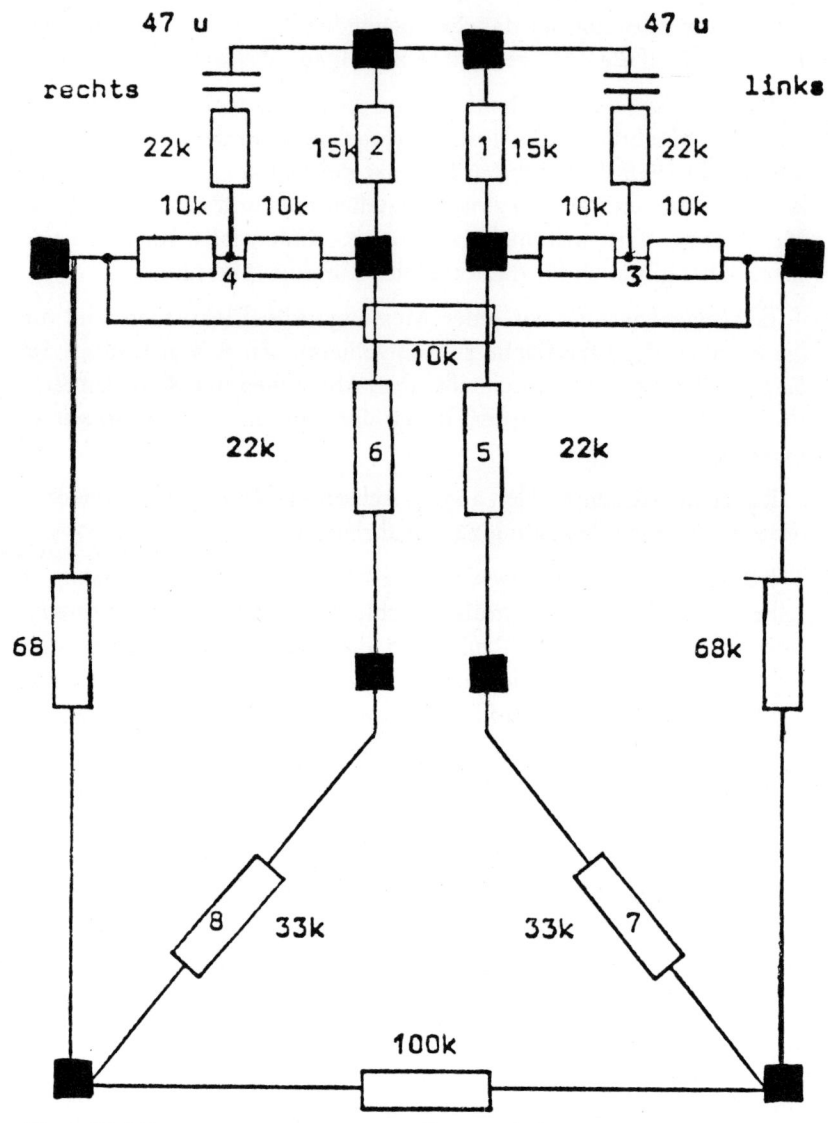

Abb. 4: IDG-Programm 08-2 u. 07 – 1 + 2, Phantomschaltplan.

Vorsorge getroffen zu haben, gehört gleichfalls zur Vorbereitung. Folgende Instrumente oder Stoffe sollten vorrätig sein: eine zweite Stirnelektrode, 2 weitere Handelektroden, mehrere Kabel zu Verlängerung oder Austausch, Filzschreiber, Registrierrollen oder Streifen, 3 Nackenelektroden, eine Mundleuchte, Ampullen-Pinzette, evtl. Test-Selektor (MARSCHNER), Mundspatel, ein kleiner Schraubenzieher, eine Pinzette, einige Stecker, eine kleine Kneifzange, Graphitpulver, Aqua destillata, Alkohol, Essigwasser, Silberputzpaste.

c) Untersuchungszeit

Die *Untersuchungszeit* bedarf wegen vielfacher Rhythmen Beachtung. Die günstigste Tageszeit für eine Erstuntersuchung liegt zwischen 10 — 12 Uhr. Für schwer erfaßbare Fälle ist diese Zeit zu wählen. Jede Art des Messens ist zeitlich festzulegen und nur zur gleichen Tageszeit wieder zu kontrollieren. Wegen des Verschiebens des Säure-Basen-Haushalts ist die Beachtung der Zeit von besonderer Wichtigkeit (vgl. Tafel: Rhythmen, S. 130). Unklare Verhältnisse des Homöostaten aufgrund des Meßvorgangs* sollten am darauf folgenden Tag zur gleichen Stunde wiederholt werden. Das gilt gleichfalls für „starre"-Regulationszustände.

Die Untersuchungszeit ist so zu legen, daß der Patient im entspannten Zustand getestet werden kann. Eine Messung sofort nach einer längeren Anfahrt durchführen zu wollen, ist unkorrekt. Die Aussagekraft der Ergebnisse wird durch die vorangegangenen Reize verfälscht.

Die Dauer der Untersuchung sollte auf ein Mindestmaß beschränkt sein. Für eine Zweitmessung am gleichen Tage ist eine Erholungsphase einzuschalten.

Jeder einzelne Meßvorgang ist mit Zeitangabe zu versehen.

---

* Unter Meßvorgang ist nicht eine Einzelmessung zu verstehen.

d) Bioresonatoren

Die *Bioresonatoren** bedürfen in ihrer Bereitstellung einer übersichtlichen und bestimmten Gesichtspunkten entsprechenden Ordnung.

In Teströhrchen, noch besser in Ampullen, sind Einzel- und evtl. Komplexmittel sortiert als:

Homöopathika und homöopathisierte Allopathika,
Nosoden und Mikrovakzine,
Organpräparate und Regeneresen,
Mineralien und Spurenelemente,
Aktivatoren und Regeneratoren des Zellstoffwechsels und der Darmflora,
Vitamine und Fermente,
Psychotherapeutika,
Spezifische Komplexmittel und spezifische Allopathika,
Tees,
Bäder,
Kosmetika,
Nähr- und Genußmittel, Gewürze,
Testmittel für Geopathie und Strahlenschäden.

Ziel und Anliegen der BFD ist es, im Sinne der HAHNEMANNschen Homöopathie mit der geringsten Menge an Heilmitteln die Harmonie des Homöostaten zu erreichen.

Komplexmittel sollten darum in erster Linie dazu dienen, die Richtung für den bioenergetischen Ausgleich zu erfassen (Abb. 5).

Eine weitere Ordnung der Präparate erfolgt aus letztem Gesichtspunkt nach den Regeln des Energieumlaufes an den oder innerhalb der Meridiane.

---

* *Anmerkung:* Die bereits in Band I, 9. abgehandelten Bioresonatoren werden fälschlicherweise auch als Bio-Katalysatoren bezeichnet. Das entspricht weder dem Charakter noch der Funktion der Bioresonatoren. Es handelt sich um Resonanzphänomene im elektromagnetischen Bereich und hat nichts mit chemischen Reaktionen zu tun. Die für eine Testung evtl. benutzten „Katalysatoren des Zitronensäurezyklus" regulieren die bioelektronische Messung allein durch das elektromagnetische Resonanzphänomen. Erst bei der therapeutischen Anwendung kommt bei den niedrigen Potenzen die katalytische Funktion zur Wirkung.

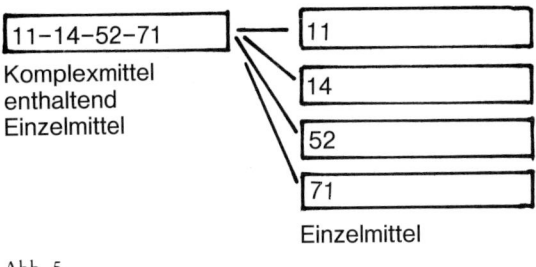

```
11-14-52-71          ←    11
Komplexmittel
enthaltend               14
Einzelmittel
                         52

                         71
                     Einzelmittel
Abb. 5
```

Zu Organen und Organsystemen sind die Meridiane die gegebenen Übertragungsbahnen für Resonanz erzeugende Frequenzen jeglicher Art.

Eine Aufstellung dieser Art gibt Tab. 2. Farbliche Markierung erleichtert um ein weiteres die Auffindung geeigneter Mittel (Abb. 6).

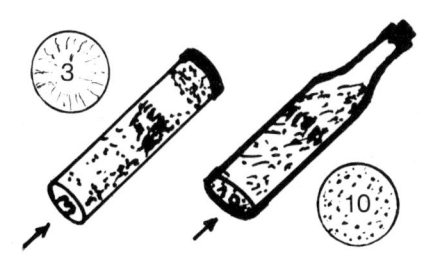

Markierung in Farbe und Nummer
Abb. 6

In Abb. 5 und 6 ist die Ordnung und Markierung der Präparate dargestellt. Listen (siehe S. 208 ff) enthalten Nummern, Bezeichnung und Hersteller der Präparate.

Damit ist einmal eine Wiedereinreihung in den Test-Satz erleichtert, zum anderen wird eine Verwechslung des Präparates durch Verwischen der Aufschrift nach längerem Gebrauch vermieden.

Die nach Organen und Organsystemen geordneten und – wie oben angegeben – bezeichneten Test-Sätze enthalten alle jeweils dafür in Frage kommenden Bioresonatoren, seien es Homöopathika, Organpräparate oder Nosoden, in der praxisbezogenen Auswahl.

Tab. 2

Organe und Organsysteme	Meridiane	Markierung*
Lymphsystem einschließlich Zahn-Kieferapparat, Hals-Nasen-Ohrenapparat	Lymph-, Milz-, Allergie-	Weiß
Atmungssystem	Lungen-, Lymph-, Allergie-	Orange
Verdauungssystem	Dünndarm-, Dickdarm-, Magen-, Pankreas-, Leber-, Gallenblasen-	Grün
Herz-Kreislaufsystem	Herz-Kreislaufsystem (Krs)-	Hellrot
Uro-Genitalsystem	Blasen-, Nieren-, 3fach-Erwärmer-	Purpurrot
Endokrinium und Psyche	3fach-Erwärmer-	Blau
Zentralnervensystem und Spina	Nervendegenerations-	Gelb
Wirbelsäule, Stützapparat, Gelenke, Muskeln	Gelenkdegenerations-, Bindegewebsdegenerations-, Gallenblasen-	Grün-gelb
Haut und Anhangsgebilde	Hautmeridian-, Bindegewebsdegenerations-, 3fach-Erwärmer-	Grün-blau
Blutbildender Apparat	Leber-, Milz-	Rot

* *Anmerkung:* Die Farbmarkierung entspricht dem Einsatz der Farben in der Colortherapie bezüglich der Wirkung auf die Organe.

Die Aufbewahrungstabletts sind nach dem gleichen Prinzip gestaltet (Tab. 3).

Der *Blind-Selektions-Test* ist von MARSCHNER erstmalig 1974 vorgetragen worden [49].

Tab. 3: Beispiel zur Tablettordnung

Äußere	Innere Kennzeichnung des Tabletts
Verdauungssystem	Grüne Marke mit Nummer entsprechend der daneben liegenden Ampulle, keine weitere Beschriftung. Senkrechte Reihen sind aufgegliedert in die Arten der Präparate (Nosoden, Organe usw.).

Verdauungssystem (äußerlich markiertes Tablett)

Marke: 0 0 0 0 | 0 0 0 0 0 | 0 0 0 0 0 0 Ampulle: $\overset{S}{\underset{Y}{\overset{A}{\diamond}}}\overset{A}{\diamond}\overset{A}{\diamond}\overset{A}{\diamond}$ $\overset{S}{\underset{Y}{\overset{A}{\diamond}}}\overset{A}{\diamond}\overset{A}{\diamond}\overset{A}{\diamond}\overset{A}{\diamond}$ $\overset{S}{\underset{Y}{\overset{A}{\diamond}}}\overset{A}{\diamond}\overset{A}{\diamond}\overset{A}{\diamond}\overset{A}{\diamond}\overset{A}{\diamond}$ Nosode	innere Ordnung der senkrechten Reihen. Erklärung: $\overset{S}{\underset{Y}{\overset{A}{\diamond}}}$ = Sammelnosode
Marke: 0|0 0 0 | 0 0 0|0 0 0 | 0 0 0 | 0 0 0 3010 3 Ampulle: Organ	Organordnung nach D3, D10, D30

usw.

Nosode:	0	Organ:		0	usw.
$\overset{S}{\underset{Y}{\overset{A}{\diamond}}}$ Salmonella comp.		Duodenum	D3	B4	
			D10		
$\overset{A}{\underset{Y}{\diamond}}$ Bact. Dysenteriae	B9		D30		Aufteilung der senkrechten Reihen. Bemerkung: Einzelnosode als Injeel oder in D10
Bact. Gärtner	B5	Ileum	D3	B10	
Bact. Morgan	B4		D10		
Enterococcinum	B19		D30		
Paratyphus	B25				
Salmonella TP	B31	Appendix	D3	B1	
Shiga Kruse	B6		D10		
Typhinum	B3		D30		

In Abb. 7 ist der Selektor schematisch und in Abb. 8 in seiner Funktion dargestellt, wie er über dem Medikamenten-Satz zu liegen

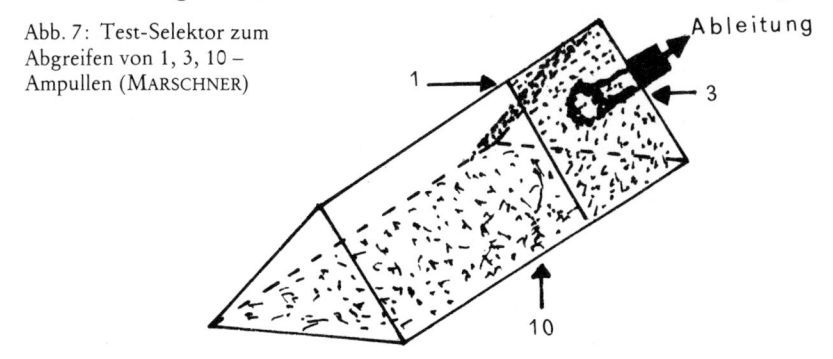

Abb. 7: Test-Selektor zum Abgreifen von 1, 3, 10 – Ampullen (MARSCHNER)

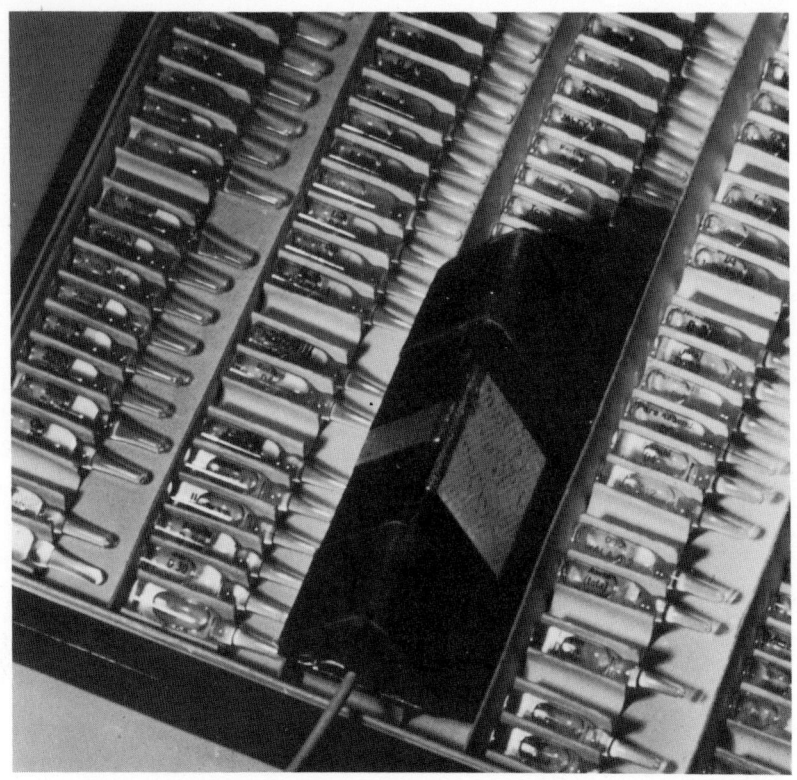

Abb. 8: Der Selektor beim Testvorgang in Situation (MARSCHNER)

kommt. Er ist zum Abtasten für 1,3 und 10 Ampullen bzw. Teströhrchen eingerichtet. Durch Wenden dieses einfachen Instrumentes werden die auf den Stromkreis einwirkenden und damit zugleich den Homöostaten beeinflussenden sympathischen Medikamente herausgefunden.

Jedes doppelt im Test-Satz vorhandene Präparat fällt bei dieser Sichtung auch 2fach heraus und bestätigt die Richtigkeit der Testung.

Eine alphabethische Einordnung entfällt, was Zeitgewinn bedeutet. Darüber hinaus werden z. B. Toxine (Nosoden) gefunden, an die nicht gedacht wird, und über die auch die Anamnese keinen Aufschluß gibt (vgl. hierzu S. 107: Fallbericht Nr. 25 – Zephalgie, 1. Bericht).

Auf dieser Methode beruht das Verfahren von PRINZ [66], die Information von Medikamenten auf Eisenplättchen (vernickelt) und von diesen die Informationsübertragung über den Meßkreis auf den Homöostaten zu übertragen (Abb. 9). (MORELL baute darauf fußend seinen Testsender. Mit einem abgestimmten Empfänger wird die Medikamenteninformation drahtlos auf den Meßkreis gebracht.)

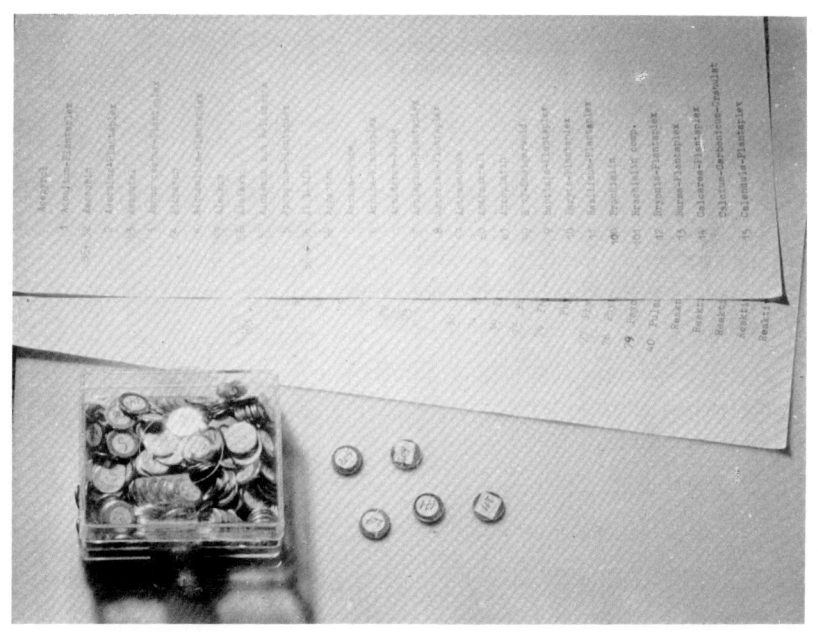

Abb. 9: Metall-Testplättchen numeriert mit der dazugehörigen Medikamentenliste für den Blindtest

In Anlehnung an die Medikamententestung nach VOLL hat VILL die Testsätze aufgeteilt, jedoch in ihrer Menge schon weitgehend verringert. Diese Aufstellung ist enthalten in seinem Büchlein „Moderne Siechtumsgefahren und ihre Behandlung" [146]. PFLAUM [142] ist noch weiter gegangen, so daß heute die BFD sich von dem VOLLschen Prinzip sichtbar entfernt hat. Die Testsätze haben dadurch eine Verkleinerung erfahren, was die Einarbeitung für den Anfänger erleichtert. GORENFLOSS ist es zu verdanken, daß die BFD in dieser Richtung andere Wege beschritten hat. Die ersten Sammelnosoden wurden von GORENFLOSS bei der Zahn-Kiefer-Herd-Testung eingesetzt. SCHIMMEL hat dieses Verfahren auf die anderen Körperbereiche mit den Nosoden-Komplexen weiter ausgebaut. Um den Potenzierungen gerecht zu werden und gleichzeitig die Bandbreite des Hochpotenzierens zu erfassen, hat RECKEWEG [147] Injeele geschaffen, die die Potenzen D 6 (zusätzlich bei der „forte"-Bereitung), D 8, D 10, D 30, D 200 enthalten. Wenn ein Nosoden-Injeel nicht erhältlich ist, sollte wenigstens die D 10 im Testsatz vorhanden sein, zumal es sich meist um chronische Zustände von Seiten eines Störfaktors handelt.

Wir sollten uns jedoch immer klar darüber sein, daß Störfelder nicht allein mit Nosoden zu erfassen sind. Solange es sich um Informationen aus dem bakteriellen, viralen, chemisch-toxischen Bereich handelt, mag dies zutreffen. Noxen und Traumen sind besser mittels potenzierter Organen zu erfassen. Hierzu gibt VOGEL in seinem Artikel: „Therapie mit potenzierten Organpräparaten" [148], S. 38 ff, Aufschluß.

Gehen wir davon aus, worauf immer wieder hingewiesen wird, daß 3 Störfeldbereiche – der physische, der psychische und der Umweltbereich – existieren.

Jeder einzelne oder im Verein mit einem anderen kann Ursache für die Disharmonie des Menschen sein. Dementsprechend sind bei exakter Erfassung einer gestörten Regulation evtl. andere Mittel einzusetzen.

Für die psychischen Zustände geben uns spezifische Homöopathika Auskunft, wie z. B. die BACH-Mittel (siehe S. 164) oder die von RECKEWEG [147] angegebenen.

Ferner eignen sich homöopathische Einzelmittel, wie sie von BEUCHELT [149] für die „Homöopathischen Reaktionstypen" beschrieben sind. METZGER [150] hat bei den homöopathischen Arzneimittelbildern, jeweils unter dem Thema „Geist und Gemüt" die Charakteristiken ausführlich angegeben.

Unter *Silicea* finden wir beispielsweise:

Bei METZGER: „sehr empfindlich, weinerliche Stimmung, niedergedrückt, lebensüberdrüssig, überempfindlich gegen Geräusche, zornig, eigensinnig, unwillig, zerstreut, Vergeßlichkeit und Dusseligkeit am Morgen, Angst vor Mißerfolg, erschwertes Denken, Gedächtnisschwäche".

Bei BEUCHELT: „Müdigkeit, Reizbarkeit, Depressionen mit Weinen und Verzagtsein, Überempfindlichkeit gegen Sinneseindrücke, eigensinnig, im Alter Zerstreutheit und Schwindel".

Bei BACH heißt die Beschreibung z. B. unter Chicory = Zichorie = Cichorium Intybus: „Das Mittel gilt für diejenigen, die sich mehr um die Bedürfnisse anderer kümmern; sie haben die Tendenz, sich übermäßig Sorge zu machen um Kinder, Verwandte, Freunde, wobei sie immer etwas finden, was in Ordnung gebracht werden sollte. Sie korrigieren ständig, was sie als falsch ansehen und sie tun dies mit Freude. Sie wünschen, daß diejenigen, um die sie sich Sorge machen, nahe bei ihnen sind."

Es dürfte damit verständlich sein, einen nach diesen Gesichtspunkten zusammengestellten Testsatz zur Verfügung zu haben. Um langem Suchen nach wirkungsvollen Bioresonatoren außerhalb der Nosoden zu entgehen, sollte der Patientenbericht bzw. die Anamnese auf Unfälle überprüft werden. Oft werden traumatische Geschehen aus der Kindheit nicht für wichtig erachtet oder vergessen. Nicht selten sind diese Ereignisse der Anfang der Kausalkette. Hinweise geben meist Organpräparate, wie Disci, Vertebrae, Cerebellum, Spina u. a.. Jede leichte Kommotio, auch Kontusio (z. B. bei: Sturz vom Baum, – die Treppe herab, – auf der Eisbahn usw.) wird als traumatischer Schaden manifestiert, weshalb die spezifischen Organ-Mittel beste Resonatoren sind, um für die Diagnose hinweisende Informationen zu geben.

Für die Erfassung von Störungen durch geopathische Zonen sind geeignete Mittel zur Verfügung zu halten.

SCHIMMEL gibt dafür an: Kupferspäne für geopathische Zonen; Koralle und Achat für unterirdische Wasserläufe.

Für die Terrainerfassung im Sinne VINCENT's (siehe Tafel 33–35, S. 172–175) liegt festverschlossen bereit: Kochsalz, Zucker raffiniert, Wermut, Apfelessig, zusätzlich Distelöl.

e) Dokumentation zur BFD

Mit der Entwicklung der BFD hat die Dokumentierung eine Wandlung erfahren. Aus der Vielseitigkeit der ärztlichen Individualitäten ergibt sich die Verschiedenheit der Vordrucke für die schriftlichen Niederlegungen. Im Anhang (S. 233 ff) werden einige davon dargestellt.

Was soll schriftlich niedergelegt werden?

1. Erklärung des Patienten (siehe Formblätter, S. 241 ff): Diese enthält die schriftliche Willenserklärung, mit BFD-Methode untersucht und behandelt zu werden, ohne Rücksicht darauf, ob ein Kostenträger Beihilfe gewährt. Ferner bekundet der Patient, daß er (sie) oder Angehörige über seinen (ihren) Krankheitszustand informiert oder nicht informiert werden will (dies ist besonders bei prognostisch ungünstigen Fällen erwünscht).

2. Kurzbericht des Patienten (siehe Formblätter, S. 239 ff): Er enthält in Kurzform seine Beschwerden, an ihm angewandte Behandlungen, derzeitige Medikamentation und weitere kurze anamnestische Angaben.

3. Zustandsbericht des Patienten: Dieser Bericht wird im Verlauf der Behandlung, je nach Fall, alle 2 oder 4 Wochen vom Patienten gegeben. Er äußert darin seine Reaktionen, inwieweit die Medikamentation durchgeführt wird oder werden kann, und ob nebenbei andere Behandlungsmethoden (z. B. Massagen, psychologische Behandlung u. a.) angewendet werden.

4. Anweisungen für den Patienten als Vorbereitung zu der bioelektronischen Untersuchung. Darin wird gebeten, die zugesandten Unterlagen auszufüllen und unterschrieben zurückzusenden, die Terminvereinbarung einzuhalten, evtl. vorhandene klinische Unterlagen vorzulegen, bestimmte Medikamente, Kosmetika nicht anzuwenden und vorhandene am Tage der Untersuchung mitzubringen, am Untersuchungstag vorher keinen Bohnenkaffee oder Tee zu trinken und ohne Schminke für die Damen und ohne Rasur für die Herren zur Untersuchung zu erscheinen. Es wird ferner Auskunft gegeben über die Art der Methode und die Vergütung (siehe Formblätter, S. 240 ff).

5. Personalien des Patienten und seiner nächsten Angehörigen sind gleichfalls vom Patienten selbst mitzuteilen.

6. *Weitere anamnestische Angaben* werden während der Untersuchung auf einem *Beiblatt* dem Kurzbericht beigefügt.

Für die Registrierung der BFD-Untersuchung mit IDG, Decoder und den Regulationstest liegen Diagrammpapierstreifen in Rollen und neuerlich in Kartenform vor. Für die Schreibung sollten Filzschreiber in den Farben Schwarz, Rot und Grün in der Reihenfolge der Messungen einsetzbar sein (sollte einmal ein Filzschreiber eingetrocknet, nicht mehr zeichnungsfähig oder augenblicklich nicht ersetzbar sein, kann eine Notmaßnahme getroffen werden. Mit einer Nadel beschickten Injektionsspritze (2 ccm) wird der Filzschreiber mit ½ ccm Aqua destillata nach Durchstechen des farbigen Abdeckpapiers langsam gefüllt. In der scharfen Spitze abgeschriebene Filze können mit Tusche nachgefüllt werden; und sind wegen der breiteren Linienführung für Zweitmessungen brauchbar). Das in den Schreiber eingelegte Diagrammpapier ist auf guten Transport zu prüfen. Dazu wird das Schreibgerät auf Leerlauf gestellt und mit dem großen Rändelrad die Beweglichkeit in Vor- und Rücklauf kontrolliert. Bei Erscheinen eines schrägen Rotstriches auf dem Papier ist die Rolle auszuwechseln.

Der Patientenname sollte kurz vor der Schreibung auf das Diagramm geschrieben werden.

Karteien und Testkarten sind, sobald die Unterlagen des Patienten in die Praxis gelangen, mit den Personalien zu versehen. Vor der Untersuchung sind alle diese Unterlagen zweckmäßig auf einem Klemmschreibbrett festzulegen.

Vorzubereiten sind kleine Aufkleber 1 × 2 cm, die für Laboruntersuchungen benötigt werden (Blutausstriche, Urinbecher, Speichelbehälter, Tablett für ausgetestete Medikamente usw.).

Bei Kontrollmessungen, die nach Tagen oder Wochen erfolgen, sollten die vorherigen Diagramme und die BFD-Regulationstestkartei im Klemmbrett vorliegen.

Der Verlauf der Behandlung ist durch den Vergleich für den Patienten sichtbar dargestellt, unterstützt seine eigenen Empfindungen und hilft das Vertrauen zu sich selbst und dem Behandler zu stärken. Der Vergleich macht auch eine etwa notwendige Weiterbehandlung offensichtlich und verständlich.

f) Patient (bzw. der zu Untersuchende)

Wenn nicht bereits vorher schriftlich geschehen, so ist der Patient spätestens vor der bioelektronischen Funktionsdiagnostik über die Untersuchungsmethode und ihren Ablauf zu informieren. Der Unterschied von der universitären symptomatischen zur funktionellen-regulativen Diagnostik und der entsprechend einzusetzenden Therapie sollte mit dem Patienten geklärt werden.

Nach einem ihm bereits vor der Untersuchung zugeleiteten Informationsblatt für seine Verhaltensweise vor dem Untersuchungstermin stellt sich der Patient positiv oder negativ ein, was schon Hinweis genug bietet für sein zukünftiges Mitarbeiten an der Therapie. Skeptiker, meist Patienten, die nicht aus freier Entscheidung, sondern von anderen gedrängt, zu uns kommen, sind wegen der bestehenden psychischen Blockade unglückliche Untersuchungsfälle. Sie sind schlecht vorbereitet und bedürfen weiterer Klarstellung über das, was geschieht. Veranschaulichung von Graphen anderer Fälle löst meist ihre Sperre. Kinder sollten die Erfahrung an ihren Geschwistern oder einem ihrer Eltern sammeln.

Kinder sollten von ihren Begleitpersonen nicht vor und für die Untersuchung mit Leckereien zum Einverständnis gebracht werden. Um ihnen die Wartezeit vor der Untersuchung nicht zur Qual werden zu lassen, sollte spielerische Beschäftigungsmöglichkeit gegeben sein. Kleine Spieluhren erfreuen sich nicht nur der Beliebtheit bei Kindern, sondern auch bei Erwachsenen und tragen bei geeigneter Wahl zur Entspannung bei.

Übliche Illustrierte, Zeitschriften und Literatur über Krankheiten sind besser zu ersetzen durch Informationen über Gartenbau, Reisen, biologische Ernährung u. ä. Immer ist bei den Auslagen an die mögliche Reizwirkung zu denken.

In der kalten Jahreszeit, wie auch im Hochsommer, ist dafür Sorge zu tragen, daß der Patient sich temperaturmäßig ausgleichen kann.

Hypotoniker und Patienten mit schlechter Durchblutung der Extremitäten sollten wenigstens zu Beginn der Wartezeit die Möglichkeit haben, ihre Hände in lauwarmem Wasser (ohne Seife) waschen zu können.

Die Patienten sollten sich so vorbereiten, daß sie leicht ihre Füße freimachen können. Gegebenenfalls sind Einmalschuhe in Verbindung mit Hausschuhen (Filzpantoffeln in verschiedenen Größen) zur Verfügung zu stellen, wenn sich der Patient nicht selbst entsprechend vorbereitet hat.

Uhren und Schmuck, besonders solcher mit Steinen, sind rechtzeitig abzulegen. (Die Auswirkung kann nach erfolgter Testung überprüft werden.)

Hat der Patient auf seinem Wege zur Praxis unliebsame Erlebnisse gehabt, sollte er diese mitteilen. Bei Autoanfahrten ist dabei an Verkehrshindernisse, miterlebte Unfälle usw. zu denken. Die damit verbundenen psychogalvanischen Reflexe müssen durch entspannende Wartezeit ausgeglichen sein.

Wenn trotz vorangegangener Hinweise Kosmetika am Untersuchungstag angewendet wurden, sind diese mit entsprechenden Mitteln vom Patienten rechtzeitig zu entfernen.

In seiner Kleidung ist er so vorbereitet, daß keine Verzögerungen durch Freimachen bestimmter Körperregionen (Arme, Rücken, Füße, Leib) eintreten. Gummistrümpfe, Perücken, Hörgeräte, Brillen, Prothesen sind bei der Untersuchung abzulegen.

Da sie als Reiz wirken können, werden die Dinge erst nach dem Provokationstest überprüft.

g) Behandler (bzw. der Untersucher)

Zur praktischen Anwendung der BFD bedarf auch der Untersucher (Arzt, Zahnarzt, Psychologe, Heilpraktiker) einer Vorbereitung. Diese ist nicht nur eine theoretische und praktische; eine psychologische ist ebenso wichtig. Wenn es sich um Meßmethoden handelt, so ist darüber hinaus allzu mechanisch-materialistisches Denken hemmend. Wie eh und je bleibt die Intuition ein fundamentales Gut für den diagnostischen wie therapeutischen Blick. Nicht die Apparatur ist das Primäre, sondern der, der es versteht, mit diesem Handwerkzeug umzugehen. Der Besitz eines Musikinstrumentes macht noch lange keinen Musiker. So gesehen besteht die Vorbereitung in:

1. Studium der Lehre vom Grundsystem [6].
2. Studium der Akupunkturlehre [7, 30, 31, 32].

3. Studium der Grundlagen der Homöopathie (Spezielle Kurse).
4. Studium der Grundlagen, wie sie in Band 1, Teil I niedergelegt sind.
5. Einführungskurs zur BFD, Propädeutik und Herdlehre.
6. Praxis der BFD = Kurs II.
7. Praxis der BFD in Verbindung mit IDG und Decoder = Kurs III.
8. Schulung in einem Wochenseminar.

Mit diesem Rüstzeug kann die Arbeit am Patienten beginnen. Es ist nicht ratsam, mit Voreingenommenheit an eine Untersuchung heranzugehen. Nicht nur die psychischen Auswirkungen vom Patienten auf den Behandler und seine Reaktionen sind in diesem Komplex eingemischt, vielmehr stärker sind die Reaktionen des Patienten. Er ist gespannt auf jede Äußerung, auf jede positive oder negative Verhaltensweise des Untersuchers. All dies findet seinen Niederschlag in den Graphen. Festigkeit und zur Schau gebrachte Sicherheit helfen, die Untersuchung zu aussagekräftigen Aufzeichnungen zu machen.

Ein Nichtausgeruhter, eventuell überhetzter Untersucher kann keine guten Meßergebnisse erzielen. Alle Unruhe, Hast und Abgeschlagenheit übertragen sich bei dem engen Kontakt, den Patient und Diagnostiker haben. Nichts erzwingen wollen. Besser ist es, die Untersuchung abzubrechen und zu späterer Zeit – am kommenden Tag – weiterzuführen.

2. Beispiel zur Ausführung der BFD

Für die korrekte Durchführung des Gesamtablaufes der bioelektronischen Messungen sind die zuvor beschriebenen Vorbereitungen maßgeblich.

Der Vorgang einer bioelektronischen-, funktionellen- und regulativen Diagnostik in chronologischer Folge wird nachfolgend dargestellt (Tab. 4 und 5).

Die jetzt für den Patienten notwendige Erholungsphase soll wenigstens 1 Stunde (PFLAUM) besser 24 Stunden (MARSCHNER) dauern. Die Provokation durch Röntgen-Aufnahmen verlangt eine Erholung von 48 Stunden (PERGER).

Tab. 4

Zeitlicher Ablauf nach Beginn der Behandlung in Min.	Einsatz der jeweiligen behandelnden bzw. ausführenden Personen	Reihenfolge der bioelektronischen Behandlungen	Arbeiten, die zwischenzeitlich erledigt werden können
30	Wartezeit des Patienten	Vorbereitung (siehe S. 32: f) Patient...): Abgabe aller Unterlagen (Labor-, Röntgen- und sonstige Befunde und Berichte, Fragebogen usw.) Abgabe von Frisch-Urin und Speichel in mit Namen beschrifteten vorbereiteten Gefäßen, Bericht an Hilfskraft über momentanen Zustand, Instruktion, daß im Anfangsteil der Untersuchung *kein* Gespräch geführt wird	
45 (bzw. 15)	Behandler (evtl.)	Irisdiagnostik, Kapillarmikroskopie	mit Foto, Einsicht in Unterlagen, Biorhythmogramm.
60	1. Hilfskraft	Evtl. Foto bestimmter Körperregionen, Gewichtsmessung, Messung galvanischer Ströme im Mund	Untersuchung von Speichel und Urin auf pH-, rH2- und rho-Wert, Combur 8, Sediment, Zytochromtest, Zambrini u. a.
(90)	2. Hilfskraft	Vorbereitung des Patienten am Untersuchungsplatz. Rundummessung mit vorbereiteten Stirn-, Hand- und Fußelektroden	
10 bzw. 20	Behandler	Vormessung durch Punktmessung lt. BFD und evtl. 1. Thermoregulationsmessung	
	1. Hilfskraft	IDG oder Decoder I	

Fortsetzung Tab. 4

Zeitlicher Ablauf nach Beginn der Behandlung in Min.	Einsatz der jeweiligen behandelnden bzw. ausführenden Personen	Reihenfolge der bioelektronischen Behandlungen	Arbeiten, die zwischenzeitlich erledigt werden können
3		Blutentnahme (= Stichreiz) i. v.	Für Vincent pH, rH2 und rho, BSR, Blutbild usw., Spenglersan-Test.
	2. Hilfskraft	Evtl. Blutentnahme aus Mittelfinger rechts und links, evtl. KIRLIAN-Aufnahme, EHT-Test, Blutdruck rechts und links u. a. Reizmessungen (Röntgen-Aufnahme nicht!), 2. IDG, Decoder.	
120	Behandler	2. Thermoregulationsmessung, BFD-Regulationstest (nach PFLAUM) einschließlich Medikamententest.	Auswertung der bisherigen Ergebnisse. Anamnese-Vergleich.
30	Hilfskraft		Notierung der getesteten Medikamente.

Wird die Kontrollmessung am folgenden Tag durchgeführt, kann diese zur gleichen Tageszeit erfolgen.

Bis dahin ist geklärt, welche therapeutischen Maßnahmen eingesetzt werden könnten. Eine Kontrollmessung geht voran (Tab. 5).

Dank der Entwicklung der BFD sind wir in der Lage, jede Therapieart in ihrer Wirksamkeit zu überprüfen. Erst wenn der Behandler volle Klarheit über den zweckmäßigsten Therapieablauf erhalten hat, worin evtl. notwendig werdende chirurgische Eingriffe nicht auszuschließen sind, kann dem Patienten das Untersuchungsergebnis und die sich daraus ergebende Behandlung unterbreitet werden. Von Fall zu Fall dürften dafür 10 – 30 Min. erforderlich sein.

Tab. 5

Zeitlicher Ablauf nach Beginn der Behandlung in Min.	Einsatz der jeweiligen behandelnden bzw. ausführenden Personen	Reihenfolge der bioelektronischen Behandlungen	Arbeiten, die zwischenzeitlich erledigt werden können
0 10	Behandler	Vormessung BFD Kontrollmessung	mit Vergleich der 1. Basismessung, bei größeren Differenzen an psychosomatischen Zustand denken, Medikamenteneinsatz korrigieren.
20 30	Hilfskraft Hilfskraft Behandler	IDG-Decoder-Vormessung Decoder- und IDG Kontrolle jeweils am Problem-Quadranten	Mit Vergleich der ersten Messung, bei nicht gleichartigem Ablauf des Diagramms Wirbelsäule evtl. manipulieren oder Neuraltherapie (Quaddelung) entlang der WS, alle Verspannungen der Wirbelsäulenmuskulatur lösen, bei weiterer Nichtansprechbarkeit blockierter Bereiche und Narbenstörfelder weitere Therapiearten meßmäßig kontrollieren, wie Farblicht, Eichotherm, Bäder, Neuraltherapie, Fuß- und Nasenreflexzonenmassage, Magnetfeld, Musiktherapie in Verbindung mit Psychotherapie u. a.

Gleichzeitig werden dem Patienten übergeben: der ausgefüllte „Befundbericht" (Anhang: Formblatt 8, S. 242), das Blatt über „Empfohlene Behandlungsmaßnahmen" (Anhang: Formblatt 9, S. 243), einschließlich der dazu erforderlichen Beilagen, wie Rezeptur, Überweisungen, Behandlungstermine usw.

Die Abrechnung in spezifizierter Form wird ebenfalls jetzt überreicht.

Punktsuche

Über das Kapitel Meßpunktsuche ist von VILL [146] und PFLAUM [142] ausreichend Auskunft gegeben. Darüber hinaus ist es eine Angelegenheit von Kursen, sich technisch vertraut zu machen.

Unter den Tafeln im Anhang ist aus den Darstellungen noch weiteres zu entnehmen.

3. Testauswertungen und Fallberichte

Therapie mit potenzierten Organpräparaten

Von H. H. VOGEL [148]

Allgemeine Vorbemerkung

Im Rahmen der Naturheilmittel kommt den Arzneizubereitungen aus tierischer Organsubstanz immer größere Bedeutung zu. Die Behandlung mit Immunseren, Hormonen, Frischzellen kann in gewisser Weise mit der Therapie mit potenzierten Organpräparaten verglichen werden. Die Anwendung potenzierter Organsubstanzen erfolgt jedoch aufgrund eines völlig anderen therapeutischen Prinzips. Bei der Applikation von Seren, Inkreten und Frischzellen handelt es sich – wie beim Implantieren von Drüsengewebe – um reine Substitution, gleichsam um physiologische Prothesen. Die Therapie mit potenzierten Organpräparaten hat dagegen eher etwas mit den humoralen und zellulären Vorgängen zu tun, wie sie sich bei der aktiven Immunisierung im Organismus abspielen, obwohl dabei selbstverständlich keine spezifischen oder unspezifischen Antikörper gebildet oder Antigen-Antikörperreaktionen ausgelöst werden. Wir ordnen die Therapie mit potenzierten Organpräparaten vielmehr dem klassischen System der Homöopathie zu und sehen in ihr eine äußerst fruchtbare Erweiterung der homöopathischen Therapiemöglichkeiten.

Histologische, morphologische und physiologische Grundlagen zum Verständnis der Therapie mit potenzierten Organpräparaten

Die Immunologie hat uns neue Einblicke in das Organgeschehen ermöglicht. Sie lehrt uns, daß ein Organ sich nicht nur durch typischen histologischen Bau und spezifische physiologische Leistung auszeichnet, sondern – wie ein selbstständiger Organismus – auch über eine Art Wahrnehmung sowie über „Lern- und Erinnerungsfähigkeit" verfügt. Es „erkennt" gewissermaßen seine Umgebung, wobei es sich im gesunden Zustand zu den übrigen Organen bzw. zum Gesamtorganismus positiv anergisch verhält. Unter positiver Anergie versteht man die reaktionslose, harmonische Einordnung des mit durchaus besonderen Eigenschaften versehenen einzelnen Organs in den übrigen Organismus. Negative Anergie ist dagegen die passive Reaktionslosigkeit eines

Organs oder eines Organismus, d. h. die Unfähigkeit zur Abwehr von Fremdeinflüssen, z. B. nach Immunsuppression, Behandlung mit Nebennierenrinden-Hormonen, Röntgenstrahlen.

Fragen wir nach der Lokalisation der „Wahrnehmungs- und Gedächtnisfunktion" im Histion eines Organs, so finden wir sie im lockeren Bindegewebe, das als mesenchymales Synzytium einheitlich den ganzen Organismus durchzieht. Es ist das retikuloendotheliale System mit seiner optisch ungeformten homogenen Grundsubstanz, auf dessen Bedeutung in jüngster Zeit vor allem PISCHINGER hingewiesen hat. Er spricht vom „primären Zelle-Milieu-System", bzw. einem autonomen „zellular-humoralen Regelsystem", „das schon primäre Regulation ausübt und zwischen den übrigen Teilen des werdenden Körpers vermittelt, bevor im Keimling noch irgendein spezielles Organ, Gefäße und Nerven auftreten." Eingebettet in die zwischen Sol- und Gelzustand quellende und entquellende interzelluläre Grundsubstanz und umsponnen vom polyvalenten synzytialen Netzgewebe breiten sich die Blut- und Lymphkapillaren im Histion aus, wo frei und hüllenlos die Fasern des sympathischen und parasympathischen Nervensystems enden. Als gallertiges Kolloid bildet die Grundsubstanz eine größtmögliche innere Oberfläche mit einer ganz außerordentlichen Fähigkeit, Flüssigkeit in sich aufzunehmen. Die Grundsubstanz verdichtet sich einerseits zur Basalmembran der Kapillaren, andererseits zur Basalschicht der Parenchymzellen. Es sind dies die Grenzflächen der oben geschilderten „Wahrnehmungsfunktion". Zwischen Kapillaren und Parenchymzellen findet ein ständiger Austausch von Gewebeflüssigkeit statt. Dieser kann jedoch nur durch Diffusion über die schleimig-gallertige Interzellularsubstanz erfolgen. „Die interzelluläre Grundsubstanz ist demnach ein hydrophiles Kolloid, das über eine nicht wässrige, kontinuierliche Phase verfügt."

Man kann die physikalischen Eigenschaften der mesenchymalen Grundsubstanz durchaus mit einem Kieselgel und dessen Quellungsvermögen vergleichen. Die klassischen Gallerten wie Nabelschnur- und Glaskörpergallerte sind auch tatsächlich relativ reich an Kieselsäure. Die chemische Analyse der interzellulären Grundsubstanz – Mucopolysaccharide, Chondroitinschwefelsäure, Hyaluronsäure – entspricht weitgehend den übrigen Gallerten (Nabelschnur, Glaskörper, Nucleus pulposus, Synovialflüssigkeit). Auch die weiter differenzierten Bindegewebe wie Sehnen, Bänder, seröse Häute und das Bindegewebe des Coriums sind die kieselreichsten Organe. Auch in dieser Tatsache sehen wir einen Hinweis auf die „Sinnesfunktion" (Lebenssinn, Organsinn) des „inneren Milieus".

Wir haben folglich im Interzellularraum zu unterscheiden:
1. die homogene Grundsubstanz-*Gallerte,*
2. die interstitielle Gewebe-*Flüssigkeit.*

Normalerweise befindet sich im Interstitium keine freie Gewebeflüssigkeit (Gewebesaft). Es läßt sich deshalb aus dem frisch entnommenen Organ nur äußerst wenig Gewebswasser auspressen. Die Grundsubstanzgallerte verhält sich wie ein poröser Schwamm, dessen Permeabilität jedoch für die diffundierende Gewebeflüssigkeit physiologischen Schwankungen unterliegt. Sie kann Gewebeflüssigkeit bis zur Ödembildung in sich aufnehmen und zurückhalten, ohne jedoch organisch zu binden.

Abgesehen von den Diffusions- und Austauschverhältnissen im Gewebe interessiert uns die Frage, welche Bedeutung der interzellulären Substanz für die spezifische Organleistung zukommt. Wir haben uns deshalb bemüht, über die bekannten immunbiologischen Funktionen der retikulären Zellen und die humoralen Regelvorgänge hinaus – über die vor allem PISCHINGER gearbeitet hat – weitere Kriterien für die Aktivität des Interstitiums zu finden. Für das Verständnis der therapeutischen Bedeutung der

Organpräparate und die Art ihrer pharmazeutischen Zubereitung ist die Beantwortung dieser Frage entscheidend.

Die Schwellen-, Kontroll- und Filterfunktion der Grundsubstanz kann man an der Antwort des Organbindegewebes auf die verschiedensten physikalischen, chemischen und elektrischen Reize bzw. Stoffwechselbelastungen und nerval-psychischen Alterationen ablesen. Das histologische Bild der Entzündung, der Proliferation der Retikulumzellen, der Quellung der Grundsubstanz, der gesteigerten Durchlässigkeit der Basalmembranen spricht eine eindeutige Sprache. Die einzigartige Rolle, die das Interstitium spielt, ist damit aber noch nicht ausreichend gewürdigt. Sie liegt u. E. in seiner Fähigkeit, die Eigenart und Differenzierung des einzelnen Organs und seiner spezifischen Gewebeleistung so umzuwandeln, daß sie sich der „Eigenart" des Gesamtorganismus – im Sinne der positiven Anergie – reaktionslos einordnen kann.

Wir haben im mesenchymalen Grundgewebe der Organe noch ein ursprüngliches omnipotentes Universalgewebe vor uns, unter dessen Einfluß die zwischen Blutkapillaren, Lymphkapillaren und Parenchymzellen sich ausbreitende Gewebeflüssigkeit gleichsam vom Gesichtspunkt der Grundordnung des Gesamtorganismus auf ihre Struktur hin geprüft wird. VOLHARD vergleicht daher mit Recht den relativ hohen Flüssigkeitsaustausch zwischen Kapillaren und Interstitium (70 % der Plasmaflüssigkeit) mit der Funktion einer „Vorniere". Das physiologische Kapillar-Transsudat diffundiert, „verdunstet" geradezu in die Riesenoberfläche des extrazellulären Raumes, der etwa das 4fache Volumen des Blutes einnimmt. Es ist daher verständlich, daß selbst im Schock keine Ödeme auftreten, obwohl dabei große Mengen der Plasmaflüssigkeit in das Interstitium übertreten und dort gleichsam versickern. Die maximale Ausdehnung der Gewebeflüssigkeit im interstitiellen hydrophilen Kolloid der Grundsubstanz-Gallerte macht sie sensibel für übergeordnete Strukturen. (Man kann sich das Diffundieren der Gewebeflüssigkeit (Kapillartranssudat) durch die Grundsubstanzgallerte vorstellen wie die Lösung und Verteilung einer gefärbten Flüssigkeit, etwa Tinte, in einem mit reinem Wasser gefüllten Glas.)

Auf Ausdehnung durch Verdünnung, d. h. aber Bildung größter Oberflächen und gleichzeite Sensibilisierung auch des Lösungsmediums, beruht ebenfalls der pharmazeutische Prozeß des Potenzierens. Wir kommen auf die Verwandtschaft des Substanzprozesses im Interstitium und der Arzneimittelzubereitung noch zu sprechen.

Eine ähnliche Sensibilisierung erfährt das Wasser durch seine maximale Ausdehnung als Wasserdampf in der Atmosphäre. Die Strukturen der Schneekristalle werden dem in sich strukturlosen Wasser aus der Atmosphäre eingeprägt.

Das ordnende Prinzip des mesenchymalen Grundgewebes

In Fortführung der Arbeiten SPEMANNS an Amphibienkeimen haben Forscher wie TÖNDURY in jüngerer Zeit die organinduzierende Fähigkeit des embryonalen Mesenchyms nachgewiesen. Er zeigt, „daß die Chorda nicht einfach die mechanische Achse des embryonalen Rückens ist, sondern induzierende Wirkung hat". „Die Ausdehnung des Gebietes, welches das Organisationszentrum in der Blastula aufweist, entspricht annähernd dem präsumptiven Bezirk der Chorda und des angrenzenden Mesoderm." Die Chorda dorsalis und deren Folgeorgane, die Nuklei pulposi der Zwischenwirbelscheiben stehen – wie schon gesagt – auf der entwicklungsgeschichtlichen, histologischen und physiologisch-chemischen Stufe des interstitiellen Grundgewebes (RES). Die gestaltinduzierende Fähigkeit des mesenchymalen Grundgewebes haben Ilse FISCHER und Theodor HUZELLA inzwischen auch an Gewebekulturen aufgezeigt. Bei der Züchtung von Epidermis-Zellen von Amphibienkeimen vermehren sich die Zellen zu ungeordneten Zellhaufen; fügt man zur Nährlösung Mesenchymgewebe hinzu, so ordnen sich die Epidermiszellen zu einer Hautblase in Kugelgestalt, die sich mit lockerem Bindegewebe füllt.

HUZELLA vermutet, daß es das argyrophile Raumgitternetz der Grundsubstanz sei, das die Zellkultur zwinge, die ursprüngliche Gestalt des zugesetzten Nährgewebes anzunehmen. Die Zellen der Nährkultur (aus Herzgewebe) wurden zuvor durch Trypsinverdauung zerstört und dann mit embryonalen Zellen beimpft. „Das von zellfreiem Fasergerüst und den hineinwachsenden heterogenen Zellen zusammengesetzte Gewebe trägt meist – wenn auch verwischt – das histologische Gepräge der Organe an sich, aus denen die verdauten Schnitte stammen." (HUZELLA)

Schon 1935 hat Ehrenfried PFEIFFER mit Hilfe der Kupferchlorid-Kristallisation Formkräfte im Blut nachgewiesen. Andere Autoren haben später in zahlreichen Arbeiten diese Methode ausgebaut. In neuester Zeit hat R. DIETER im Gewebesaft tierischer Organe unmittelbar organtypische Strukturen nachweisen können. Die prägen sich im Gerinnungsbild des gelösten Eiweißes nach vorsichtigem Verdunsten des wässrigen Anteiles ab. Gelöste Salze nehmen dabei ebenfalls charakteristische Kristallstrukturen an.

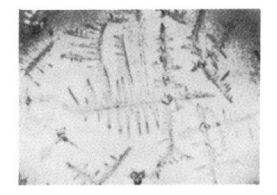

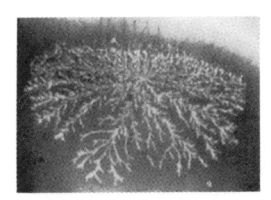

Gehirnwasser   Aus einem Kristall-Keim kann sich   Ordnungssystem
                im Myocard eine Busch-Struktur   der Thyreoidea
                entwickeln

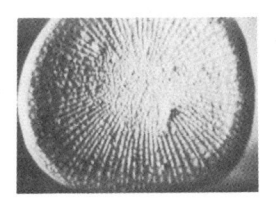

Abb. 10

Überraschend – und für die Herstellung von Organpräparaten und die Theorie ihrer Wirksamkeit von Bedeutung – ist die folgende Tatsache: Löst man den pulverisierten Trockenrückstand einer Gewebeflüssigkeit in destilliertem Wasser auf und läßt das Lösungswasser verdunsten, so werden dieselben Strukturen wieder sichtbar. Man kann diesen Vorgang wiederholen, bis schließlich die Strukturen im mikroskopischen Bild verblassen.

Aus den Bildern geht weiter hervor, daß im Gewebesaft erkrankter Organe die Strukturen gestört erscheinen oder sogar – wie z. B. im Transsudat einer Ovarial-Zyste – ganz erlöschen.

Das Ergebnis dieser Arbeiten läßt sich folgendermaßen zusammenfassen:
a) die Gewebeflüssigkeit ist Träger von Organstrukturen, die sich dem gelösten Eiweiß und den gelösten Salzen mitteilen. Die Grundsubstanz aller Organe zeigt stets ein gleichartiges Strukturprinzip (rechter Winkel). Sie modifiziert die spezielle Organstruktur;
b) die getrockneten und pulverisierten Rückstände der Gewebeflüssigkeit „bewahren" die Strukturen. Diese können durch Auflösen in destilliertem Wasser und erneutes Eintrocknen wieder sichtbar gemacht werden;

c) der Gewebesaft erkrankter Organe zeigt ein gestörtes oder abgeschwächtes Strukturbild oder völlige Strukturlosigkeit.

Zur Wirkungsweise potenzierter Organpräparate

Wird eine potenzierte Organsubstanz als Heilmittel appliziert, so wirkt nicht das in tiefen Potenzen (D 3 bis D 6) allenfalls noch in Spuren anwesende gelöste Eiweiß als ponderabler Stoff, sondern es begegnen sich *homologe Strukturen* hier des Organpräparates, dort des kranken Organs. Die therapeutische Wirkung ist demnach keine chemisch-physikalische im grobstofflichen Sinne, sondern eine *energetische,* die wir nur noch mit der frühembryonalen Organinduktion oder mit der spezifischen Eiweißprägung, dem „Erinnern" und „Erkennen" bei immun-biologischen Vorgängen vergleichen können.

Die Therapie erfolgt – im Unterschied etwa zur Zellulartherapie – *grundsätzlich* mit potenzierten Substanzen. Hierbei hängt die Wahl der Potenzhöhe davon ab, ob sich das zu behandelnde Organ in einem pathologisch entzündlich-*hyperergischen* oder in einem degenerativ-*hypoergischen* Zustand befindet.

Die physiologische Aktivität eines primären Stoffwechsel-Organs (z. B. Niere, Leber, Blut) ist im Vergleich zu einem primären Sinnes-Nerven-Organ (z. B. Auge, Ohr, Nerven-System) auch im gesunden Zustand gesteigert. Dies hängt mit der belebenden, substanzbildenden *Aufbautätigkeit* der – imponderablen – menschlichen Kräfteorganisation im gesamten Stoffwechsel-System zusammen. – Im Sinnes-Nerven-System kommt es dagegen zu physiologischem *Substanzabbau* und zur Entvitalisierung. Die „Kräfteorganisation" wird dabei bis zu einem gewissen Grade aus dem physischen Organ freigesetzt („Emanation"); Sensibilität, Bewußtseins- und Wahrnehmungstätigkeit treten auf. – Der seinem Wesen nach im imponderablen Bereich verlaufende Prozeß der Energie-Freisetzung ist begleitet von bestimmten, physikalisch meßbaren Phänomenen. Hierzu gehören u. a. elektrische Aktionsströme am Organ selbst (EEG, EKG), wie auch bestimmte Leitfähigkeitsveränderungen.

Zwischen dem „hyperergischen" *Stoffwechselsystem* und dem „hypoergischen" *Sinnes-Nerven-System* stellt das *Rhythmische System* – Herz-Kreislauf-Atmung und Interstitium („Inneres Milieu" [PISCHINGER]) – ein dynamisches Kräftegleichgewicht her. Dies entspricht dem physiologisch gesunden Ablauf der Lebensvorgänge.

Die Steigerung des Stoff-Umsatzes in einem Stoffwechsel-Organ im Sinne der Entzündung (Hyperergie) ruft auf dem Gegenpol in dem korrespondierenden Nervenbereich eine ebenfalls gesteigerte Entvitalisierung mit Substanzabbau und Degeneration (Hypoergie) hervor. Die Folge ist ein das gesunde Maß überschreitender Energieverlust, ein zu starkes Heraustreten der „Kräfteorganisation" aus dem Nervengebiet mit erhöhter Erregbarkeit und gleichzeitiger Erschlaffung.

Dem „hyperergischen" und „hypoergischen" Verhalten von Stoffwechsel- und Nerven-System entsprechen bei der Therapie mit potenzierten Organpräparaten die unterschiedlichen Potenzhöhen der entsprechenden (homologen) Organzubereitungen. Durch den pharmazeutischen Prozeß des Potenzierens wird das Organpräparat aus einer *stofflichen* Phase Schritt für Schritt in seine *energetische* Form übergeführt. Die (ansteigenden) niedrigen Potenzstufen (D 1, D 2 bis D 5) entsprechen ganz allgemein der „hyperergischen" *Aufbauphase;* die (absteigenden) höheren und mittleren Potenzen (D 30, D 20, D 15 bis D 8) dem hypoergischen Substanzabbau bzw. dem Grad der „Emanation" der Kräfteorganisation. Das heißt, die Höhe der Potenz entspricht der „meßbaren Energie". Die Aktionsströme der Organe treten am stärksten in Erscheinung im Bereich des Sinnesnervensystems; die Leber gibt z. B. weniger Energie frei als das Zentral-Nervensystem. Dafür ist ihre Stoffwechselaktivität intensiver. Die 6. Dezimalpotenz trifft etwa den Umschlag von der physiologischen *Substanzphase* der Kräfteorganisation in die *Energiephase*.

Die Anwendung potenzierter Organpräparate kann sowohl für sich allein erfolgen als auch die Basistherapie bilden für eine differenzierte Behandlung mit potenzierten pflanzlichen und mineralischen Heilmitteln.

Zur Therapie mit potenzierten Organpräparaten

Grundregeln

Akute, fieberhafte, entzündliche Organerkrankungen: Hohe Potenzen, beginnend mit D 30 und nach Maßgabe der Besserung absteigend auf D 20 – D 15 – D 12 – D 10 – D 8

Degenerative Organerkrankungen: Tiefe Potenzen, beginnend mit D 4 (D 3) und nach Maßgabe der Besserung ansteigend auf D 5 – D 6

Mischformen von Organ-Entzündung und gleichzeitiger Degeneration: Wechselnde Gaben von Tiefpotenzen – D 4 (D 3) – und mittelhohen Potenzen – D 15 (D 12, D 10) – des homologen Organpräparates.

(Anschrift des Verfassers: Dr. med. H. H. Vogel, Wala-Heilmittel, 7325 Bad Boll-Eckwälden)

Sonderdruck aus:

Erfahrungsheilkunde
ZEITSCHRIFT FÜR DIE ÄRZTLICHE PRAXIS
acta medica empirica

Die Krankheit aus bioenergetischer Sicht
am Beispiel der Aktivierung und Sichtbarmachung von latenten
Herdinfektionen unter Zuhilfenahme von IDG und Magnetotron

Von U. EVERTZ

In einem Zeitalter, das uns mit der Relativitätstheorie die Erkenntnis gebracht hat, daß sogar die Materie nur eine besondere Form der Energie ist, haben wir es schwer, den Begriff „Bioenergetik" in der Medizin korrekt zu erfassen. Denn irgendwie wird ja auch durch jede Art der Therapie energetisch auf den Organismus Einfluß genommen, und letztlich sind alle biologischen Funktionen energetisch.

Doch sollten wir heute — vielleicht gerade darum — erkennen lernen, daß es grobstoffliche und feinstoffliche Veränderungen gibt, so wie wir große Energien (z. B. die Blitzentladung) und — relativ gesehen — kleine Energien (z. B. Atmosphärics, Erdmagnetfeldschwankungen) unterscheiden müssen. Und wir sollten wissen, daß es gerade die kleinen Energiebeträge sind, die uns am meisten beeinflussen, und die Kräfte aus dem feinstofflichen Bereich, die oft am meisten bewirken.

Das Regulationsvermögen des Organismus, die laufenden funktionellen Veränderungen im organischen und auch im psychischen Bereich, deren Abweichungen in das Pathologische sowie die sekundären Kompensationsmechanismen, beruhen bekanntlich auf einem Fließgleichgewicht eines sogenannten offenen Systems. D. h. dieses organische System steht in einem permanenten offenen Austausch mit seiner Umwelt.

Materielle Stoffe (z. B. die Nahrung) werden laufend aufgenommen und auch wieder an die Umwelt abgegeben. Freie Energien aus der Umwelt (z. B. luftelektrisches Feld, Erdmagnetfeld, Ionen, elektromagnetische Strahlung) dringen laufend in den Organismus ein und werden wieder abgegeben.

Stoffe und Energien erfahren im Organismus eine Wandlung und halten dadurch das Fließgleichgewicht aufrecht. Eine Störung dieses Gleichgewichtes der organischen Regulation muß im Sinne dieses

Abb. 11: [152]

Energieumtausches behoben werden und nicht — von Notfällen abgesehen — durch Operation oder Chemotherapie.

Wenn wir bei einem Asthma bronchiale beispielsweise so behandeln, daß wir mit antiallergischen und antiphlogistischen Medikamenten den Prozeß unterdrücken, also eigentlich nur die Sekundärerscheinung angehen, betreiben wir nur eine palliative Medizin und müssen die mannigfaltigen Nebenwirkungen jener Medikamente in Kauf nehmen.

Wir haben dann zwar Asthmaanfälle häufig lindern können, aber haben zugleich auch mit dem Eingriff in das immunologische Geschehen alle möglichen anderen lebenswichtigen Zellfunktionen unterdrückt und nur weitere Krankheiten erzeugt oder begünstigt.

Die Palette solcher Beispiele ist groß und umfaßt nahezu alle Krankheiten — also nicht nur solche funktioneller oder psychosomatischer Art. Selbst für eine handfeste Infektionskrankheit gilt der gleiche Grundsatz der energetischen Funktionsstörung.

Nach den Erkenntnissen der modernen Wissenschaft gehört nämlich noch etwas mehr dazu, als beispielsweise nur die Viren, die eine Hepatitis verursachen. So ist für die Entstehung einer Virushepatitis sicher ein ganzes Ursachenbündel nötig — von der ererbten oder erworbenen Abwehrschwäche der Leber bis hin zu intrazellulären Stoffwechselstörungen und Veränderungen der energetischen zellulären Kommunikation — um aus dem Angriff der Viren auch wirklich eine Invasion mit Zerstörung von Milliarden Leberzellen entstehen zu lassen. Ist die Leber dagegen energetisch äquilibriert, verhindert eine Anzahl von Faktoren das Angehen einer Infektion.

Von diesen seien nur einige genannt, die uns heute bekannt sind:

Neben einer von Geburt an mitgegebenen Konstitution oder Organdisposition, wirken klimatische und meteorologische Einflüsse oft auslösend für funktionelle Störungen. Im vegetativ-neurologischen Sinne spielen frühere Infektionen, Operationen und Verletzungen als „Startermechanismus" (BERGSMANN) eine wesentliche Rolle bei der Störung der organisch-funktionellen Regulation. Zu denken wäre hier an das sogenannte Herdgeschehen, früher häufig auch als Fokaltoxikose bezeichnet, Störzonen und Reizfelder im Sinne der Neuralpathologie. Umwelteinflüsse toxischer Art, wie Luft- und Bodenverschmutzung, ernährungsphysiologische Faktoren und Genußmittelgifte üben einen hemmenden Einfluß auf die energetischen Stoffwechselfunktionen der Zellen aus.

Und schließlich können energetische Umweltfaktoren selbst, wie Strahlungen, elektromagnetische Felder der Technik sowie Störungen des Erdmagnetfeldes die Zellfunktionen erheblich beeinflussen.

Therapeutisch müssen wir daher versuchen, das, was durch die Konstitution des Patienten geschwächt ist, was im humoral-vegetativen Bereich des Organismus durch krankmachende Einflüsse verschiedener Art verändert ist, wiederherzustellen und zu stärken.

Wenn wir erkennen, daß uraltes Erfahrungsgut der Menschheit im Licht der modernen Wissenschaft erneut Gültigkeit erlangen kann, wird uns der interessante Weg in eine neue medizinische Einsicht offenstehen, und damit ein besseres Verständnis für die Begriffe der Gesundheit und Krankheit möglich werden.

Erinnern wir uns daran, daß bereits vor tausenden von Jahren in den alten Hochkulturen des Ostens die Heilkundigen eine vorwiegend prophylaktische Medizin betrieben haben, indem sie versuchten, bei den ihnen anvertrauten Menschen krankhafte Abweichungen von der Gesundheit bereits im Entstehen zu erkennen und regulierend zu behandeln.

Es wurden dort die Therapeuten bekanntlich von ihren Patienten nur solange bezahlt, als sie sich der Gesundheit erfreuten, nicht mehr jedoch, wenn sie erkrankt waren. Das ärztliche Bemühen war also auf die Gesunderhaltung gerichtet, nicht aber auf eine Behandlung erst zu dem Zeitpunkt, wenn eine Krankheit eingetreten ist. Auch wir wissen, daß ein solches Bemühen dann oft zu spät ist.

Haben sich funktionelle Störungen nämlich erst einmal in einer organischen Krankheit manifestiert oder materialisiert (Guido FISCH), sind bereits Zellveränderungen eingetreten, kommen unsere therapeutischen Bemühungen meist zu spät.

Die Homotoxinlehre bietet hierzu eine interessante Parallele: Sie spricht vom Übergang der humoralen Phase in die zelluläre Phase, wobei zwischen beiden Bereichen ein sogenannter biologischer Schnitt gezogen wird.

In der ersten, der humoralen oder auch Reaktionsphase, sind nach der Homotoxinlehre die Enzyme noch intakt und es besteht eine Selbstheilungstendenz.

In der zweiten, der zellulären- oder auch Imprägnations- und Degenerationsphase, sind dann die Enzyme bereits geschädigt oder verändert, es besteht eine Verschlimmerungstendenz und die Prognose ist fraglich.

Abb. 12

Die Krankheiten manifestieren sich zunächst im funktionellen Bereich, um erst von dort aus in den manifesten morphologisch faßbaren Bereich überzugehen.

Zu diesem Tatbestand sei Manfred PORKERT zitiert, der im Deutschen Ärzteblatt 1976 sagte: „Somatische Veränderungen sind kumulierte, in die Vergangenheit zurückgesunkene Funktionsstörungen.

Wenn solche Funktionsanomalien schon als Funktionsanomalien — also noch ohne somatischen Befund — präzis diagnostiziert und spezifisch behandelt werden können, so bedeutet dies eine echte Frühdiagnose und echte Frühbehandlung von Krankheit, somit eine reale Erweiterung und Vervollständigung der wissenschaftlichen Universalmedizin.

Daher bedeutet es auch eine gravierende Verkennung der Tatsachen, wenn in der westlichen Akupunktur-Diskussion argumentiert wird, die Akupunktur könne ‚nur' funktionale Beschwerden beheben."

Die Akupunktur gehört mit zu den ältesten Therapieverfahren der Menschheit, wobei auf energetischem Wege reguliert in ein Krankheitsgeschehen eingegriffen wird.

Der übergeordnete Begriff und die allgemeine Behandlungsmethode ist das „Stechen und Brennen", das Tschen Tsiu, bei dem die Akupunktur nur eine Hauptanwendungsform darstellt. Dabei wurde mit Methoden der Wärmeenergie (z. B. der Moxibustion), der elektrophysiologischen Reizung durch Nadelstiche an spezifischen Hauptpunkten (Akupunktur), sowie reflektorischer Segment-Hautreiztherapie z. B. das Schröpfen) auf das große Regulativ des Organismus Einfluß genommen.

Selbstverständlich war — und ist auch heute — diese Therapie nur dann von Erfolg gekrönt, wenn das morphologische Substrat des Zellgewebes noch nicht zerstört ist.

Als Erklärung der Wirkungsweise der Akupunktur gehen wir davon aus, daß viele Krankheiten durch die Nadelung von spezifischen Regulationspunkten nachhaltig beeinflußt werden können, indem durch Normalisierung der gestörten Energiezirkulation die Gesundheit wiedergewonnen werden kann.

Damit dient die Akupunkturlehre als Modell für ein Regulationssystem, das zugleich die Begründung für die Möglichkeit energetischer Funktionsmessungen darstellt, wie sie in der Elektroakupunktur (EAP) nach VOLL, in der Impulsdermographie (IDG) und ähnlicher Verfahren durchgeführt wird.

Abb. 13

Denn die bisher erwähnten Regulationsmechanismen des Organismus passen inhaltlich recht gut zu der alten chinesischen Akupunkturlehre, die unter Gesundheit ein energetisches und vegetatives Gleichgewicht versteht, nach der es keine isolierte Krankheit gibt, sondern die jede Gesundheitsstörung nur als einen Zustand ansieht, der sich aus einer energetisch-vegetativen Verschiebung im Regulationsbestreben des Organismus ergeben hat und der durch geeignete Maßnahmen, etwa durch Akupunktur, zum energetischen Gleichgewicht zurückgeführt werden kann. Forschungen mit der paramagnetischen Elektronenresonanz-Spektroskopie (PER) konnten aufzeigen, daß an Akupunkturpunkten bestimmte Molekülstrukturen und die die höhere Leitfähigkeit dieser Stelle gegenüber der Umgebung erklären.

Gleichzeitig gaben diese Untersuchungen auch eine Erklärung dafür, daß bei Organinsuffizienz der elektrische Widerstand an den AP-Punkten größer wird, da es durch Energiemangel bedingt zu einer starken Verminderung der Zahl jener ladungstragenden Molekülstrukturen kommt.

Da diese Molekülverbände sich aber auch an den Stellen von Wachstumsdislokationen befinden bzw. sich an Wachstumszonen vermehrt bilden, ist eine Erklärung dafür gegeben, daß durch das Setzen von Mikrowunden durch Nadelung an den Akupunkturpunkten die energetischen Verhältnisse wiederhergestellt werden können.

Eine wesentliche Einflußnahme auf die Akupunkturpunkte ist durch die Einwirkung äußerer schwacher Magnetfelder gegeben durch die Tatsache, daß die erwähnten Molekülstrukturen paramagnetisch sind. Die weiter oben angeführten Untersuchungen mit der PER haben nämlich weiterhin ergeben, daß sich diese Gewebestrukturen in äußeren — relativ schwachen — Magnetfeldern energetisch absättigen.

Ähnlich können wir auch die Aussage anderer Autoren interpretieren, die inhaltlich zu gleichen Ergebnissen gelangten. So sagt z. B. SCHULDT:

„Die Akupunkturpunkte sind dadurch ausgezeichnet, daß sie auf dem Verlauf von Kraftfeldverdichtungen liegen, die zu den Organen in direkter Verbindung stehen. Eine Manipulation an diesen Punkten wie Nadelung, Moxibustion oder Massage, trifft das Organ spezifisch aus Gründen der Membranpotentialänderungen und der Gesetze der elektrischen Stromleitung, wobei die Kommunikation mit dem Organ von distal-peripher durch den Punkt primär wegen der Eigenschaften des Isolators Haut erfolgen kann. Patienten, die einen an den Akupunkturpunkten erhöhten Hautwiderstand aufweisen, erleiden als Folge von Organinsuffizienzen eine erhebliche Beeinträchtigung der Kraftfeldverdichtungen an den Punkten mit Verstärkung des Isolators und gleichbedeutender Schwächung bzw. Unterbrechung der ‚elektrischen Stromleitung' im bioenergetischen Stromnetz des Körpers."

Nach HELMBOLD ist auch folgende Theorie denkbar: daß die Akupunkturpunkte, die normalerweise einen — gegenüber ihrer Umgebung — erniedrigten Hautwiderstand aufweisen, vermutlich Rezeptoren darstellen, die mit den in ihnen mündenden Nervenbahnen Bestandteil eines Energieleitungssystems oder Energienetzes sind, das die Zuführung kosmischer Energie ermöglicht.

Diese Energie entspricht dem Umgebungspotential, etwa dem uns umgebenden luftelektrischen Feld oder dem Erdmagnetfeld, und fließt durch diese elektrisch bevorzugten Punkte und Leitungen der Haut.

Da die elektrische Energie bekanntlich den Weg des geringsten Widerstandes sucht und diesem folgt, tritt sie an solchen Hautpunkten in den Körper ein, die einen erniedrigten Hautwiderstand besitzen, und folgt den dort mündenden Bahnen, zu denen u. a. die kutiviszeralen Bahnen gehören, die diese Punkte jeweils mit den ihnen zugehörigen Organen verbinden. Die Energie tritt dann an anderen Punkten wieder aus dem Körper aus, beim stehenden Menschen z. B. an den Füßen.

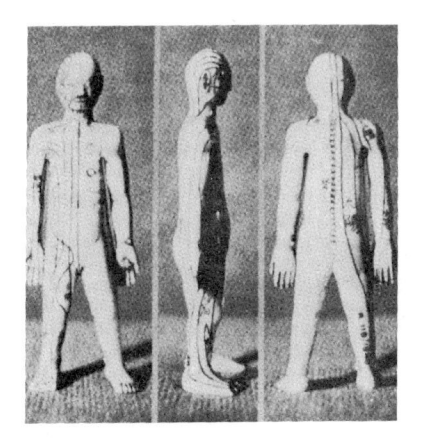

Die ununterbrochene Zuführung und der ungehinderte Durchfluß dieser kosmischen Energie ist zur Aufrechterhaltung unserer bioelektrischen Normalsituation erforderlich.

Der menschliche Organismus ist daher mit einem komplizierten Widerstandsnetzwerk vergleichbar, bei dem der Ausfall eines Teilbereiches immer auch eine Störung des gesamten Systems bewirkt, da dieses eine funktionelle Einheit darstellt.

Die alten chinesischen Darstellungen der Akupunkturmeridiane, die diese alle in kraniokaudaler Richtung verlaufend zeigen, wobei sich die längsten vom Kopf bis zu den Füßen erstrecken, beruhen möglicherweise auf dieser Vorstellung des von kosmischer Energie durchflossenen Menschen, der zwischen Himmel und Erde, plus und minus, Yang und Yin lebt, und dessen energetisches und vegetatives Gleichgewicht vermutlich nur dann gegeben ist, wenn seine bioelektrische Situation normal ist — und dazu gehört anscheinend dieser ununterbrochene Durchfluß dieser Energie.

So können wir auch über die Aussage der Leitfähigkeit des Gewebes, bzw. dessen Widerstand gegenüber einem Meßstrom, sehr viel über den energetischen Gesamtzustand des Organismus aussagen.

Über Leitwertmessungen sowohl ausgedehnter Hautflächen als auch einzelner Akupunkturpunkte lassen sich wertvolle diagnostische Schlüsse ziehen, die sodann auch für die therapeutischen Anwendungsverfahren in der bioenergetischen Medizin genutzt werden können.

Bereits einfache Leitwertmessungen von Hand zu Hand, die fortlaufend während einer Therapie durchgeführt werden, erlauben Aussagen über die allgemeine energetische Situation sowie der vegetativen Tonuslage.

Eine wesentliche Verfeinerung in der Diagnostik bioenergetischer Störungen ist jedoch durch das Verfahren der Impulsdermographie gegeben (siehe Abb. auf Seite 154, 157 und 158):

Durch Einbeziehung von Kapazität und Polarisationsverhalten des Gewebes in die Messung, insbesondere durch den Akkumulatoreffektes — dargestellt durch die Rückstandskurven — sowie durch die Unterteilung einzelner Meßbereiche durch 5 Elektroden, sind Störungen der Gesamtregulation des Organismus jetzt gut erkennbar.

Eine der wichtigsten Störungen des körperlich-energetischen Gleichgewichtes, die sogenannte Herderkrankung, wird durch die IDG gut sichtbar.

Abb. 14

Denn das Regulationsvermögen des Organismus wird schwer belastet, und das energetische Gleichgewicht wird empfindlich gestört durch Infektionen, chronisch entzündliches — z. T. abgekapseltes — oder chronisch allergisches Herdgeschehen, sowie durch Narben oder Fremdkörper.

Nach BERGSMANN besitzt ein Herd für die Entstehung chronischer Krankheiten deshalb Bedeutung, weil er in seiner akuten Form gewissermaßen durch einen Anstoß Störungen des Regulationsgefüges bewirkt. Im weiteren Verlauf gewinnt dann der Herd auf neurogenem Wege Einfluß auf den gesamten Organismus, die anfängliche Lokalisation wird also durch eine Generalisierung abgelöst. Wahrscheinlich erfolgt eine Aktivierung des Neurons, indem in den Ganglienzellen der Schwellenwert für äußere Reize heraufgesetzt wird.

Die Herderkrankung gewinnt auf den Organismus im Sinne der Regulationspathologie deshalb Einfluß, weil nun fortlaufend Aktivierungen durch exogene Reize — z. B. durch Föhneinfluß — oder auch körpereigene — z. B. humorale — Störungen erfolgen, indem die Nervenzelle salvenartige Entladungen abgibt. Dadurch treten subjektive Symptome und Beschwerden, oft als Fernwirkung einer Herderkrankung, auf und zeigen, daß das Herdgeschehen in die latente, chronische Form übergegangen ist.

Bei einer Aktivierung des Herdes, wie sie z. B. durch die Anwendung pulsierender Magnetfelder erreicht werden kann, erfolgt eine erneute Lokalisierung mit allen Abwehrmechanismen (sympathikotone Reaktionslage, metabolische Azidose), wie zu Beginn der Herderkrankung in der akuten Phase.

Durch massive Reizung der neurogenen Reflexketten erlischt die Generalisierung, die Fern-Irritation wird unterbrochen und es erfolgt meist eine weitgehende Besserung der bisherigen Krankheitssymptomatik, die subjektiven Beschwerden scheinen behoben. Erfolgt dann keine chirurgische Sanierung (ubi pus ibi evacua) oder Ausheilung — was meist mit Narbenbildung verbunden ist, die neuraltherapeutisch nachbehandelt werden muß — beginnt der Zyklus von neuem.

Ein solches Herdgeschehen, das in der chronischen Phase immer latent und daher unsichtbar ist, sichtbar und einer entsprechenden Therapie zugänglich zu machen, ist eine der dankbarsten Aufgaben des Arztes.

Ein Fallbeispiel mag im Folgenden demonstrieren, welche Bedeutung die Aktivierung eines Herdes — hier durch niederfrequente elektromagnetische Felder — für die Diagnostik in Verbindung mit IDG hat:

Es handelt sich um eine 28jährige Patientin, die wegen einer ausgeprägten Klaustrophobie in Behandlung kam. Sie litt seit Jahren unter Angstzuständen, vor allem in engen Räumen, und war daher unfähig, öffentliche Verkehrsmittel zu benutzen.

Die bisherige Diagnose der behandelnden Ärzte lautete entsprechend „Psychohegetatives Syndrom" bzw. „Neurose", helfen konnte ihr jedoch niemand.

Die IDG-Messung zu Beginn der Behandlung zeigte erhebliche Störungen im Sinne einer infektiösen Beherdung. Da das Bild jedoch noch unklar war, behandelte ich die Patientin zunächst mit pulsierenden Magnetfeldern. Bereits nach 3 Tagen war in den Messungen eine klare Lokalisation einer Beherdung bzw. eines akuten infektiösen Geschehens im Bereich des linken Beines erkennbar, was in den Ableitungen der Messung durch ein Ausschlußverfahren feststellbar war.

Bei einer gründlichen Untersuchung des linken Beines — wobei ich zunächst an eine Thrombophlebitis dachte — fiel mir eine kleine Narbe an der Tibia auf, in deren Bereich die Patientin heftigen Druck- und Klopfschmerz angab.

Die Patientin hatte 1963 einen Unfall mit einer offenen Unterschenkelfraktur erlitten, die operativ gut versorgt wurde und ohne Komplikationen ausheilte. Ein Jahr später sei dann allerdings noch einmal eine kleine Eiterung aufgrund eines Fadengranuloms — wie man meinte — aufgetreten. Es bestand hier offensichtlich — jetzt aktivierte — chronisch latente Osteomyelitis, die ich neuraltherapeutisch behandelte. Daraufhin verschwanden fast augenblicklich die von der Patientin angegebenen Beschwerden. So war auch die Klaustrophobie nicht mehr spürbar und neuer Lebensmut stellte sich ein.

Dies ist das typische Beispiel einer Beherdung mit entsprechender Fernwirkung und deren Beseitigung im Sinne des Sekundenphänomens nach HUNEKE.

Die Diagnose lieferte allerdings die IDG-Messung, in Verbindung mit der Aktivierung durch pulsierende Magnetfelder.

Eine bioenergetische Therapie, ob mit physikalischen Anwendungen, Homöopathie oder Akupunktur, hat bei Herdinfektionen durch die massive Störung des Regulationsvermögens häufig so lange keine Heilwirkung, so lange diese Störfelder vorhanden sind und eine Blockade des reaktionsfähigen Gewebes — eine sogenannte Mesenchymblockade nach PISCHINGER — bewirken.

Abb. 15

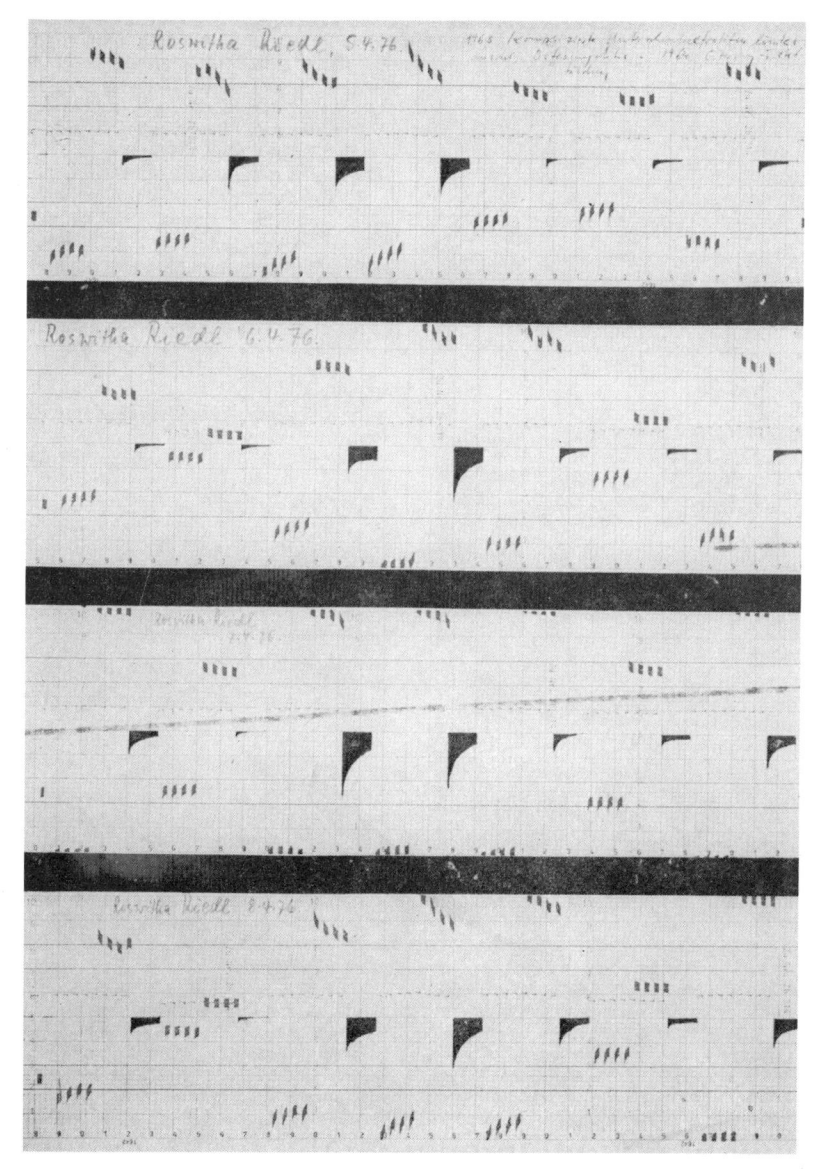

Abb. 16

In der Impulsdermographie sind solche Blockierungen durch chronisch latente Herde an extrem niedrigen Impulszacken sichtbar, die als Kopf-, Bauch- oder Flankenstarre imponieren können, oder auch als allgemein extreme Hypergie.

Für erfolgreiche Therapiemaßnahmen sollten solche Herde bzw. Blockaden ausgeschaltet werden, was entweder durch Neuraltherapie oder auch durch operative Maßnahmen erfolgen kann.

Dazu müssen die Blockierungen jedoch erst aktiviert werden, d. h. aktiviert und dadurch in der IDG sichtbar und für die Therapie angreifbar gemacht werden.

In meiner Praxis hat sich für dieses Vorgehen die Therapie mit pulsierenden Magnetfeldern bzw. niederfrequenten elektromagnetischen Feldern, hervorragend bewährt.

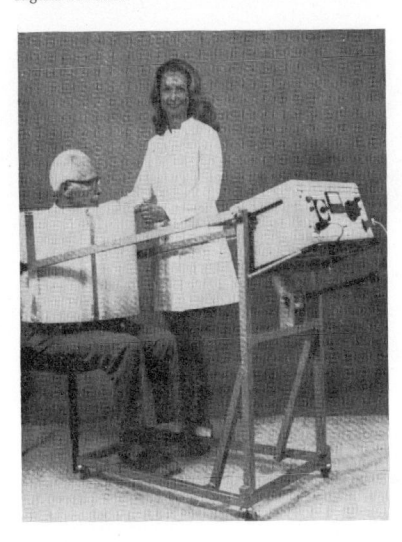

Es handelt sich bei dieser Therapie um eine physikalische Behandlung mit gepulsten Magnetfeldern mittels einer Apparatur, die aus einer 0,5 m im Durchmesser großen Spule und einem Generator für die frequenzvariable Stromerzeugung besteht.

Der Patient kommt dabei innerhalb der Spule in den Einfluß eines längsgerichteten homogenen, in Intensität und Frequenz genau dosierbaren pulsierenden Magnetfeldes.

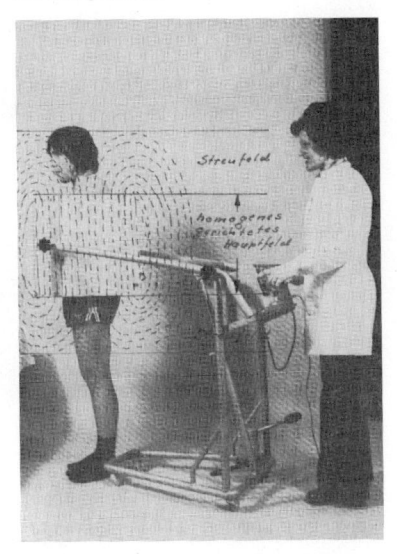

Dieses Verfahren besitzt eine Art Schlüsselstellung in der bioenergetischen Medizin, da es mit ihm einmal möglich ist, eine genau dosierte und spezifisch wirksame Energie in den Organismus hineinzubringen und den Zellstoffwechsel anzuregen, zum anderen, da diese Behandlung grundsätzlich mit anderen biologischen Therapieverfahren kombiniert werden kann, wobei meist sogar eine Potenzierung der Heilwirkung auftritt.

Abb. 17

Durch die hohe Permeabilität der magnetischen Energie durchdringt das Feld den gesamten Organismus. Durch Frequenz- und Intensitätssteuerung kommt es zu einer gezielten Energieanreicherung in allen Körpergeweben, indem die pulsierenden magnetischen Felder bioelektrische Anregung von Molekülen, Ionenwanderung und Aktivitätssteigerung des Zellstoffwechsels mit Vermehrung des Membranpotentials bewirken.

Bei diesem Vorgang besitzt die Elektronenaktivierung paramagnetischer Moleküle im Organismus besondere Bedeutung. In erster Linie wäre hier der Sauerstoff (O_2) anzuführen, der nach Messungen der Technischen Universität München um ca. 16 % vermehrt durch die Zellmembran in die Zelle einwandert. Gleichzeitig konnte gemessen werden, daß eine deutliche Verbesserung der sogenannten Sauerstoff-

Utilisation im Gewebe durch die Einwirkung pulsierender magnetischer Felder eintritt.

Für die Aktivierung latenter chronisch-infektiöser Herde kommt dieser Behandlung mit pulsierenden Magnetfeldern eine besondere Bedeutung zu.

So ist es immer wieder zu beobachten, daß solche chronisch latenten Herde bereits nach kurzer Magnetfeldbehandlung aktiv werden und akut entzündlich oder oft sogar eitrig in Erscheinung treten.

Alte Osteomyelitiden können wieder aufflackern — wie der geschilderte Fall zeigte — und sich durch schmerzhafte entzündliche Erscheinungen bemerkbar machen, alte Zahnherde können aktiv werden und sich sogar zu akuten Kieferostomyelitiden entwickeln, und alte Nasen-Nebenhöhlen-Affektionen können wieder eitrig aufflammen.

Chronisch-allergische Herde, die z. B. bei NNH-Affektionen trotz häufiger Spülungen und anderer Maßnahmen nicht abheilen wollen und zu unerträglichen Beschwerden führen können, heilen erfahrungsgemäß sehr gut ab durch die kombinierte Anwendung von Akupunktur und pulsierenden Magnetfeldern.

Hierzu ein weiteres Beispiel:

Eine 54jährige Patientin kam zur Behandlung wegen Migräne und Depressionen, ein Beschwerdebild, das die Patientin seit ca. 20 Jahren zunehmend belastet hat. Sie war deshalb seit 12 Jahren in laufender hausärztlicher Behandlung und befolgte alle medikamentösen Therapieanweisungen gewissenhaft, jedoch ohne Erfolg.

Ich behandelte die Patientin in wöchentlichen Abständen mit Akupunktur und pulsierenden Magnetfeldern sowie Gaben von Magnesium und Hyperforat.

Nach 3 Behandlungen verschwand erstmalig seit 20 Jahren die Migräne, und die Depression besserte sich nach 7 Behandlungen. Die Patientin erhielt auf eigenen Wunsch insgesamt 15 Behandlungen und blieb beschwerdefrei.

In der IDG-Messung zeigte sich jedoch die Ausbildung eines massiven Herdgeschehens, das durch die Behandlung aktiviert worden war. Die Patientin, die sich als geheilt betrachtete, entzog sich trotz Belehrung über die Notwendigkeit einer weiteren Herdsanierung der weiteren Behandlung, indem sie zu ihrer Tochter ins Ausland reiste.

Nach jetzt einem Jahr kam die Patientin erneut in die Praxis mit dem gleichen Beschwerdebild, wie anfangs. Die IDG-Messung zeigte jetzt eine totale Blockierung im Sinne einer allgemeinen Hypergie. Bei einem erneuten Behandlungsversuch gelang es

jetzt nicht mehr, die Beschwerden vollständig zu beseitigen. Das vorher aktivierte Herdgeschehen ist wieder in die Latenz zurückgefallen und chronifiziert. Interessant ist, daß die Beschwerden während der Aktivierung erstmalig beseitigt werden konnten, jedoch unvermindert wieder einsetzten, als der Prozeß in eine Latenz zurückfiel.

Wir alle kennen das Heer der Patienten, die mit ihren funktionellen Beschwerden in die Praxis kommen, an denen allerdings oft Unrecht getan — wie ich selbst in den meisten Fällen feststellen konnte — mit der Diagnose „Vegetative Dystonie" oder „Psychovegetatives Syndrom".

Wir sagen „Vegetative Dystonie" — und meinen damit eine Fehlspannung im seelischen Bereich und übersehen dabei, daß dem fast immer eine echte vegetativ-energetische Fehlspannung mit fokaltoxischen Ursachen oder neurogene Irritationen im Sinne der Regulationspathologie zugrunde liegen.

Da die Störung im energetischen Bereich liegt, ist sie der orthodoxen Hochschulmedizin verborgen, für den Patienten jedoch oft von entscheidender Wirklichkeit.

Die Beispiele zeigen auch noch etwas anderes: So wie funktionelle Störungen durch eine energetische Verschiebung in der Regulation des Organismus erkennbar werden, so sind natürlich erst recht die Regulationsverschiebungen auf Grund von manifesten organischen Krankheiten sichtbar — oder beides. Und damit gleicht die bioelektronische Funktionsdiagnostik in etwa auch anderen gebräuchlichen Methoden der Diagnostik.

Dies mag folgendes Beispiel verdeutlichen:

Eine 19jährige Patientin litt seit 10 Jahren an einer fortschreitenden Niereninsuffizienz beiderseits, Ursache unbekannt. Sie kam in Behandlung, weil sie von der Behandlung mit pulsierenden Magnetfeldern gehört hatte, die eine Steigerung der Organtätigkeit bewirken könnte.

Die von auswärts kommende Patientin befand sich gleichzeitig in einer Hämodialyse-Behandlung im Kreiskrankenhaus.

Die eine Niere wies nur noch eine Leistung von 13 % auf, die andere eine von 18 %. Wegen rezidivierender Ureter-Entzündungen und -Verklebungen war sie mehrfach operiert worden.

Die erste IDG-Messung vor der Behandlung zeigte ein uneinheitliches Bild, allerdings mit schweren Regulationsstörungen im Bereich der Flankenableitungen und eine Blockierung im Kopfbereich.

Abb. 18

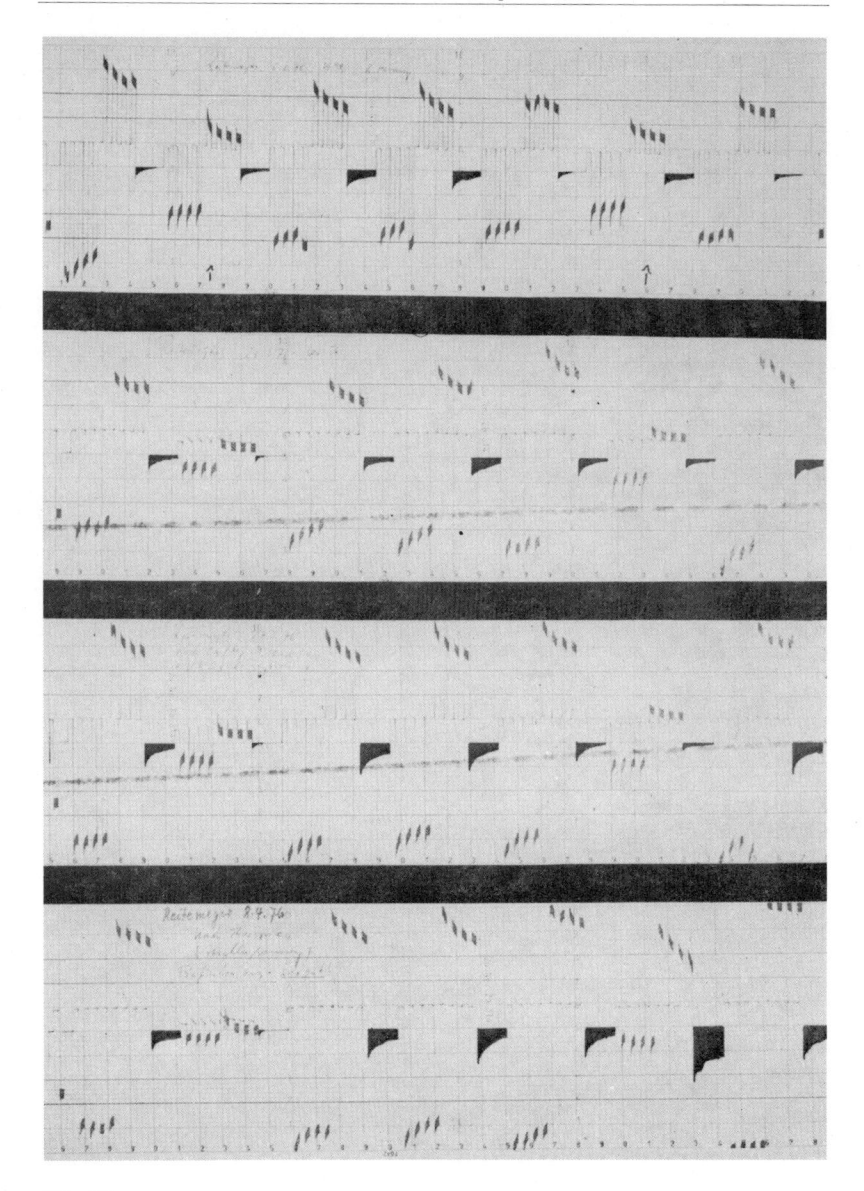

Abb. 19

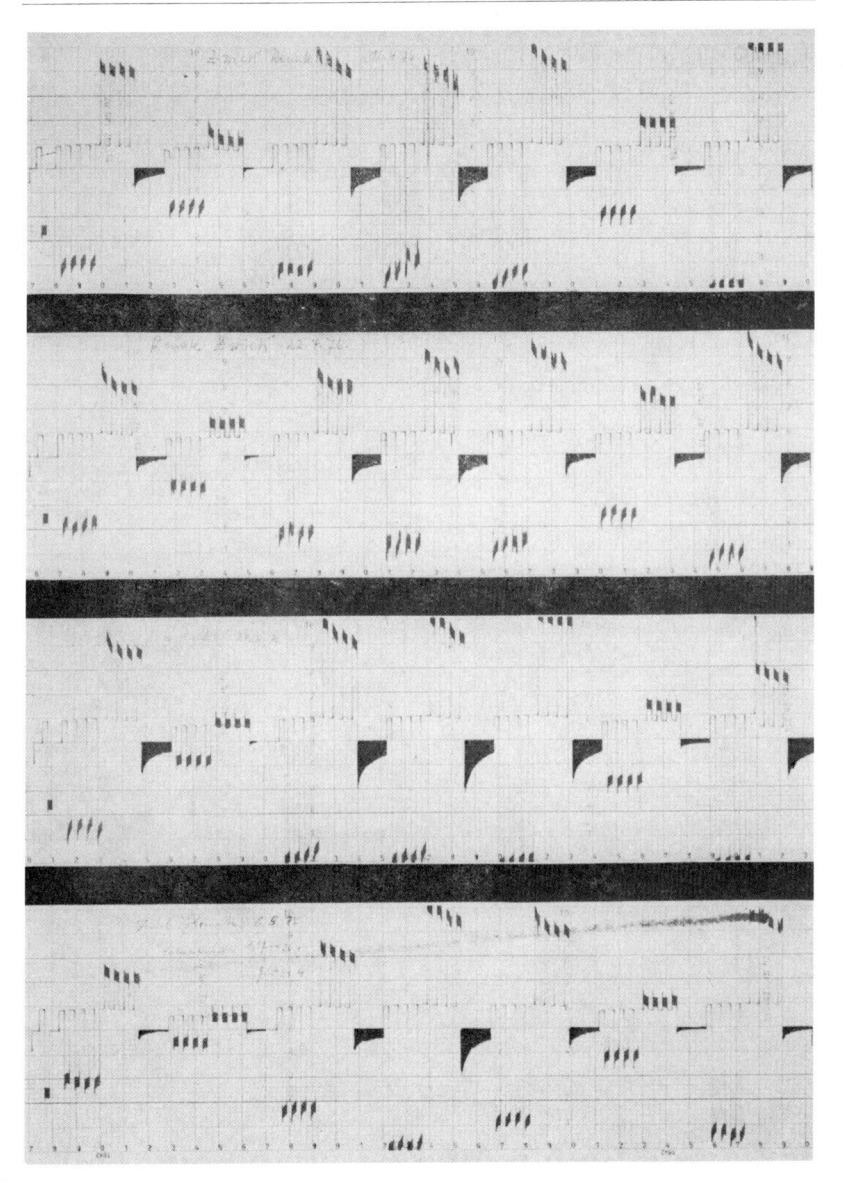

Abb. 20

Während der 1. Behandlung mit pulsierenden Magnetfeldern bei einer Einstellung von 30 Gauß und 10 Hz gab die Patientin spontan Schmerzen im Oberkiefer und Stirnbereich an, die bald nach der Behandlung wieder nachließen.

Bei der 2. Behandlung nach 2 Tagen mit der gleichen Einstellung traten die Schmerzen wiederum auf, jedoch heftiger und länger anhaltend.

Die IDG-Messung zeigte bereits eine deutliche Aktivierung im Flankenbereich und eine Zunahme der Kopfblockierung.

Nach weiteren 2 Tagen erfolgte die Behandlung mit nur 10 G und 10 Hz, trotzdem traten die gleichen Schmerzen wieder auf und ließen nicht mehr nach.

Der hinzugezogene Zahnarzt machte an einem Schneidezahn eine Probebohrung, die eine Oberkiefereiterung ergab.

Nach Absetzen des für die Dialyse erforderlichen Heparins erfolgte die Extraktion der 2 Schneidezähne auf der einen Seite und in zweiter Sitzung der auf der anderen Seite. Alle Zähne standen unter Eiter.

Nach der Extraktion traten bei weiteren Behandlungen mit pulsierenden Magnetfeldern keine Kopf- und Oberkieferschmerzen mehr auf, und die IDG-Messung zeigte trotz weiterer Kopfblockierung eine deutliche Verringerung der Rückstromkurven in den Flankenableitungen, was eine Verminderung der entzündlichen Abwehrsituation im Bereich der Nieren vermuten ließ.

Die Nierenleistung nahm erstmalig seit Jahren auf der einen Seite wieder zu. Die andere Niere blieb unverändert — es handelt sich um die Niere, deren Ureteren verklebt waren und die nur noch eine Leistung von 13 % aufwies. Hier lag offensichtlich auch eine fortgeschrittene Hydronephrose vor.

Nachträglich ließ sich folgende Anamnese eruieren: Das Mädchen war mit 9 Jahren mit dem Fahrrad gestürzt und hatte sich am Oberkiefer verletzt. Vom Zahnarzt wurde damals eine Wurzelresektion an einem der Schneidezähne durchgeführt. Ab diesem Zeitpunkt setzte die langsam fortschreitende Niereninsuffizienz ein.

Nach der obigen Ausführung kann man sich den Ablauf dieses typischen Herdgeschehens mit Fernwirkung auf die Nieren ableiten. Interessant und beachtenswert ist die Tatsache, daß nach dem Zahnstatus mit seinen Organbeziehungen nach VOLL die Schneidezähne der linken Seite mit der Niere auf gleicher Seite Beziehung aufweisen, die Schneide-

Abb. 21

zähne der rechten Seite mit der Niere der rechten Seite.

Weiterhin ist bemerkenswert, daß in der IDG-Messung bereits die manifeste organische Krankheit sichtbar wird. Es handelt sich hier also nicht mehr um Sichtbarmachen einer funktionellen Regulationsstörung, wie sie sicherlich am Anfang des Herdgeschehens vorgelegen hat. Hier ist bereits die zweite Stufe der manifesten Organerkrankung sichtbar — nach Auffassung der Homotoxinlehre die zelluläre oder Imprägnationsphase mit fraglicher Prognose.

Das eigentliche Herdgeschehen im Kopfbereich bleibt in der Messung typischerweise blockiert, da offensichtlich die Blockierung weit über das lokale Geschehen hinausreicht. Lokal gesehen aktiviert sich der Herd durch die Magnetfeldbehandlung sehr heftig und führt auch zu allgemeiner Steigerung der Fernwirkung auf die bereits krankhaft veränderten Nieren.

Die geschilderten Fälle zeigen eindringlich, wie wichtig die Betrachtung funktioneller Störungen des Organismus im Sinne einer Regulationspathologie in bioenergetischer Sicht ist.

Die Einführung des Begriffes „Bioenergetik" in der Medizin hätte den großen Vorteil — so sehr man sich auch gegen neue Begriffsbildungen sträuben mag —, daß energetische Phänomene als Grundlage physiologischer und pathophysiologischer Zusammenhänge in ihrer Bedeutung mehr als bisher erkannt würden. Neurogene Irritationen mit Fernwirkung auf Organe und auf die Psyche, ausgelöst durch ein latentes, vom Körper kompensiertes Herdgeschehen, könnten dann ebenso zum allgemeinen medizinischen Erfahrungsgut gehören, wie die oft als auslösende Ursache in Frage kommenden energetischen Umweltfaktoren.

Ernährungsphysiologische Fragen würden nicht nur quantitativ nach Kaloriengehalt beurteilt werden, sondern auch qualitativ nach Wirkstoffgehalt, energetischem Umsatz und Nutzen für den Stoffwechsel. Die Abwehrsituation des Organismus gegenüber Infektionskrankheiten würde dann ebenso beachtet wie echte Prophylaxe mit angepaßten energetischen Maßnahmen, sicher zum Nachteil der Pharmaindustrie, aber zum Nutzen für den Patienten.

Zusammenfassung

Mit der Übernahme des Begriffes „Bioenergetik" in die Medizin wird der Versuch unternommen, die Relation zwischen Gesundheit und Krankheit tiefschichtiger zu begreifen, als dies im allgemeinen üblich ist.

Während der Begriff Energie mit „Kraft" korreliert werden kann oder physikalisch mit „Fähigkeit, Arbeit zu lei-

Zahn-Mund-Kieferbefund und seine energetischen Beziehungen zum übrigen Organismus

Patient:
geb. am:
Befund erhoben am .... 196.

Stempel des Zahnarztes

SINNESORGANE	Ohr		Auge				Auge					Ohr
GELENKE		Schulter Ellbogen		Schulter Ellbogen	Knie hinten	Knie hinten		Schulter Ellbogen		Schulter Ellbogen		
			Knie vorn		Hüfte		Hüfte		Knie vorn			
RÜCKENMARK-SEGMENTE	Hand ulnar		Hand radial		Fuß	Fuß		Hand radial		Hand ulnar		
	Th1 C8 Th7 Th6 Th5	Th12 Th11 L1	C7 C6 C5 Th4 Th3 Th2 L5 L4	Th9 Th8 Th10	L3 L2 Co S5 S4	L2 L3 S4 S5 Co	Th8 Th9 Th10	C5 C6 C7 Th2 Th3 Th4 L4 L5	Th11 Th12 L1	C8 Th1 Th5 Th6 Th7		
WIRBEL	H7 B1 B5 B6 S2 S1	B12 B11 L1	H7 H6 H5 B4 B3 L5 L4	B10 B9	L3 L2 Co S5 S4 S3	L2 L3 S3 S4 S5 Co	B10 B9	H5 H6 H7 B3 B4 L4 L5	B11 B12 L1	H7 B1 B5 B6 S1 S2		
ORGANE	Herz rechts		Lunge rechts	Leber rechts	Niere rechts	Niere links	Leber links	Lunge links	Milz	Herz links		
	Duodenum	Pancreas	Dickdarm rechts	Gallen blase	Blase rechts urogenitales Gebiet	Blase links urogenitales Gebiet	Gallen gänge links	Dickdarm links	Magen links	Jejunum Ileum links		

RÖ-BEFUND												
MUNDBEFUND												
VITALITÄT												
PULPABEFUND												
ZAHNERSATZ												

R												L
Zahn	8	7	6	5(V)	4(IV)	3(III)	2(II)	1(I)	1(I)	2(II)	3(III)	4(IV)	5(V)	6	7	8
R												L

ZAHNERSATZ												
PULPABEFUND												
VITALITÄT												
MUNDBEFUND												
RÖ-BEFUND												

ORGANE	Ileum rechts Ileocoecales Gebiet	Dickdarm rechts	Magen rechts Pylorus	Gallen blase	Blase rechts urogenitales Gebiet	Blase links urogenitales Gebiet	Gallen gänge links	Magen links	Dickdarm links	Jejunum Ileum links		
	Herz rechts	Lunge rechts	Pancreas	Leber rechts	Niere rechts	Niere links	Leber links		Milz	Herz links		
WIRBEL	H7 B1 B5 B6 S2 S1	H7 H6 H5 B4 B3 L5 L4	B12 B11 L1	B10 B9	L3 L2 Co S5 S4 S3	L2 L3 S3 S4 S5 Co	B9 B10	B11 B12 L1	H5 H6 H7 B3 B4 L4 L5	H7 B1 B5 B6 S1 S2		
RÜCKENMARK-SEGMENTE	Th1 C8 Th7 Th6 Th5 S3 S2 S1	C7 C6 C5 Th4 Th3 Th2 L5 L4	Th12 Th11 L1	Th9 Th8 Th10	L3 L2 Co S5 S4	L2 L3 S4 S5 Co	Th8 Th9 Th10	Th11 Th12 L1	C5 C6 C7 Th2 Th3 Th4 L4 L5	C8 Th1 Th5 Th6 Th7		
GELENKE		Schulter — Ellbogen	Knie vorn		Knie hinten	Knie hinten		Knie vorn	Schulter — Ellbogen			
				Hüfte			Hüfte					
	Hand ulnar	Hand radial		Fuß			Fuß		Hand radial	Hand ulnar		
SINNESORGANE	Ohr		Auge				Auge			Ohr		

Abb. 22

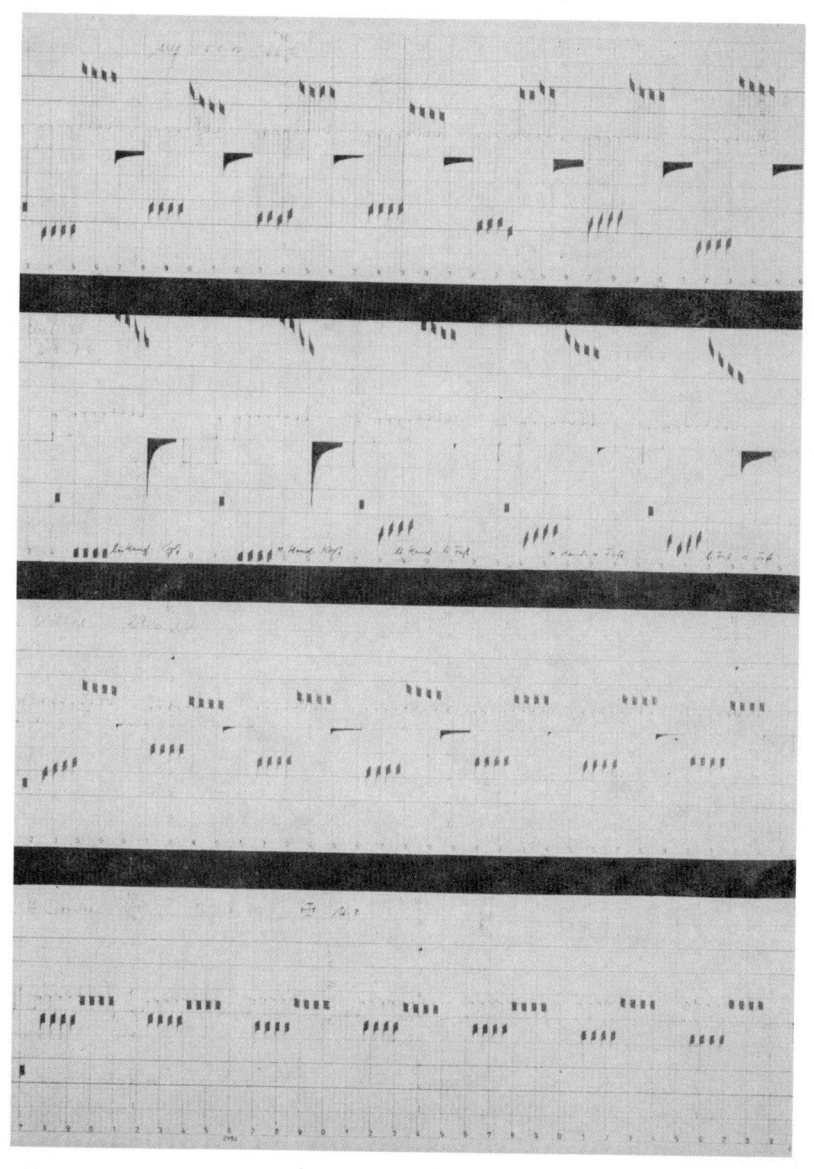

Abb. 23

sten", bedeutet der Begriff der Energetik: „die Lehre von der Energie als Grundlage aller Naturwissenschaften". Auf die Biologie bezogen kann daher das Wort „Bioenergetik" definiert werden als „die Lehre von der Energie als Grundlage biologischer Zusammenhänge".

In der Medizin wird damit die Lehre von der Energie als Grundlage physiologischer und pathophysiologischer Zusammenhänge als das Wesentliche herausgestellt, das für das Abweichen von der Gesundheit speziell energetische Faktoren und Phänomene erkennen läßt. Als therapeutische Konsequenz wird aufgezeigt, daß die Behandlung einer Krankheit in einem Ausgleich der energetischen Bilanz und der Regulationsstörung des Organismus bestehen sollte.

Mit der Akupunkturlehre ist ein Modell für ein Regulationssystem gegeben, das sowohl für die Diagnostik als auch für die Therapie einer bioenergetischen Medizin als grundlegend angesehen werden kann. Dieses Modell erklärt zugleich auch die große Bedeutung latenter Herdinfektionen für die Entstehung von Krankheiten im Sinne der Regulationspathologie.

Die unabdingbare Voraussetzung für eine Heilung liegt in der Sichtbarmachung latenter Störstellen, die über eine Aktivierung der Herde schließlich zu einem Ausgleich der Regulationsstörung führen kann.

Literatur

BERGSMANN, O.: Über Zusammenhänge zwischen tuberkulösem Lungenprozeß und banalen extrapulmonalen Noxen. Wien. klin. Wschr. 76, 1964.
—, —: Beziehungen zwischen Haut und Organ am Beispiel der Lunge. Dtsch. Z. f. Akupunktur (DZA) 2, 50—59, 1966.
—, —: Synopse der Frage der biologischen Regulationen. Ärztl. Prax. XXIII, 933, 1061, 1193, 1376, 1971.
—, —: Die vasale Quadrantenreaktion. Untersuchungen über Reizausbreitung beim Herdgeschehen (Kieferhöhle). Neuraltherapie nach Huneke Bd. 3, 53—61, 1975.
—, —: Beiträge zur Regulationspathologie. Schriftenreihe Erfahrungsheilkunde Bd. 11, Karl F. Haug Verlag GmbH, 1976.
EVERTZ, U. und KÖNIG, H. L.: Pulsierende magnetische Felder in ihrer Bedeutung für die Medizin. Hippokrates 1, 1977.
—, —: Das pulsierende magnetische Großfeld und seine Bedeutung in der Medizin bei der Behandlung schwer zu beeinflussender Krankheiten. Heilkunst 8, 1976.

FISCH, G.: Akupunktur — Chinesische Heilkunde als Medizin der Zukunft, DVA, 1973.
GAUQUELIN, M.: Die Uhren des Kosmos gehen anders, Ullstein- Verlag Nr. 3193, 1975.
HABERDIZL, W.: Magnetochemie. Akademie-Verlag, Berlin 1968.
HELMBOLD, K.: Neue Möglichkeiten der Therapie durch die perkutane Anästhesie von Akupunkturpunkten und Reflexzonen bzw. durch die Regulation gestörter Körperpotentiale durch Ausgleich über die Körperoberfläche. Erfahrungsheilkunde 10, 1976.
—, —: Nachtrag. Erfahrungsheilk. 12, 1976.
JENDRISSEK, H. und JAHNKE, H.: Gesundheit und Krankheit aus kybernetischer Sicht. Schriftenreihe Erfahrungsheilkunde, 1976.
JENDRISSEK, H.: Gesundheit und Krankheit aus bioelektronischer Sicht. Vortrag auf der Medizinischen Woche Baden-Baden 1976.
KÖNIG, H. L.: Unsichtbare Umwelt. Der Mensch im Spielfeld elektromagnetischer Kräfte. Eigenverlag, 1976/77.
KRAUS, W.: Zur Therapie mit elektrischen und magnetischen Wechselpotentialen. Der Akupunkturarzt 1/11, 37—42, 1976.
—, —: Frakturen: Heilung im Magnetfeld. Selecta 45, 1973.
KRAUS, W. und MÜHLBAUER: Heilversuche in elektrischen und magnetischen Feldern. Rundfunk-Sendung Bayern II, August 1976.
LUDWIG, W.: Physiologische Wirkung elektromagnetischer Wellen bei tiefen Frequenzen. Arch. Met. Geoph. Biokl., Ser. B, 21, 99—109, 1973.
PORKERT, M.: Die sachlichen Prämissen für eine wissenschaftliche Diskussion der Akupunktur, Deutsches Ärzteblatt 18, 1976.
SCHÄFER, H.: Bioelektronik. Vortrag auf der Medizinischen Woche Baden-Baden 1976.
SEEGER, P.-G.: Die permanente Irritation durch Fokalgifte als Ursache vieler Erkrankungen, speziell des Krebses. Erfahrungsheilk. 11, 1976.
SCHULDT, H.: Kraftfeldverdichtungen in biologischen Systemen — ein Beitrag zur Deutung der Akupunkturlinien. Akupunktur, Theorie und Praxis 4, 1976.
VILL, H. u. JAHNKE, H.: Das Impulsdermogramm. Forsch.-Gemeinsch. f. bioelektr. Funktionsdiagn. und Therapie e. V. Nürnberg (BFD).

(Anschrift des Verfassers: Dr. med. Ulf Evertz, Im Harl 12, 8133 Feldafing)

Abb. 24

Sonderdruck aus:

Erfahrungsheilkunde
ZEITSCHRIFT FÜR DIE ÄRZTLICHE PRAXIS
acta medica empirica

Aus der Forschungsgemeinschaft für bioelektronische Funktionsdiagnostik und Therapie e. V. Erlangen (Vorsitz Dr. Schäfer, Hagen)

Impulsdermogramm und Biopotentialtest

Praktische Erfahrungen speziell am Störfeld Darm*)

Von H. VILL

Die Impulsdermographie hat sich heute einen festen Platz in der Herddiagnostik erobert. Diese Untersuchungsmethode ist deshalb so interessant weil sie nach rein physikalischen Gesetzen Einblicke in den Aufbau und den Ablauf eines Herdgeschehens im menschlichen Körper gibt, wie sie bis heute nur in theoretischen Vorstellungen der Wiener Schule existieren. Die Auswertung der Impulsdermogramme ist eine Erfahrungssache und setzt dauernde Übung voraus.

Zur systematischen Beurteilung der Diagramme mußten Interpretationsschemata erprobt werden, um möglichst weitgehend alle Parameter darin zu erfassen. MARESCH ging einfach von den höchsten und niedrigsten Ausschlägen im positiven Bereich des IDG aus und kontrollierte deren Veränderung über mehrere Testvorgänge, besonders auch unter Arzneieinwirkung. Viele Formen und Variationen des Kurvenablaufes gingen jedoch damit unter und waren für die Gesamtbeurteilung nicht nutzbar. Wir haben deshalb ein eigenes Auswertungsschema entworfen und getestet, das wesentlich weitergehende Informationen liefert und anschließend für alle Routineuntersuchungen verwendet wurde.

Vorgehen

Nach Aufzeichnung des Programmes 1 — einer Kurzform des IDG = K_1 (= Kurzform 1) — wird ein negativer Impulsstromreiz in allen Meßtakten gesetzt und die Kurzform (Programm 1) wiederholt = K_2 (= Kurzform 2). Mehr oder weniger zufällige labile Ausgangsformen werden hierdurch einer gewissen Stabilisierung zugeführt. An diese Stabilisierungsausgangslage wird nun das Hauptprogramm 2 des IDG angefügt = L (Langform), mit jeweils 4 oder 8 negativen und positiven Impulspaketfolgen in den einzelnen Meßtakten und anschließend der Rückstrom aus dem Gewebe aufgezeichnet. Danach wird erneut Programm 1 geschrieben = K_3 (= Kurzform 3).

Zur Beurteilung gelangen die zweite Aufzeichnung des Programmes 1 (= K_2) für die Lage und die Grundform der Signale. Eingetragen werden

*) Kurzform eines Vortrages auf der Gemeinschaftstagung der Forschungsgemeinschaft für bioelektronische Funktionsdiagnostik und Therapie mit der Internationalen Gesellschaft für Grenzgebiete in der Medizin, Wien, am 27. 10. 1975 in Baden-Baden.
Original mit allen Unterlagen als Manuskript beim Sekretariat der Gesellschaft: Stadtplatz 31, 8264 Waldkraiburg, erhältlich.

Abb. 25: [164]

dann Programm 2 (= L) und anschließend die letzte Wiederholung von Programm 1 (= K$_3$), bei welchem ebenfalls Lage und Signale eingezeichnet werden. Es folgt die Beurteilung der Impulspakete, bei der die Zahl der für pathologisch erachteten Änderungen im negativen und positiven Bereich eingetragen werden. Anschließend wird die Endhöhe der Rückströme im Störfeldbereich beurteilt und gegebenenfalls auch die Höhe der Rückströme im Reaktionsfeld.

Es hat sich nun ergeben, daß der Diagnostik auch auf diesem Gebiet gewisse Grenzen gesetzt sind, besonders wenn es zu hypergen Dauerveränderungen in den untersuchten Körperbereichen kommt, die sich einfach nicht so schnell auflösen lassen. Hier zeigte mir ein neues Verfahren von MARESCH einen Weg zu zusätzlichen Einblicken und Erweiterungen der Erkenntnisse über das Geschehen, das er als Biopotentialtest physikalisch beschrieben hat.

Kurzanleitung

Meßprinzip: Eine von WHITBY beschriebene Methode wurde von MARESCH in leicht abgewandelter Form automatisiert. Sie hat zum Ziel, die humoralen Grundlagen des Körpergeschehens zu erfassen. Zu diesem Zweck wird mit zylindrischen Handelektroden zu Beginn der Messung zehnmal der Potentialwert bestimmt, um einen Mittelwert zu erhalten. Dieser entspricht dem galvanischen System Silber-Hautelektrolyt-Zink. Das Ergebnis bezeichnen wir mit P 1, danach erfolgt automatisch eine Widerstandsmessung mit derselben Elektrodenanordnung Zink-Silber, wobei die hohen Widerstandswerte den hypergen, die niedrigen Widerstandswerte den hyperergen (entzündlichen) Zuständen zugesprochen werden. Die Widerstandsmessung präsentiert zugleich eine vom Patienten nicht wahrnehmbare Reizung. Mittels einer nachfolgenden weiteren Serie von 10 Potentialmessungen P 2 analog P 1, wird der Elektrolytzustand nach dieser elektrischen Reizung ermittelt. Durch Vertauschen der Handelektroden erhält man zusätzliche Aussagen über eventuelle Asymmetrieeffekte aufgrund von Störfeldern. Hierfür gilt, daß für den kleineren der beiden P 1-Werte die Lage der Silberelektroden potentialmäßig das pathologische Geschehen widerspiegelt. Das heißt, auf der Seite der Silberelektrode, also dem edleren Metall, ist das entzündliche Geschehen bzw. der Erregungszustand zu finden. Folglich entspricht dem unedleren Metall Zink das chronische Geschehen und damit dem Dämpfungszustand. Es ist also möglich, nach Ablauf der beiden Meßreihen.
1. Meßreihe AG li. — ZN re.
2. Meßreihe AG re. — ZN li.

Abb. 26

das niedrigere P 1 festzustellen und die Elektrodenlage als Symbol der Energieverteilung zu erkennen.

Die Richtwerte sind nun folgende:

1. Für das System Ag-Zn in Verbindung mit einem Elektrolytsystem gelten etwa 960 mV als optimaler Wert. Diese 960 mV schreibt der Druckapparat in den Positionen 1—10 mit 96 (0,96 V). Die Erfahrungen aus Messungen an Gesunden lassen uns eine mittlere Streuung von 50 mV erkennen, so daß wir mit einer Abweichung von 2 S = 100 mV uns ein oberflächliches Urteil mit 5%iger Fehlerquote gestatten dürfen. Bei einer Streuungsdifferenz von 3 S, also 150 mV beträgt die Fehlerwahrscheinlichkeit nur noch 3 %. Das bedeutet, daß für Werte unter 810 mV (81) eine Untersuchung gravierende pathologische Zustände aufdecken muß.

2. Für den Widerstand kann man einen Normalbereich zwischen 8 und 25 kOhm annehmen. Unter 8 kOhm — also solche mit hoher Leitfähigkeit liegende Werte sind hyperrerg erregt oder entzündlich, über 25 kOhm liegende Werte sind hyperg oder gedämpft (Sparflamme). Der Apparat schreibt die kOhm-Werte mit einer Dezimale, so daß z. B. für 10,3 kOhm die Zahl 103 steht. Der Normalbereich reicht in der Anzeige also von 80—250. Ein wesentlicher Potentialzusammenbruch, also hohe Widerstandswerte, sollen nach MARESCH eine Vergiftung des Körpers mit reduzierten Substanzen und Zerfallsprodukten anzeigen.

Aus der Erfahrung heraus haben wir folgende Einteilung für unser Beurteilungsschema getroffen:

Potentialtest

Mittelwert der Erstmessung: Ag li. und Ag re.

Beurteilung: zunehmende akute Belastung von 0 bis minus 3

Werte:

86—100 = 0
76— 85 = — 1 (geringe akute Belastung)
66— 75 = — 2 (deutliche akute Belastung)
unter 65 = — 3 (starke akute Belastung)

Widerstandstest

Mittelwert der 10 Messungen: Ag li. und Ag re.

Beurteilung: zunehmende chronische Belastung

Werte:

bis 150	= normal	= 0
151—200	= leicht erhöht	= 1 +
201—250	= mäßig erhöht	= 2 +
251—300	= deutlich erhöht	= 3 +
301—400	= stark erhöht	= 4 +
401—500	= sehr stark erhöht	= 5 +
über 500	= extrem stark erhöht	= 6 +

A.) Lage: 1 = hyp-erg   1 extrem-
2 = norm-erg   hyp/hypererg
3 = hyper-erg   3 extrem-

①②③ = in 1-3 Abl. größer oder kleiner
①②③ = extreme Ausschläge dazu

B.) Tendenz: 1 = gleichbleibend
2 = ansteigend
3 = abfallend

C.) Grundformen

1.) gleichförmig
2.) schwankend
3.) Kopfstarre
4.) Kopf-Halsstarre
5.) Bauchstarre
6.) Hand-Bauchstarre
7.) Flankenstarre
8.) Reizform Bauch
9.) Reizform Hand
10.) Reizform Kopf
11.) Teilstarre anfangs
12.) Teilstarre am Ende

D.) Jmpulspakete

normal:

pathologisch: □ starr

⊔ Schleuderzacken über 4mm

ansteigend   gewellt

stark abfallend   gebogen   gehoben   treppenförmig

Beurteilung: –/+ Veränderungen bis zur Hälfte
– –/++ Veränderungen über die Hälfte des Jmpulspaketes

E.) Rückströme

Beurteilung der Endhöhe von +2 bis -6
+Lagebeziehung, bei Höhenunterschieden getrennt
für den neg und positiv. Bereich

+2
0
-2
-4
-6

F.) Gesamtbeurteilung

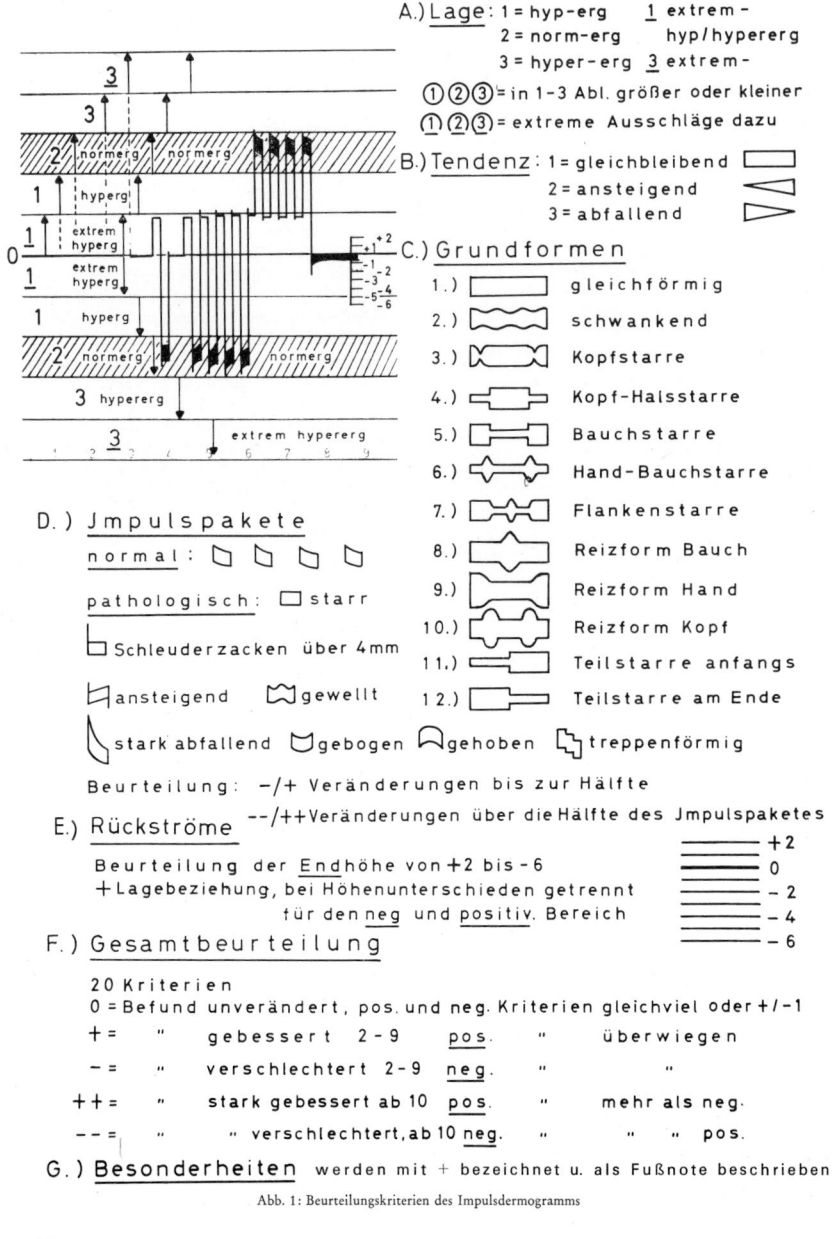

20 Kriterien
0 = Befund unverändert, pos. und neg. Kriterien gleichviel oder +/-1
+ = "   gebessert 2-9   pos.   "   überwiegen
– = "   verschlechtert 2-9   neg.   "   "
++ = "   stark gebessert ab 10   pos.   "   mehr als neg.
– – = "   " verschlechtert, ab 10 neg.   "   "   " pos.

G.) Besonderheiten werden mit + bezeichnet u. als Fußnote beschrieben

Abb. 1: Beurteilungskriterien des Impulsdermogramms

Abb. 27

Abhängig vom körpereigenen Elektrolyten leitet MARESCH also Potentiale zwischen Zink und Silber ab und erkennt dadurch gewisse Veränderungen als Parameter für entzündliche bzw. chronische Störungen im Organismus.

Bei ersterem handelt es sich um Potentialwerte, die mit Einrechnung einer Streubreite unter dem Wert 86 liegen, wobei natürlich der Bereich von 86 bis 90 nicht ohne Aussage zu sein braucht.

Bei den Widerstandswerten hat sich bei uns ergeben, daß Werte über 15 kOhm = 150 bereits als pathologisch gelten können, stärker pathologische Werte sind allerdings erst ab 25 kOhm = 250 zu erwarten und können bis 80 kOhm und auch 100 kOhm = 800—1 000 hinaufgehen Werte unter 15 kOhm = 150 kamen nur ganz selten vor, nie aber unter 10 kOhm = 100. Wir haben diese Werte systematisch für beide Körperseiten gemessen und diese in einen modifizierten Auswertebogen eingetragen. Es hat sich dabei gezeigt, daß wir spezifisch für beide Körperseiten getrennt Aussagen erreichen konnten über den Grad vorhandener Störungen und daß diese parallel mit Veränderungen des IDG's gehen können oder auch nur parallel mit klinischen Beschwerdekomplexen oder anamnestischen Angaben des Patienten und damit eine zusätzliche Beurteilung der gefundenen Veränderungen im IDG erlauben. Besonders interessant war aber die Beurteilungsmöglichkeit erhöhter Widerstandswerte und deren Veränderungen im Lauf der Behandlung bei sonst stark hypergen IDG's. Es konnte dabei der kontinuierliche Rückgang der chronischen Belastung kontrolliert werden bis zu dem Zeitpunkt, wo auch eine Lösung der Starre im IDG eintrat und damit den Weg zur Normalisierung bestätigte.

Was diese Untersuchungen nun im einzelnen ergaben und welche weiteren diagnostischen Möglichkeiten darin enthalten sind, soll Ihnen im folgenden am Beispiel des Störfeldes Darm gezeigt werden.

Wir haben dazu im letzten Jahr ca. 1 200 Impulsdermogramme und Potential-Widerstandstéste systematisch untersucht und ausgewertet, um signifikante Ergebnisse liefern zu können.

Ermittlung und Bedeutung des Störfeldes Darm durch IDG und PW

1. Wir haben schon immer das Störfeldgeschehen im Darm und seine Beziehung zum Gesamtbefinden des Patienten in einen Bezug gebracht. Dazu brachten uns unsere Erfahrungen mit der kombinierten Behandlung chronisch Kranker mit der Reaktivierungskur der biologischen Grundfunktionen des Organismus und mit einer systematischen Symbioselenkungstherapie [1].

2. Gerade an dem überlagernden Störfeld Darm kann die diagnostische Wertigkeit des IDG und mit ihm des PW-Testes am besten gezeigt werden.
Was heißt nun: „Störfeld Darm"?

Am besten informieren darüber die Veröffentlichungen von KOLB, RUSCH, MOMMSEN und anderen [²].

Die normale Flora übt eine biologische Schutzfunktion gegenüber eindringenden pathogenen Keimen durch eine direkte antagonistische Wirkung aus. Die nur wenig toxischen Antigene der Florabakterien halten das Abwehrsystem des Organismus in ständiger Übung, ohne es zu überfordern, so daß es bei außergewöhnlichen massiven Angriffen durch Mikroben zur Verfügung steht. Langen die verschiedenen Stufen der Abwehr nicht aus und kommt es zu bleibenden Schädigungen, so bildet sich nach wiederholten solchen Prozessen eine nunmehr eindeutig degenerative Abwehrform heraus, die im wesentlichen in einer Resignation besteht in Form einer „Symbiose mit den Pathogenen".

Gestörte Abwehr → Resignation → Herdbildung → Krebs

Das typische Kennzeichen einer Resignationsfolge ist die Existenz von Herden. Bei Darmerkrankungen ist jedoch häufig kein verdächtiger Kopfherd zu finden und eine Kopfherdsanierung zeigt keinen therapeutischen Effekt. An den häufigsten und wichtigsten Herd, den Darm, denkt man eben oft unterschätzt ihn. Wie sehr aber der Darm im Zusammenspiel mit den Kopfherden berücksichtigt werden muß, zeigen die folgenden Untersuchungsergebnisse. Ob ein Herd sich als Störstelle, Störfeld oder Reaktionsfeld darstellt, diese Differenzierung wird durch unsere Untersuchung erheblich erleichtert.

Behandelt wurden Patienten mit chronischen Darmstörungen als Haupterkrankung (145 Fälle) und solche mit chronischen Darmstörungen in Verbindung mit anderen Organleiden (213 Fälle).

Zur Auswertung der Ergebnisse wurden 3 Gruppen gebildet:
1. Patienten, bei denen hauptsächlich chronische Darmstörungen der verschiedensten Schweregrade vorlagen;
2. Patienten, bei denen chronische Darmstörungen neben anderen Organleiden zu finden waren.
In jeder Gruppe wurden 3 Untergruppen gebildet nach der Behandlungsstufe:
In Stufe I wurde eine Reaktivierung der biologischen Grundfunktionen des Körpers mit Nosoden und Organpräparaten durchgeführt [¹], dazu Stufe I der Symbioselenkungstherapie mit Pro-Symbioflor und Symbioflor I in steigenden Dosen bis zur Verträglichkeitsgrenze.
In Stufe II wurden nach Erhebung des Stuhlbefundes und unter Herstellung von Autokoliantigenen diese gespritzt und dazu Symbioflor I, Laktobazillen, Sulfredox, Fermente und

Abb. 28

nach Bedarf auch noch Pro-Symbioflor und je nach Befund anderer Medikamente dazugegeben.

In Stufe III war die ACA-Behandlung abgeschlossen, mit Symbioflor II die Coli-Applikationen begonnen und diese gemeinsam mit Symbioflor I mindestens 1 Jahr durchgeführt; dann wurde auf eine Erhaltungsdosis übergegangen.

3. Eine weitere Kontrollgruppe von 32 Patienten wurde nur mit Symbioselenkung behandelt.

Die Kontrollen dieser 390 Fälle erfolgten jeweils zu Beginn der Behandlung sowie am Ende einer jeden Behandlungsstufe. In Stufe II jeweils zusätzlich am Ende jeder einzelnen Antigenserie, die zwischen 2 und 4 schwankten oder bei einer späteren Nachuntersuchung.

Es werden nun 15 typische Beispiele gebracht über die verschiedenen Informationsmöglichkeiten, die das IDG in der Regel bringt sowie über die Information, die mit Hilfe des Biopotentialtestes dazu gewonnen werden konnte.

1. **Hauptreaktion nur im IDG:** stark hypererg, hohe Störfelder im Darmbereich; PW-Test normal. Im Laufe der Behandlung langsame Wandlung des IDG zum Normalen.
2. **Hauptreaktion im W-Test:** W-Werte **sehr hoch**; P-Werte normal; IDG hyperg, deshalb keine Störfelder. Nach Behandlung Rückbildung der hohen W-Werte.
3. **Reaktion in allen 3 Untersuchungsmethoden:** IDG hyperg, starr; P-Test erniedrigt; W-Test erhöht. Nach Behandlung Normalisierung aller Werte.
4. **Typischer Verlauf** bei reinen Darmerkrankungen: IDG hyperg, lockert sich; P-Werte gering erniedrigt, normalisieren sich; W-Werte erhöht, gehen deutlich zurück. Grundform typisch für Darmerkrankung.
5. **Schwanken der Befunde im Laufe der Behandlung, besonders im IDG:** IDG hyperg, wird normal; P-Test normal, erniedrigt, normal; W-Test erhöht, wird normal; Störfelder im IDG schwanken sehr.
6. **Schwanken der Befunde im Laufe der Behandlung, besonders im Bereich der W-Tests.** Hyperges IDG normalisiert sich.
7. **Rasches Reagieren** älterer Patienten mit **hohen W-Tests, werden normal.** IDG gering besser.
8. Auch bei schweren Erkrankungen mit zusätzlichen Darmstörungen **gute Reaktion** im IDG; P- und W-Test nähern sich langsam alle der Norm.
9. **Verschlechterung im IDG; P- und W-Test trotz klinischer Besserung.** Wegen Wohlbefindens Behandlung beendet.
10. **Typischer Verlauf bei kombinierten Erkrankungen:** Klinischer Befund rasch besser; IDG unverändert stark hyperg; P-Test besser; W-Test schlechter. Erst nach längerer Behandlung normalisieren sich alle Werte.
11. **Fokaltoxische Überlagerungen:** Akutes Zahnherdaufflackern bringt nach anfänglicher Besserung wieder hohe W-Werte und sehr tiefe P-Werte bei hypergem IDG.
12. **Zahnsanierung ohne Schutz** kann ebenfalls ein **akutes Ansteigen** der W-Werte und einen Abfall der P-Werte bewirken.
13. **Psychische Belastungen,** wie starker Schockzustand durch gehäufte Todesfälle in der Familie, **verschlechtern** akut alle Werte im IDG und PW-Test.
14. **Vorübergehende Verschlechterung** der Werte durch **zu stark dosiertes ACA.**
15. **Reizform Darm im IDG** als **Sonderform** eines Krankheitsverlaufes des chronischen Darmstörungen mit nur geringen Veränderungen im P- und W-Test. Schwächt sich im Laufe der Behandlung ab.

Ergebnisse aus den gezeigten Beispielen

Es zeigt sich somit, daß die Reaktionen des Körpers im IDG und in den Potential- und Widerstandstesten nicht gleichsinnig verlaufen, sondern sich in ihren Ergebnissen ergänzen. Sind die Impulsdermogramme bei der Ausgangslage sehr hoch und zeigen heftige Reaktionen an Störfeldern, wie es besonders bei jugendlichen Patienten zu sehen ist, bleiben besonders die Widerstandswerte uncharakteristisch. Je weniger aber im IDG noch Ausschläge vorhanden sind, das heißt je stärker hyperg sie werden, desto wichtiger werden die Aussagen im W-Test, die dann zwischen 300 und 1 000 schwanken.

Der Potentialtest gibt seitendifferenziert akute Belastungen wieder, wenn diese eine ganze Körperseite betreffen, lokale Entzündungserscheinungen ohne Allgemeinwirkung machen kaum Veränderungen der Potentialwerte, wie verschiedene Beobachtungen gezeigt haben.

Die Widerstandswerte sind ein deutlicher Parameter für die chronische Belastung. Wenn durch die Nosodenserien akute Belastungen abgebaut werden, die chronische Belastungen verdeckt haben, dann erhöhen sich nach Ende der Nosodenbehandlung die Widerstandswerte bei Normalisierung der Potentialwerte. Geht der Toxinabbau gleichmäßig vonstatten auch im Darm, dann fallen die Widerstandswerte linear ab. Es zeigt sich aber, daß eine exakt durchgeführte Reaktivierungskur mit Nosoden den Gesamtzustand trotz noch vorhandener Darmstörungen vorübergehend schon so bessern kann, daß es der weiterführenden Symbioselenkungstherapie allein nicht immer möglich ist, diesen Zustand aufrecht zu erhalten. Die Widerstandswerte können wieder ansteigen, die Stuhlbefunde zeigen bei diesen Patienten meist eine gut reagierende oder nur kaum reagierende Flora und die Behandlung muß oft mit der Stufe I, mit Symbioflor-Antigenen oder mit vorläufigen Autocoliantigenen weitergehen.

Die im Körper noch vorhandenen Toxine können wieder aktiv werden und erklären damit die Schwankungen in den Widerstandswerten. Ein Beispiel dafür ist auch der zusätzliche Streß durch operative Herdsanierung oder durch psychischen Schock. Auch dieser kann unterschwellig schwelende Prozesse zur Darstellung und Sichtbarmachung bringen.

Gezielte zusätzliche Nosodenserien kleinerer Art bringen dann rasch Entlastung. Darmveränderungen betreffen im IDG hauptsächlich die Ableitungen 3 bis 5, überlagerndes Herdgeschehen spiegelt sich vor allem in den Ableitungen 1, 2 und 6 und 7 ab. Es fiel nun auf, daß anfangs besonders für ein Herdgeschehen typische Diagramme sich im öfters wiederholten IDG oder infolge des Therapiefortganges so verwandeln, daß die herdbezogenen Veränderungen in Ableitung 1, 2, 6 und 7 zurückgehen, die darmbezogenen Veränderungen in Ableitung 3, 4 und 5 deutlicher wurden. Dieses Phänomen kann allein

Abb. 29

schon dann auftreten, wenn wir den Programmablauf in der Folge 1—4—1—2—1 beobachten. Anfänglich vorhandene Kopfbelastungen gehen nach Programm 4 mit negativem Impulsstromreiz in ein indifferentes gleichförmiges Diagramm über, zeigen im Hauptprogramm 2 ein Absinken über den Meßtakten 3—6 und kommen am Ende zu der typischen Schmetterlingsform — wie sie bei chronischen Darmstörungen immer wieder auftritt.

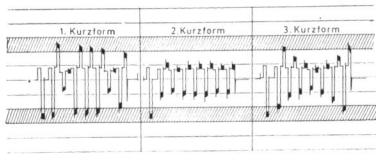

Abb. 2: Wandlungen der IDG-Kurzformen bei chron. Darmstörungen während eines Durchlaufes.

Es scheint damit ein Beweis geliefert zu sein, daß chronische Darmbelastungen Kopfherde unterhalten und umgekehrt Kopfherde chronische Darmbelastungen provozieren können, was in Übereinstimmung mit den Lehren der Akupunktur stünde, bei der ja die Endpunkte der Magen- und Darm-Meridiane sowie des Blasen-Meridians Hinweise für Nebenhöhlenerkrankungen geben.
Statistische Auswertungen lassen in ihren Ergebnissen in der Hauptsache folgendes erkennen:
A. Die typischen Darmformen im IDG werden unter der Behandlung deutlicher bzw. kommen erst richtig zum Vorschein.
B. Impulspaketveränderungen zeigen chronische Belastungen im jeweiligen Ableitungsbereich an und bleiben lange stabil.
C. Überhöhte Rückstromendwerte = Störfelder, beurteilt in Abhängigkeit von der Ausgangslage, können durch ihr Auftreten das Entstehen einer besseren Abwehrreaktion anzeigen.
E. Die Potentialwerte normalisieren sich im Durchschnitt in Stufe I, werden in Stufe II wieder pathologisch und verhielten sich in Stufe III gegensätzlich, je nach Ausgangslage und Schwere der Darmerkrankungen.
F. Die relativ niedrigen Widerstandswerte stiegen bei Darmerkrankungen in Stufe I erst an, fielen in Stufe II deutlich ab und normalisierten sich in Stufe III.
Bei kombinierten Organ- und Darmerkrankungen mit hohen pathologischen Werten in Stufe I fielen diese sofort stark ab, stiegen in Stufe II nur gering wieder an, um in Stufe III deutlich weiter zur Norm hin abzufallen.

Abb. 30

Diskussion der Ergebnisse
1. IDG

Was die Statistik nicht so deutlich macht, ist, daß die Veränderungen an den Impuls-Paketen als Zeichen einer chronischen Belastung in einem Organsystem besonders nach einer Grundreaktivierungsserie mit Nosoden im Kopf- und Halsbereich abnehmen, im Darmbereich aber deutlicher werden.
Erst nach Abschluß der Symbioselenkungstherapie gehen sie auch hier zurück. Dies deckt sich mit der Annahme von KOLB daß bei offensichtlich Kranken im Darmbereich anfangs ein guter Befund auftritt, der abnorme Befund erst dann kommt, wenn die erfolgreiche Behandlung gerade begonnen hat. Dasselbe zeigt uns die Erhöhung der Störfelder im IDG an. Sie scheinen bei hyperger Ausgangslage zunächst normal zu sein, da der Körper zu seinem eigenen Schutz sich nicht wehren kann, er steht ja in „Symbiose mit dem Pathogenen".
Erst wenn die Abwehrkraft wieder auflebt durch Abbau der vordergründigen Herdbelastungen im Kopf- und Halsbereich, schießen die Störfelder hoch als Ausdruck des wiedererwachten Abwehrwillens jetzt auch im Darm. Die Grundformen zeigen um so deutlicher, wohin die Reise geht: von der Kopf- zur Darmsanierung, ja sie schreiben diesen Weg zwingend vor.
Die weitere Überprüfung zeigt aber auch das Wechselspiel zwischen beiden, wie sie unterschwellig weiter vorhanden sind und immer wieder auftauchen können, sobald das Gleichgewicht in der körpereigenen Abwehr gestört ist.

2. Potential-Widerstandstest

Die akuten Belastungen normalisieren sich bei reinen Darmstörungen im P-Test in Stufe I, kommen aber zunehmend wieder zum Vorschein in Stufe III. Sie fordern damit eine zusätzliche erneute Nosodenbehandlung, denn sie sind die Anzeichen immer wieder aufflammender Herdbelastungen. Diese scheinen sich zu Recht immer wieder im Kopf zu finden.
Bei kombinierten Erkrankungen laufen die Veränderungen gleich, nur waren die P-Werte in Stufe III schon anfangs sehr hoch und stiegen von stark entzündlichen Werten auf normale Werte an. Hier werden auch regelmäßig zusätzliche Behandlungen anderer Art gleichzeitig mit durchgeführt.
Erhöhte **Widerstandswerte** waren Zeichen einer chronischen Belastung und stiegen bei Behandlung von Darmerkrankungen nach der Stufe I regelmäßig bds. aus mittlerer Lage weiter an, erst in Stufe II und III fielen sie beiderseits zur Norm ab. Die chronischen Darmstörungen wurden demnach zuerst ak-

tiviert, wodurch das Regulationsverhalten sich normalisierte und die Voraussetzung zur Heilung eingeleitet werden konnte.

Bei kombinierten Organ-Darm-Leiden mit hohen Ausgangswerten beim W-Test fielen diese bereits in Stufe I stark ab, stiegen dafür in Stufe II an und fielen wieder in Stufe III.

Dies deutet an, daß die Allgemeinbesserung im Anfang bereits beginnt, nach Auslauf der Nosodenserie wieder etwas nachläßt und erst wieder in Gang kommt bei systematischer Darmbehandlung. Damit zeigt sich, daß der Therapieablauf bei reinen Darmerkrankungen anders ist als bei kombinierten Darm-Organ-Erkrankungen. Im Endeffekt können aber alle Erkrankungen günstig beeinflußt werden. Die beiden physikalischen Untersuchungsmethoden, Impulsdermogramm und Potential-Widerstandstest zeigen exakt das Auf und Ab im Behandlungsverlauf, das Auftreten von Störfaktoren und die endgültige Besserung sowie Art und Stärke eines Rezidivs. Deshalb sind beide Meßmethoden aus unseren diagnostischen Bemühungen und unseren therapeutischen Verlaufskontrollen nicht mehr wegzudenken.

Zusammenfassung

Es wird über ein neues Interpretationsschema für Impulsdermogramme berichtet, mit dem diese systematisch ausgewertet werden und mit dem alle Varianten des Kurvenablaufs der Gesamtbeurteilung nutzbar gemacht werden. Gleichzeitig wird über ein automatisiertes Verfahren zur Bestimmung der Potential- und Widerstandswerte zwischen Zink- und Silber-Elektroden berichtet, womit es möglich ist, entzündliche und chronische Veränderungen im Körper festzustellen und deren Grad zu beurteilen.

Am Störfeld Darm werden bei 390 Patienten die Möglichkeiten aufgezeigt, die sich aus den beiden Untersuchungsmethoden für die Verbesserung der Diagnostik und zur Beurteilung des Therapieverlaufs ergeben.

Literatur

VILL, H.: Erfahrungsheilk. **23,** 241, 269 (1974).
Lit. erhältlich bei: Arbeitskreis für Symbioselenkung e. V., Herborn.

(Anschrift des Verfassers: Dr. med. Hermann Vill, Facharzt für innere Krankh., Memelstr. 22, 8520 Erlangen)

Abb. 31

B) Praxis der bioelektronischen Funktionstherapie

1. Regulation durch bioelektronische Funktionstherapie

Mit der *bioelektronischen Funktions- und Regulations-Therapie* über den Theratest oder die IDG-Stufen 4 und 5, gibt es verschiedene Möglichkeiten, den Homöostaten zu beeinflussen. Dabei ist beachtenswert, daß freie H-Ionen innerhalb des Körpers zur Verfügung stehen. Dies wird mit dem Trinken von einwandfreiem, „lebendem" Wasser (vgl. hierzu Band 1, S. 37 ff) erreicht.

Was läßt sich mit dieser Therapie erreichen?
1. Beeinflussung des Ionenflusses = Veränderung des Gel-Sol-Zustandes.
2. Ladungsausgleich bei:

Überschuß	an	+ und − Ladung	= Hyp*er*ergie,
Mangel	an	+ und − Ladung	= Hypergie,
örtlichem		+ Ladungsüberschuß	= chronische und degenerative Erkrankungen,
örtlichem		− Ladungsüberschuß	= subakute und akute Zustände.

3. Einspeisung spezifischer Ionen = Ionophorese,
Einspeisung spezifischer Frequenzen = spezifische Zellaktivierung.

Der gezielt gesetzte E-(Elektro-)Reiz kann eine Therapie darstellen. Wenn beispielsweise der *Lu*ngen-Meridian hyp*er*erge Werte aufweist und auch der *Nie*ren-Meridian, ebenfalls auf der gleichen Körperseite, so ist es möglich, durch ausgleichende bioelektronische Therapie am *Lu*ngen-Meridian den Energiehaushalt des *Nie*ren-Meridians zu harmonisieren. Übrigens ist dies ein Fakt, den wir gleichermaßen durch potenzierte Homotoxine wie Nosoden, erreichen, was dem „sympathischen Medikamententest" gleichkommt.

Die elektrische Punktbeeinflussung ist doch der Grundgedanke für die Schaffung der Elektroakupunktur gewesen, d. h. den Stichreiz der Nadel mit ihrer spezifischen Metallwirkung (Gold-Silber) zu ersetzen.

VOLL selbst rät jedem Kollegen, seinen eigenen Energiehaushalt auf diese Weise allmorgentlich zu harmonisieren. Das ist nichts anderes als Therapie, auch wenn es oft nur eine prophylaktische Maßnahme ist.

Wenn die Erfahrung gezeigt hat, daß diese Methode nicht immer ausreicht, um stabilere Zustände zu erreichen, so ist es kein Grund, sie nicht anzuwenden. Der Grenzen sollte man sich bewußt werden.

Ein typisches Beispiel für die Beeinflussung eines Organes über den A-Punkt ist die gezielt erzeugte Entkrampfung bei einer Nierenkolik, die durch einen im Ureter festsitzenden Stein verursacht wird. Die Passagemöglichkeit wird durch den E-Reiz hergestellt. Auf diese Weise ist schon mancher Stein zur Ausscheidung gekommen. (Nichts anderes geschieht, als daß ein Gel-Zustand – Verkrampfungen sind Gelzustände – in einen Sol-Zustand übergeführt wird.)

Durch die elektrische Beeinflussung erreichen wir in erster Linie Ionen als Ladungsträger, weniger hingegen läßt sich der biologische Magnetismus angreifen. Das macht verständlich, daß die Kurzzeitwirkung der elektrischen Impulse durch eine Langzeitwirkung zu erreichen ist, und zwar über biologische Präparate – als Träger von biologischem Magnetismus –, verbunden mit Frequenzen und Informationen.

Inwieweit Elektromagnetismus sich auf den Körper auswirkt, hat EVERTZ [152] mit Magnetfeld-Therapien der BFD nachgewiesen. Die Beschleunigung des Ionenflusses hat sich dabei ebenso gezeigt wie die Verbesserung des kapillaren Kreislaufs.

Bei all den Vorgängen spielt das Verhalten der Endstrombahn eine wesentliche Rolle (BERGSMANN [153]).

Die bioelektronische Funktions- und Regulations-Therapie setzt eine Vorbereitung des Patienten voraus.

Zur Vermeidung von Ionophorese-Wirkung ist die Haut zu befreien von Kosmetika, Salben u. ä.

Zur Vermeidung von lokalen Veränderungen der Haut durch pH-Verschiebung sind abzulegen: Ketten, Amulette, Ohrklips und anderer Schmuck, der dem Körper direkt aufliegt.

2. Positivierung (Tonisierung)

Darstellung der bioelektronischen Funktions- und Regulations-Therapie bei gleichem Probanden.

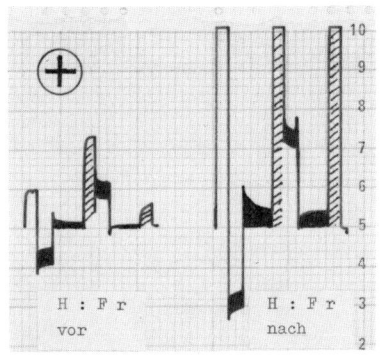

Abb. 32: Decoder-Dermogramm von rechtem unteren Quadranten bei +Reiz, 10 Hz, Intensität 3, Zeit 30 Sek.

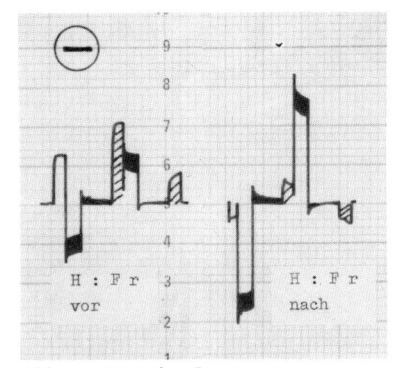

Abb. 33: Decoder-Dermogramm von rechtem unteren Quadranten bei −Reiz, 10 Hz, Intensität 3, Zeit 30 Sek.

Die Vergleiche der Diagramme sagen aus: bei Abb. 32 ist die *vorhandene Gewebespannung* um mehr als das 5fache erhöht im +, die *Impulspakete* (= Potentiale) werden im + wie − um das Doppelte erhöht, die *Rückströme* erfahren das Gleiche, gehen ins +, die *verbleibenden Gewebespannungen* laufen nach + wie −Impuls weit hinaus in den +Bereich.

Fast die gleiche Ausgangslage wie Abb. 32 hat Abb. 33. Die anfangs *vorhandene +Gewebespannung* geht in eine leicht negative über. In den Normbereich kommen die *Impulspakete*, die *Rückströme* haben annähernd die Normlage erreicht. Die anfangs nach negativem Impuls erhöht *verbliebene Gewebespannung* verliert an Wert bis auf ¼, die nach positivem Impuls *verbleibende Gewebespannung* geht vom positiven Bereich in den negativen über. Abgesehen von den psychosomatischen Reflexen ist das Decoder-Dermogramm fast ausgeglichen.

Bei einem anderen Probanden (Abb. 34) verändern sich nach *positiver Reizung* weder die Rückströme noch die Potentiale mit den Impulspaketen. Die anfangs vorhandene Gewebespannung wie die verbleibende Gewebespannung nach positivem Impuls wird umgepolt.

3. Negativierung (Sedierung)

Anders ist es mit den Veränderungen nach *negativer Reizung*. Die Rückströme bleiben unverändert. Die Potentialverschiebung mit den Impulspaketen wird leicht erhöht. Eine anfangs nicht vorhandene Gewebespannung erhält starke negative Werte. Die nach negativem Impuls verbleibende positive Gewebespannung kippt ins Negative um, und die nach positivem Impuls verbliebene Gewebespannung wird um das 7fache negativer.

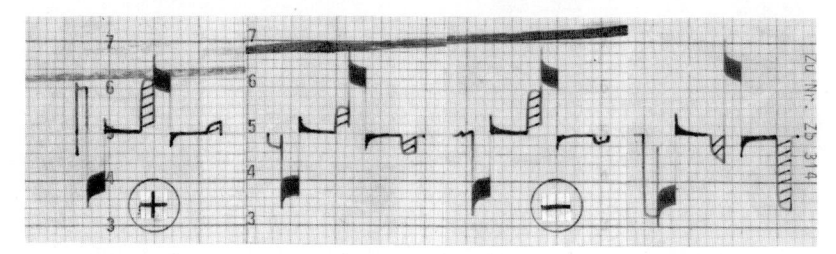

Abb. 34: Darstellung der bioelektronischen Funktions- und Regulations-Therapie nach + und − Reiz, 10 Hz, Intensität 3, Zeit 30 Sek., von Hand zu Hand bei Tonisierungsschaltung.

Wie aus den vorangegangenen Decoder-Dermogrammen zu ersehen ist, hat weder die + noch die − Reizung als Potentialverschiebung ein wünschenswertes Ausmaß erreicht. Wird, wie aus Abb. 35 zu ersehen ist, rhythmisch ein + und − Reiz gleicher Qualität wie zuvor 3mal angesetzt, gibt es erhebliche Potentialverschiebung, ohne daß die Rückströme und die anfängliche Gewebespannung sich verändern. Die nach den Impulsen verbleibende Gewebespannung gleicht sich aus. Eine Hypergie ist somit besser in eine Normergie überzuführen.

Der Vergleich zum vorangehenden Decoder-Dermogramm (Abb. 34) zeigt deutlich die Harmonisierung. Das anfangs erreichte Umkippen der verbleibenden Gewebespannung nach positivem Impuls, nach positivem Reiz, neigt zum Rückgang in die alte Lage in der Vormessung für die negative Reizregulation.

4. Reizwechsel (positiv, negativ)

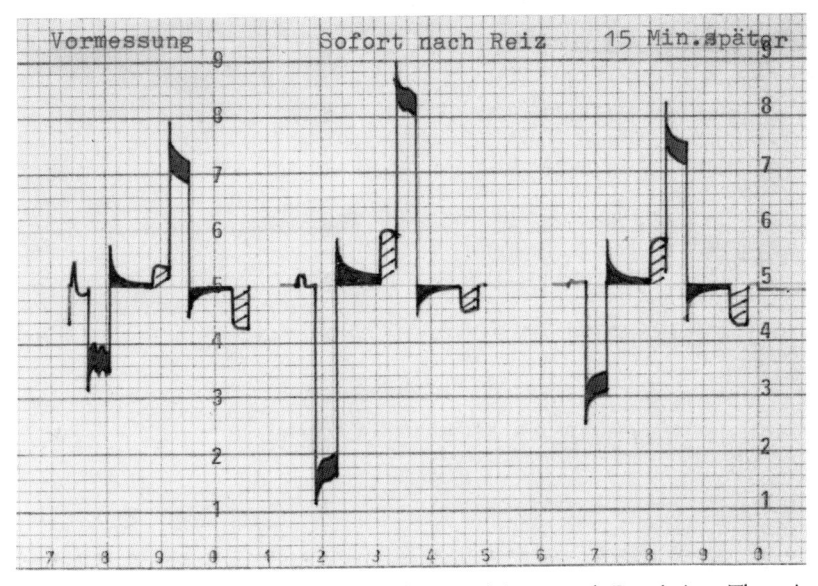

Abb. 35: Darstellung der bioelektronischen Funktions- und Regulations-Therapie nach + und −Reizwechsel (entsprechend Abb. 32 und 33) in 3maliger Folge (= 6 Reize zu 30 Sek.).

Abb. 36: Darstellung der bioelektronischen Funktions- und Regulations-Therapie bei gleichem Probanden (wie Abb. 34 und 35).

1. Decoder-Dermogramm: *Vormessung* = Ausgangslage, Hand: Hand, Leitwert 75 nach Theratest; *vorhandene Gewebespannung* ist *negativ, verbleibende Gewebespannung* nach *negativem Impuls* ist *negativ* (!).

2. Decoder-Dermogramm von Hand: Hand, nach +Reiz, 10 Hz, Intensität 3, Zeit 30 Sek., Sedieren, Leitwert 70: die *vorhandene Gewebespannung* ist nunmehr stark *positiv, Rückströme* wie *verbleibende Spannung* verstärken sich zum *Positiven*. Potentiale der *Impulspakete* erhalten *höhere Werte*.

3. wie 2. jedoch nach weiteren 3 Min. Wartezeit: das Dermogramm hat seinen Charakter in abgeschwächter Form beibehalten.

4. Decoder-Dermogramm von Hand: Hand nach 1 Stunde Entlastungspause, neue Ausgangslage der Vormessung: die *Charakteristik von 3.* ist weiter abgeschwächt *geblieben* und bildet die neue Ausgangslage. Leitwert 68.

5. Decoder-Dermogramm von Hand: Hand nach −Reiz, 10 Hz, Intensität 3, Zeit 30 Sek., Sedieren, Leitwert 75: bei *verbleibender Charakteristik* sind alle Zeichen leicht im Wert erhöht.

6. wie 5., jedoch 3 Min. später: außer geringfügiger Minderung der Potentiale an dem Impulspaketen *keine Änderung*.

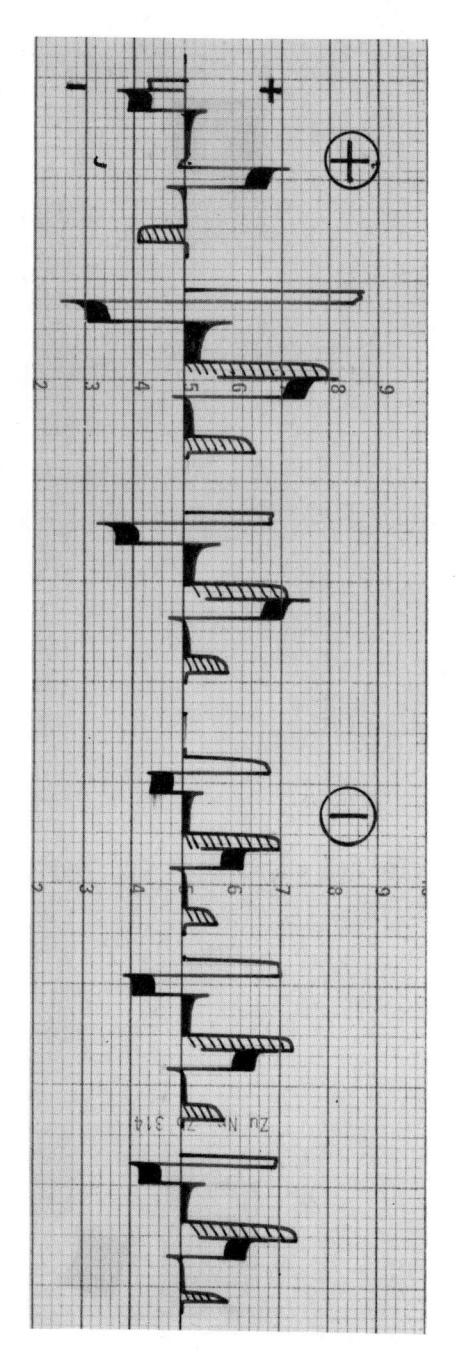

5. Indikation zur BFDTh

Eine Aufstellung der bioelektronischen Funktions- und Regulations-Therapie wird nachfolgend in Tab. 6 gegeben.

Tab. 6

Indikation	Therapieweise	Elektrodenart
Chronische Prozesse, Dermatitiden (Ekzeme, Haarausfall), Gelosen, Krampfzustände, Arthrosen, Rheuma, Neuralgie, Lähmungen, Stasen, Hypotonie, Hypergie, Einschlafstörungen	Negativer Impuls, Tonisierung, Theratest-Taste 5 oder 7, Intensität 3 – 5, Dauer je nach Fall mit Meßkontrolle 10 – 40 Minuten, bei Flächenbehandlung nur Sekunden, bei Punktbehandlung = Moxen, bei stärkerer Intensität bis zur „Kribbelgrenze" (früher Aufbau)	Bezugselektrode = schwarz, Behandlungselektrode = rot, gezielt mit Punktelektrode, WS-Bereich mit Roll- oder Punktelektrode 3 mm $\varnothing$, Hand- und Plattenelektrode (evtl. Gummielektrode mit durchtränkter Gaze) bei Ionthophorese, aktive Elektrode mit untergelegter, vom Präparat getränkter Gaze
Akute Prozesse, Entzündungen, Abszesse, Furunkel, akute Infekte, Sinusitis acuta nach chirurgischen Eingriffen (an Kiefer, Tonsillen, Nasennebenhöhlen, Abszeßspaltungen u. a.), Neuritiden, Arteriosklerose, Hypertonie, Hyperergie, Schlaflosigkeit	Positiver Impuls, Sedierung, Theratest-Taste 4 oder 6, Intensität 0,5 bis 1,5, Dauer je nach Fall 10 bis 40 Minuten, bei Flächenbehandlung mit Meßkontrolle (früher Abbau)	Bezugselektrode = schwarz, Behandlungselektrode = rot, meist nur mit Punktelektrode beider Größen gezielt auf AP, sonst wie oben
Zellaktivierung, chronische Wunden, Asthma, Stoffwechselstörung u. ä.	„Pendelfrequenz" (aus Theratest-Super), zwischen 8 – 12 Hz hin und her pendelnd, wechselnd mit Sedieren und Tonisieren	Bezugselektrode = schwarz, Behandlungselektrode = rot, nur Platten oder Rollelektroden

6. Ionophorese

Hierzu gehört auch die Benutzung der Gleichstrom -10 Hz -Impulse zur *Iontophorese*. Dabei ist lediglich auf die Polung der Ladungsträger (siehe Tabellen – Ionen-elektrische Spannungsreihe) zu achten in Verbindung mit der entsprechenden Elektrode.

Weitere technische Daten werden durch die Leitfäden für BFDTh (JAHNKE, VILL, PLAUM) vermittelt. (Diese Leitfäden sind von der Fa. Jahnke mit dem Erwerb von Geräten erhältlich)

Ferner wird auf PFLAUM [142] verwiesen.

C) Fallberichte

Zur Einführung wird diesem Abschnitt „Fallberichte" die Entwicklung der Impulsdermographie vorangestellt. Die ausgewählten Fälle sind nicht geordnet entsprechend der Entwicklung des IDG. Für die Betrachtung der einzelnen Aufzeichnungen dürfte es von Wert sein, sich die Unterschiedlichkeit in der Darstellung vor Augen zu führen.

Eine Übersicht der Fälle dient der leichteren Auffindung zu Vergleichszwecken.

Übersicht der Fallberichte

1. Die Entwicklung der Impulsdermographie (Abb. 37), dargestellt mit jeweils einer Meßstrecke, nach Originalen gezeichnet (MARSCHNER) 75
2. 3 Beispiele mit IDG-Programm Nr. 07-3 (neues Standardprogramm) 76
3. Auszug aus VILL: „Reaktivierung der biologischen Grundfunktionen", aus Ehk, Heft 9 (1974), S. 273/4, Abschnitt C (1 Beispiel) . 77
4. Auszug aus VILL: „Fortschritte der Impulsdermographie", aus Ehk, Heft 11 (1976), S. 486/7 (10 Beispiele) 79
5. Medikamententest (MARSCHNER [49]) 82
6. Migräne (MARSCHNER) 83
7. Enzymblockade (MARSCHNER) 84
8. Nachrichten als Reizursache (MARSCHNER) 84
9. Thermalbad als Reiz (MARSCHNER) 86
10. Kupferspirale als Reiz (MARSCHNER) 87
11. Cortison-Therapie (MARSCHNER) 87
12. Nabelbruch (MARSCHNER) 88
13. Bericht über einen 67jährigen Zahnarzt, mit Röntgenaufnahme und IDG (MARSCHNER [49]) 89
14. Osteochondrose (MARSCHNER) 93
15. Rheuma rechtsseitig (MARSCHNER) 94
16. Rheuma als universitäre Diagnose (MARSCHNER) 94
17. Polyarthritis rheumatica (MARSCHNER) 95
18. Tic douloureux (MARSCHNER) 96
19. Trigeminusneuralgie, rechts (MARSCHNER) 97
20. 2 Fälle von Lähmungen (MARSCHNER) 98
21. Chronisches Ekzem – Allgemeine linksseitige Beschwerden (MARSCHNER) 100
22. Hüftgelenks-Implantat (MARSCHNER) 101
23. Enzephalitis (MARSCHNER) 102
24. Zephalgie: 2 Fälle verschiedener Kausalität (MARSCHNER) .. 106
25. Zephalgie: 3 Krankengeschichten verschiedener Genese (MARSCHNER) 107
26. Akromegalie (MARSCHNER) 110
27. Neu bei BFD: der Decoder-Dermograph, Herzarrhythmie (1 Fallbeschreibung) 111

1. Die Entwicklung der Impulsdermographie (Abb. 37), dargestellt mit jeweils einer Meßstrecke, nach Originalen gezeichnet (MARSCHNER)

   a) Erststadium des IDG mit je 8 Impulsen, − und +10 Hz (10 Takte) nebst Rückstrom.
   b) IDG mit je 4 Impulsen, wie bei a).
   c) IDG wie bei b), jedoch in doppelt schnellem Lauf des Aufzeichnungspapieres, Impulspakete wie Rückströme verbreitern sich um das 2fache.
   d) IDG-Standardprogramm, wobei die Schreibweise zwischen der Darstellung von b) und c) liegt.
   e) Erstes IDG-Decoder-Programm, es wird nur noch jeweils ein negativer- und positiver Impuls gegeben. Nach dem +10 Hz-Impuls mit 10 Takten wird Rückstrom und verbleibende Gewebespannung aufgezeichnet.
   f) Derzeitiges Decoder-IDG, dem zusätzlich entsprechend e) nach dem −10 Hz-Impuls mit 10 Takten Rückstrom und Gewebespannung folgen.
   (Näheres über Decoder enthält Artikel von BERGSMANN [59, 153].)

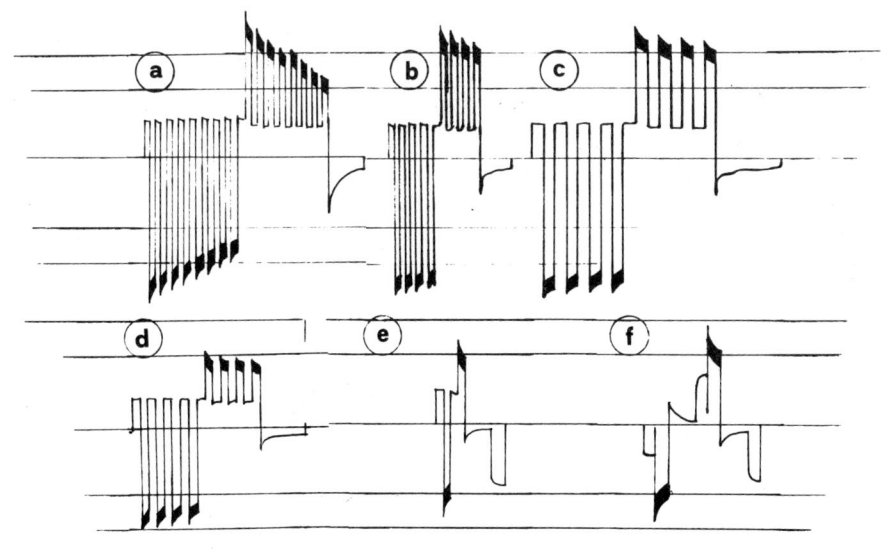

Abb. 37

2. 3 Beispiele mit IDG-Programm Nr. 07-3 (neues Standardprogramm)

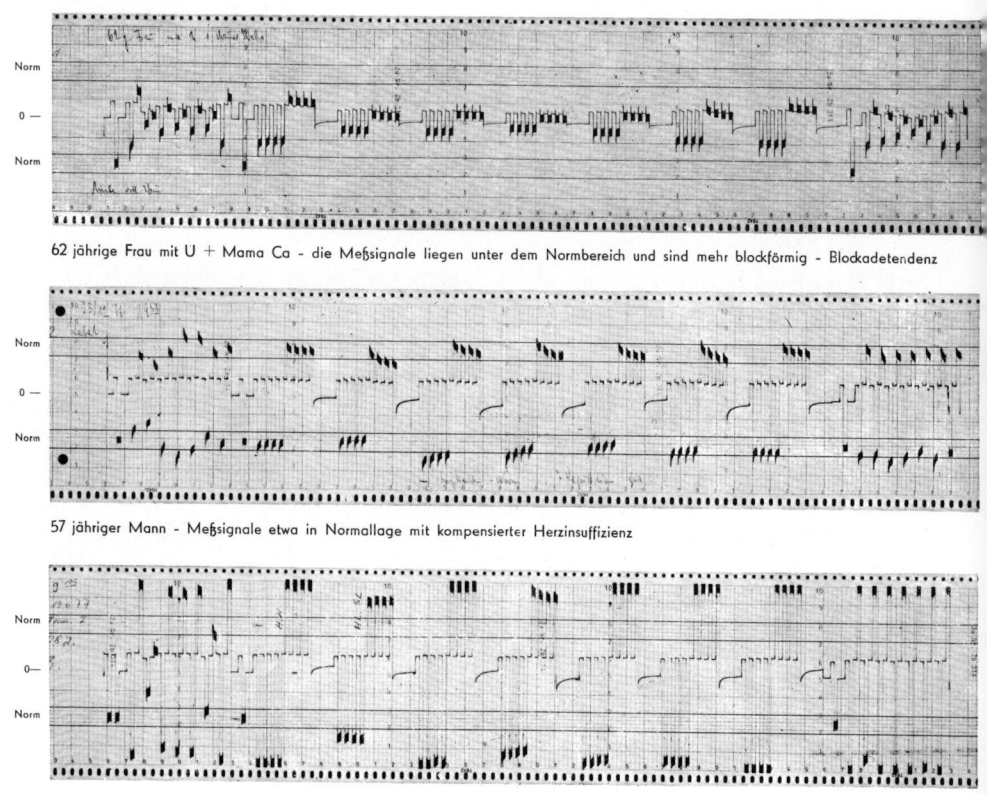

62 jährige Frau mit U + Mama Ca - die Meßsignale liegen unter dem Normbereich und sind mehr blockförmig - Blockadetendenz

57 jähriger Mann - Meßsignale etwa in Normallage mit kompensierter Herzinsuffizienz

Junge Frau, 28 jährig - mit überhöhten Signalen als Zeichen einer Übererregung - allergische Situation

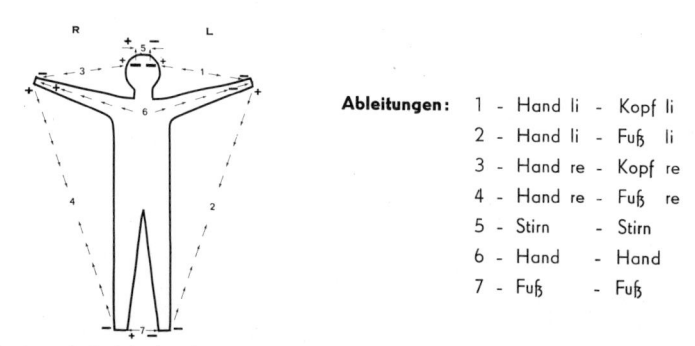

Ableitungen:
1 - Hand li - Kopf li
2 - Hand li - Fuß li
3 - Hand re - Kopf re
4 - Hand re - Fuß re
5 - Stirn - Stirn
6 - Hand - Hand
7 - Fuß - Fuß

Abb. 38: 3 Beispiele für die extremen Möglichkeiten bei verschiedenen Testpersonen

3. Auszug aus VILL: „Reaktivierung der biologischen Grundfunktionen", aus Ehk, Heft 9 (1974), S. 273/4, Abschnitt C (1 Beispiel)

C) 7. Im IDG kann der gesamte Therapieablauf kontrolliert und reguliert werden (Abb. 4 ist hier Abb. 39).

Dazu und zu dem ganzen Verfahren und seiner Leistungsfähigkeit ein eindrucksvolles Beispiel:

Vor 1½ Jahren wurde mir aus einem Kantonspital in der Schweiz ein Mädchen mit einer WILSONschen Sklerose zugeschickt.

Die Schwester der Patientin war bereits an der gleichen Krankheit verstorben. Es handelt sich dabei um eine Erbkrankheit mit Leberzirrhose und parkinsonistischen Symptomen.

Das Mädchen wurde mir in einem völlig desolaten Zustand gebracht. Es war fast völlig gelähmt, stark abgemagert, der Leib aufgetrieben, dazu Sprach- und Schlucklähmung, Speichelfluß, Tremor und Zuckungen der Glieder und des Kopfes, völlige Apathie. Nasensonde zur künstlichen Ernährung.

Die klinischen Befunde mit Spezialuntersuchungen der Universität Zürich lagen vor, insbesondere die charakteristisch erhöhten Kupferausscheidungswerte.

Das Impulsdermogramm zeigt alle charakteristischen Veränderungen für dieses Krankheitsbild (Abb. 4 ist hier Abb. 39): Hyperge Ausschläge mit extrem hyperger Starre über dem Kopf beiderseits. Nur über dem Abdomen kann sich gerade noch ein kleines Störfeld ausbilden. 58 Ampullen fanden sich im Blindtest aus den Auswahlsätzen als Ausgleich. Im Spital wurden sie nach Anweisung gespritzt. Nach 3 Wochen bereits so überraschende Besserung, daß die weiteren Spritzen ambulant durchgeführt werden konnten. Nach 9 Wochen Vorstellung in der Praxis. Kann schon mit Unterstützung gehen, essen, radfahren. Hat wieder Interesse und maniküriert sich bereits.

Im Impulsdermogramm sehen Sie den Fortschritt: Nun mehr hypererge Kurve. Die eigentlichen Krankheitsfaktoren kommen als Störfelder deutlich heraus über den Halslymphdrüsen, dem Darm und der Leber. Rechts noch zerebrale Störungen und ein Störfeld im Kopfbereich. Penizillamin, Kaliumsulfid und Larodopa wurden abgesetzt, die Weiterbehandlung erfolgt mit Organpräparaten für das Gehirn, einer Symbioselenkungstherapie und alle 8 Wochen ein einmaliger Test mit Insektiziden, da sie mitten in Weinbergen wohnt. Unter der Behandlung haben sich bis heute alle Symptome zurückgebildet. Sie kann allein gehen, sprechen, der Speichelfluß hat aufgehört, ebenso der Tremor. Die Leber ist kompensiert, und die Patientin fühlt sich sehr wohl. Die Klinik beschränkt sich auf ¼ jährl. Überwachungsuntersuchungen.

Das Impulsdermogramm vom 27. 6. 1973 ist praktisch normal.

(Anschrift des Verfassers: Dr. med. Hermann Vill, Facharzt für innere Krankheiten, Memelstraße 22, 8520 Erlangen)

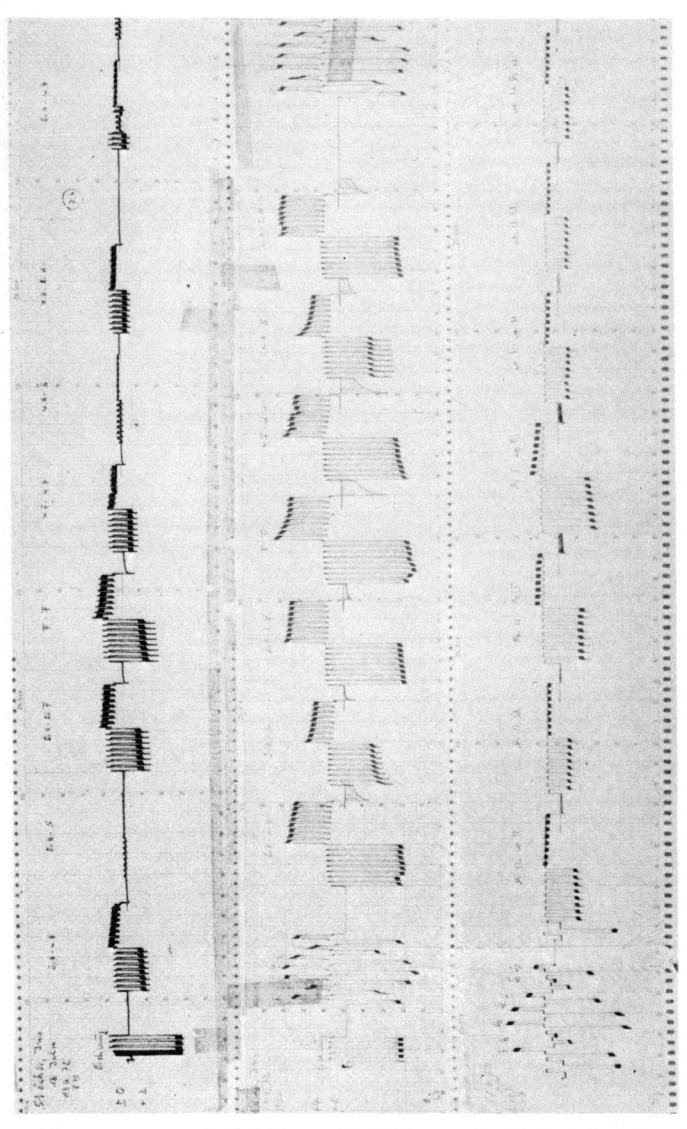

Abb. 39: Entnommen aus Artikel VIII: „Reaktivierung der biologischen Grundfunktion", aus Ehk, Heft 9 (1974), S. 274, Abb. 4.

4. Auszug aus VILL: „Fortschritte der Impulsdermographie", aus Ehk, Heft 11 (1976), S. 486/7 (10 Beispiele)

10 Therapiebeispiele

C) Zur Demonstration der Behandlungsergebnisse bei schweren Erkrankungen und deren Kontrolle im Impulsdermogramm werden nun 10 Beispiele gebracht, die in der Regel aus einer Gruppe gleichartig Behandelter mit gleicher Diagnose ausgewählt wurden, also keine Einzelfälle.

1. Chronisch-aggressive Hepatitis
29jährige Patientin, die seit 1971 wegen chronisch aggressiver Hepatitis in Behandlung ist. Dauertherapie mit Prednison, Imurek sowie Lasix. Seither Amenorrhö. 1973 Behandlungsbeginn mit einer Nosodenserie (47 Ampullen), dazu Symbioselenkung. Imurek und Prednison konnten bereits nach 4 Wochen abgesetzt werden. Die Patientin erholte sich blendend, die Transaminasen waren 3 Monate später normal und blieben es auch weiterhin. Die Patientin wurde wieder arbeitsfähig, die Amenorrhö verschwand. Die Impulsdermogramme zeigten vor Behandlung eine hyperge Starre mit Rückströmen bei Null, wie wir es schon mehrfach bei Imurekbehandlung beobachtet haben. Nach der 1. Behandlung bereits Aufhebung der Starre im IDG und Sichtbarwerden der Störfelder über den ganzen Körper als Zeichen des Aufbaues von Abwehrzonen.

2. Manisch-depressives Irresein, depressive Phase
(Zusatzbehandlung mit Nosodenserien unter Beibehaltung der klinischen Behandlung.) 50jähriger Patient, der seit 1959 immer wieder depressive Phasen hat, die jeweils ¼ Jahr dauern und mit Anafranil behandelt wurden. Er steht auch jetzt unter Anafranilbehandlung. Zusätzlich wird eine Nosodenserie mit 54 Ampullen gegeben, wodurch die Mittel der Klinik wesentlich besser vertragen werden und viel intensiver wirken. Die Impulsdermogramme vor und nach der Nosodentherapie zeigen hier besonders gut den eigentlichen Zustand des Patienten an. Vor Behandlung extrem hyperge Starre in allen Ableitungen als Zeichen der toxischen Genese, auch in den Kurzformen. Nach Beendigung der Nosodenserie zeigte sich bereits die bevorstehende Wandlung an. Das IDG ist jetzt normerg geworden. Kurz darauf schlagartiges Verschwinden der Depression.

3. Neurologische Erkrankungen
34jährige Krankenschwester mit Lähmungserscheinungen und Kopfschmerzen auf der linken Seite bekam in der Klinik eine Enzephalographie mit anschließender Embolie und Halbseitenlähmung links. Sie wurde invalide nach Hause entlassen. Nach Behandlung mit einer Nosodenserie (47 Ampullen) war die Lähmung verschwunden, die Patientin konnte arbeitsfähig aus der Behandlung entlassen werden. Vor Behandlung hyperges IDG mit starken Störfeldern und chronisch toxischen Veränderungen innerhalb der Meßtakte an den einzelnen Impulspaketen, besonders im Bereich der Mandeln. Am linken Kopf neben hohen Störfeldern charakteristische Hirnbelastungs-

zeichen im positiven Bereich. Nach Behandlung normerges IDG, Störfelder zurückgebildet, die Zeichen der chronischen Hirnbelastung bestehen weiter. Die Enzephalographie hatte anscheinend bestehende Werte aktiviert und dadurch eine toxische Blockade im Gehirn ausgelöst, die durch die Nosodenserie wieder aufgehoben wurde.

4. Thyreotoxikose

37jährige Patientin aus einer Familie mit Schilddrüsenbelastung: Vor 2 Jahren im Anschluß an eine schwere Angina Ausbruch der Thyreotoxikose mit klinischer Einstellung auf Propicyl und Novothyral. Unter dieser Behandlung keine wesentliche Besserung des Zustandes; dann Behandlung mit Xylocaininfiltrationen in die Schilddrüse sowie mit einer Nosodenserie von 53 Ampullen und Symbioselenkungstherapie. Die Schilddrüsensymptome klangen rasch ab, und es stellte sich Wohlbefinden ein; auch die toxische Allgemeinbelastung verschwand. Die Impulsdermogramme zeigen vor Behandlung stark hypererge Diagramme mit Störfeldern im Hals- und Darmlymphsystem. Nach Behandlung normerges Diagramm, die Störfelder haben sich zurückgebildet.

5. Biliäre Leberzirrhose

29jähriger vollinvalider Patient (7 mg% Bilirubin im Serum) mit portaler Hypertension. Zustand nach Choledochoduodenostomie, Ösophagusvarizen. Die Behandlung erfolgte mit einer Nosodenserie von 57 Ampullen, dazu Symbioselenkungstherapie sowie Entfernung mehrerer beherdeter Zähne. Anschließend Dauertherapie mit Hepeel, Colibiogen, Hepar suis. Heute ist der Patient völlig beschwerdefrei und voll arbeitsfähig. Die Impulsdermogramme zeigen vor Behandlung ein hyperges IDG mit Teilstarre, besonders stark über dem Leberbereich. Nach einem Jahr Behandlung findet sich auch hier ein normerges Diagramm.

6. Chronische rezidivierende Pyelonephritis

50jährige Patientin, bei der 1971 ein großer Uterus myomatosus entfernt wurde, während des Klinikaufenthaltes Bakteriurie. Die Nierenuntersuchung ergab eine gut kirschgroße Nierenzyste in Verbindung mit der oberen Kelchgruppe links, nach Ansicht des Urologen ohne Krankheitswert. Die Bakteriurie blieb, Lähmungserscheinungen und Sensibilitätsstörungen im Anschluß an eine Grippe führten zur Diagnose Multiple Sklerose. Mit Nosodenserien wurde die Arbeitsfähigkeit wieder hergestellt. Immer wieder Nosodenserien gegen die Bakteriurie und alle möglichen Sekundärinfekte. 1974 Fieberschub mit anschließendem Abgang reinen Eiters mit dem Urin in großen Mengen. Die Nierenoperation ergab mehrere Nierenabszesse mit Durchbruch in das Nierenbecken. Damit war das ganze Krankheitsbild geklärt. Die Nosodenserien hatten die chronische Erkrankung immer wieder auf Zeit kompensieren können. Die Impulsdermogramme vor der Nierenoperation zeigten immer stark hyperge Diagramme, erst das IDG nach der Nierenoperation ist normerg und teilweise sogar hypererg.

7. Sklerodermie

63jährige Patientin, die in dauernder Behandlung und Überwachung in einer dermatologischen Universitätsklinik steht. Das klinische Bild ließ sich einer progressiven Sklerodermie zuordnen. Hautveränderungen nach proximal fortgeschritten mit Befall des Rumpfes und Übergreifen auf den Hals. Am Stamm und besonders an den Extremitäten fast bretthart Induration der auf der Unterlage nicht mehr verschieblichen Haut. Trabekelartige Struktur der Hautoberfläche, besonders im Bereich der Beugeseiten beider Oberarme. Ausgedehntes braunes Hautkolorit. Behandlung mit Urbason und Aldactone, trotzdem stetiges Fortschreiten des Prozesses. Mit der Nosodenserie wurde gleichzeitig eine Symbioselenkungstherapie begonnen und konsequent weitergeführt. Aldactone wurde abgesetzt, Cortison auf eine geringe Dosis gestellt. Innerhalb von 2 Jahren sind die Hautveränderungen an den Armen völlig zurückgegangen, auch am Rumpf deutliche Besserung. Beine beginnen erst, sich zu bessern. Dauertherapie mit Cutis suis, Cutis comp., Graphites-Homacord und Hormeel wöchentlich 1 x s. c. sowie Wobenzym in kleinen Dosen. Das Impulsdermogramm vor Behandlung ist hyperg mit einer Teilstarre über dem unteren Körperbereich und zeigt den Aufbau eines Störfeldes mit Reaktionsfeld während eines Durchlaufes in Ableitung 2 und 6. In dem 2. IDG nach 2 Jahren sind alle Ableitungen normerg, nur die F:F-Ableitung ist noch hyperg geblieben.

8. Chronische myeloische Leukämie

Patienten dieser Krankheitsgruppe werden so behandelt, daß die klinisch eingestellte Dauertherapie mit Leukeran beibehalten, aber weitgehend reduziert wird. Nach den Nosodenserien halten sich die Leukozyten regelmäßig um 20 000, Leukeran wird wesentlich besser vertragen, der Allgemeinzustand der Patienten ist erheblich besser. Als Beispiel ein 64jähriger Patient mit einer chronischen myeloischen Leukämie. 2 Brüder sind an Lymphadenose gestorben. Nosodenserie mit 56 Ampullen wurde gut vertragen. Symbioselenkungstherapie, Zahnsanierung. Dem Patienten geht es sehr gut, er nimmt 2 x wöchentlich 2 mg Leukeran ohne Nebenwirkungen. Die Impulsdermogramme zeigen vor Behandlung ein hypererges Diagramm mit einer chron. Lymphbelastung im Hals- und Bauchbereich, dort auch Störfelder. Nach der Nosodentherapie kommen sehr starke Störfelder überall zum Vorschein sowie verstärkte Zeichen einer chronischen Lymphbelastung an den Impulspaketen als Ausdruck der Schwere der Erkrankung im lymphatischen System.

9. Therapieresistente Anämien, Thrombozytopenien

Als Beispiel eine idiopathische Thrombozytopenie bei einem 7jährigen Mädchen. Von vornherein wurde betont, daß sich diese Krankheit allen therapeutischen Bemühungen gegenüber resistent verhält. 30 mg Prednison pro Tag, aber die Thrombozytenzahlen blieben bei 10 000. Behandlung mit einer Nosodenserie von 32 Ampullen und Symbioselenkungstherapie. 2 Wochen nach Beendigung der Nosodenserie wurde Cortison abgesetzt. Die Thrombozytenzahlen waren um 40 000. Anschließend wurden noch 2 beherdete Zähne entfernt. Das Blutbild hat sich daraufhin völlig normalisiert und ist es bis heute, bereits 2 Jahre, geblieben. Impulsdermogramme: Vor Behandlung hypererges IDG mit starken Störfeldern besonders über dem Milzbereich, die in den Kurzformen vor- und nachher besonders deutlich sind mit Ausbildung großer Reaktionsfelder. Chronische Lymphbelastung in allen Meßtakten. Nach Behandlung ein viel stärker hypererges IDG, die Störfelder sind trotzdem wesentlich kleiner geworden.

10. Trigeminusneuralgie

44jährige Patientin mit einer seit 11 Jahren bestehenden Trigeminusneuralgie im gesamten linken Kopfbereich. 1966 operative Durchtrennung der Nervenwurzel, 5 Monate später nochmals eine Durchtrennung der Nervenwurzel zwischen Dura und Hirnhaut, ½ Jahr später Kernverödung durch stereotaktischen Eingriff im Gehirn. 1971 Röntgen-Hartbestrahlung des linken Oberkiefers, keine Besserung. Neuraltherapeutische Maßnahmen linderten nur für kurze Zeit. Die Behandlung erfolgte bei uns mit Nosodenserien und Symbioselenkungstherapie sowie mit einer radikalen Nachsanierung der Zähne, die im Test angezeigt erschien. Nach der 1. Serie bildeten sich die Anfälle soweit zurück, daß sie statt 2 x wöchentlich nur mehr alle 4 Wochen in gemilderter Form auftraten. Ein Kuraufenthalt im Hochgebirge (Klimastreß) stellte den alten Zustand wieder her. Eine neue Nosodenserie konnte auch diesen wieder aufheben und die Patientin noch weiter bessern, so daß sie jetzt praktisch normal erscheint. Sie hat nur noch ganz selten leichte Anfälle.

Impulsdermogramme

1. Vor Behandlung starke Störfelder über Darm und Leber.
2. Nach der 1. Nosodenserie Zahnherde bds. aktiviert, besonders links mit starken Störfeldern. Darm- und Leberstörfelder bereits stark zurückgegangen.
3. Nach der Hochgebirgskur hyperges IDG, besonders im Bauchbereich mit Aktivierung von Kopfherden bds., besonders rechts.
4. Nach erneuter Nosodenserie wieder normerges IDG, auch im positiven Bereich. Bessere Abwehrlage, Störfelder neutralisiert.

(Anschrift des Verfassers: Dr. med. Hermann Vill, Facharzt für innere Krankheiten, Memelstraße 22, 8520 Erlangen)

5. Medikamententest (MARSCHNER [49])

Medikamententest, objektiver Nachweis durch Einschalten verschiedener Medikamente in den Meßkreis (Abb. 40 a–d):

a) Ausgangsmessung,
b) Messung unter Einsatz von Argentum D4/Quarz D4/(Wala),
c) Messung unter Einsatz von Toxi-Loges (Loges),
d) Messung unter Einsatz von Diphtherinum D5 (Nosode, Staufen-Pharma).

Letzteres bringt den besten Ausgleich. In Verbindung mit c) ist die Laryngitis mit Stimmverlust aufgehoben worden.

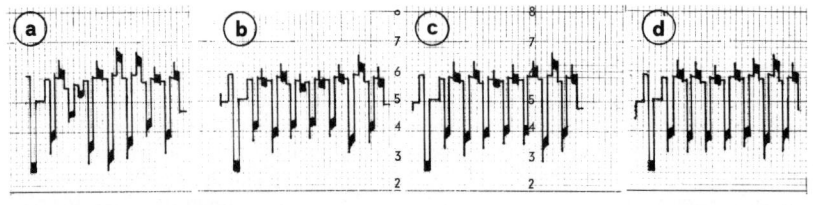

Abb. 40 a–d: IDG-Kurzschreibung (Standardprogramm 07-03), entnommen aus BFD-Vortrag von MARSCHNER 1974 [49].

6. Migräne (MARSCHNER)

Schon aus nacheinander geschriebenen Kurzmessungen lassen sich Rückschlüsse auf das Regulationsverhalten des Homöostaten ziehen. Die 10 Hz-Impulse genügen, um zu erkennen, daß nicht im Kopfbereich (vgl. Einkreisungen bei Abb. 41 a und b) das Störfeld zu suchen ist. Die Regulationsstarre ist bei H:F. In diesem Quadranten liegt der Appendix und in seiner Nähe die Ovarien. Der BFD-Test, wie die Anamnese, werden Bestätigung geben für das Vorhandensein eines Herdes in diesem Bereich.

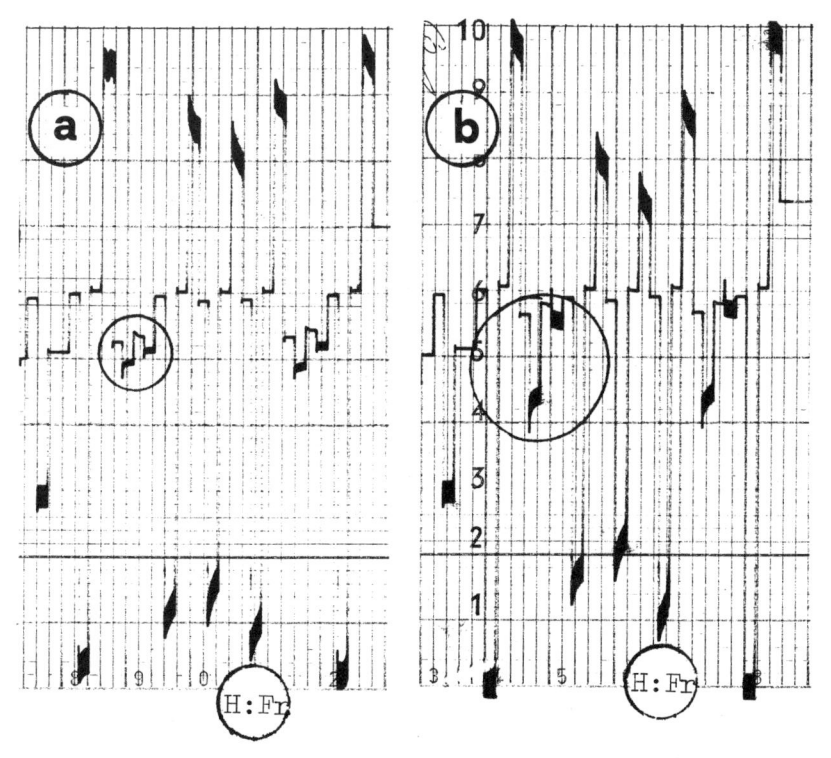

Abb. 41 a und b: IDG-Kurzschreibung 1974, MARSCHNER.

7. Enzymblockade (MARSCHNER)

Die Enzymblockade, erfaßt durch BFD-sympathischen Medikamentenblindtest (Abb. 42 a und b):

a) Eingangsmessung,
b) Messung mit in den Meßkreis eingeschalteten und durch Medikamententest herausgefundenen Präparaten. Belastet ist Di-, Dü-, Le- und Mi-Pa-Meridian.

Das Insektizid KI2 (Staufen-Pharma) erzeugt ausgleichende Energiewerte. Die Unterstützung erfolgt gleichsinnig mit Wobenzym, Okoubaka D2 (DHU), und Galium (Heel) wie bei Abb. 42 b.

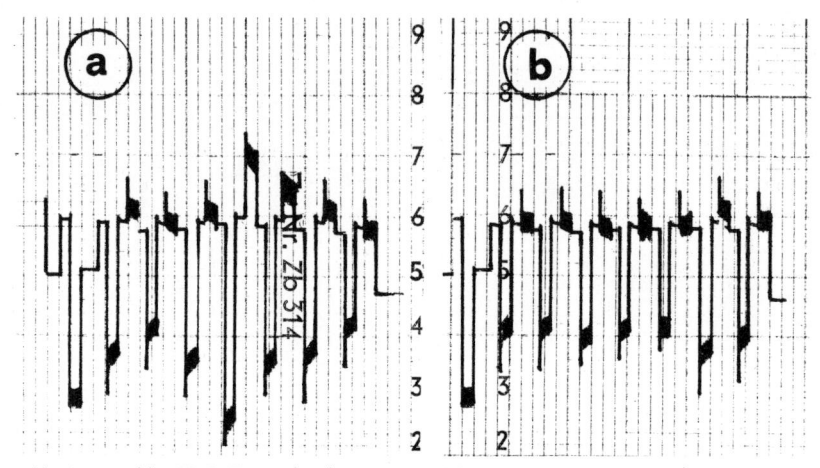

Abb. 42 a und b: IDG-Kurzschreibung, 1974 (MARSCHNER).

8. Nachrichten als Reizursache (MARSCHNER)

Basismessung: Patientin hat kurz zuvor eine Tageszeitung gelesen. Trotz der 10 Hz-Impulsreizung bleiben die Kurzschreibungen (Abb. 43 a und c) untereinander gleich. Es ist eine Reaktionsstarre eingetreten. Hier ist eine „angestaute Wut" vorhanden.

Durch den Zeitungsbericht ist eine Krampfstellung der gesamten

WS-Muskulatur entstanden, die erst nach Neuraltherapie im WS-Bereich gelöst werden konnte.

Bei Abb. 43 d werden die Rückströme größer und bei Abb. 43 e, dem 20 Minuten später geschriebenen Kurzdiagramm, ist Ausgleich und Verbesserung aller Impulse erreicht.

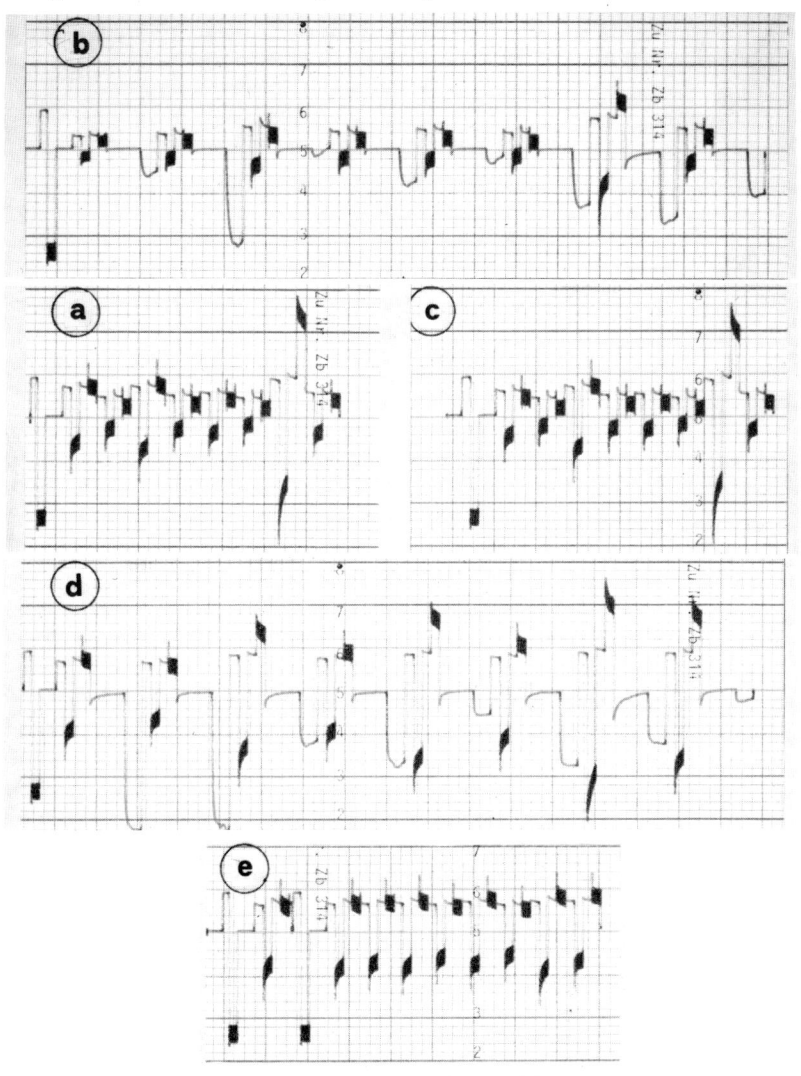

Abb. 43 a – e: IDG-Kurzschreibung bei Nachrichten durch eine Zeitung als Reizursache (MARSCHNER).

9. Thermalbad als Reiz (MARSCHNER)

Thermalbad (37°) als Reiztherapeutikum bei einem 65jährigen Patienten, bei Zirkulationsstörungen und Prostatahypertrophie (siehe Abb. 44 a und b):

a) Basismessung (9.30 Uhr),
b) Dermogramm (11 Uhr) nach Bad von 10 – 10.30 Uhr und 30 Minuten Ruhe.

Auffallend ist die ungünstige Umpolung an den Gewebespannungen bei 5 von 7 Meßstrecken (eingekreist). Die 3. und 7. Meßstrecke kann, bei Vergleich von Abb. 44 a und b -Diagramm, als regulationsstarr angesehen werden. Diese ist verständlich bei Varikocis und Prostatahypertrophie.

Das Bad ist eine Provokation. Von einer therapeutisch günstigen Beeinflussung kann keine Rede sein.

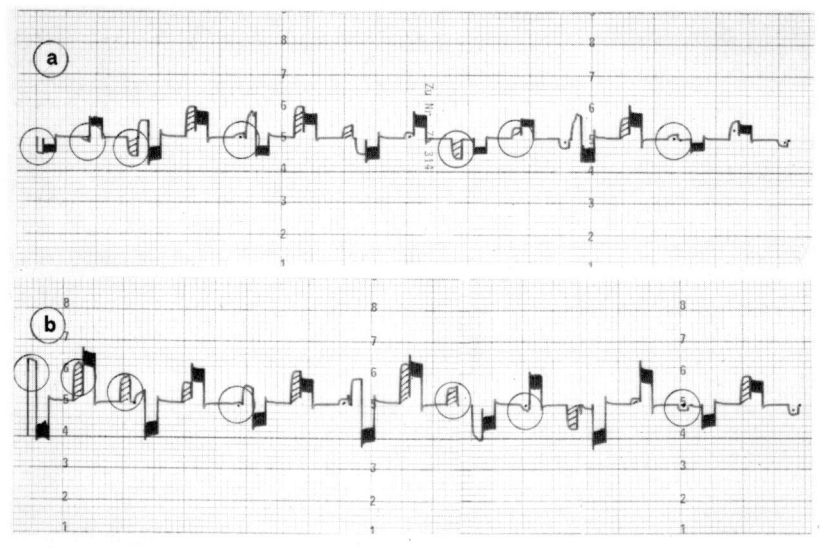

Abb. 44 a und b: Decoder-Impulsdermogramm (Standardprogramm).

10. Kupferspirale als Reiz (MARSCHNER)

Auswirkung des Tragens einer *Kupferspirale* zur Empfängnisverhütung bei einer 35jährigen Frau.

Basismessung (schwarz), Messung nach Provokation (Blutentnahme, grün). Regulationsstarre bei F:F = Fuß:Fuß. Problemstrecke bei H:H = Hand:Hand.

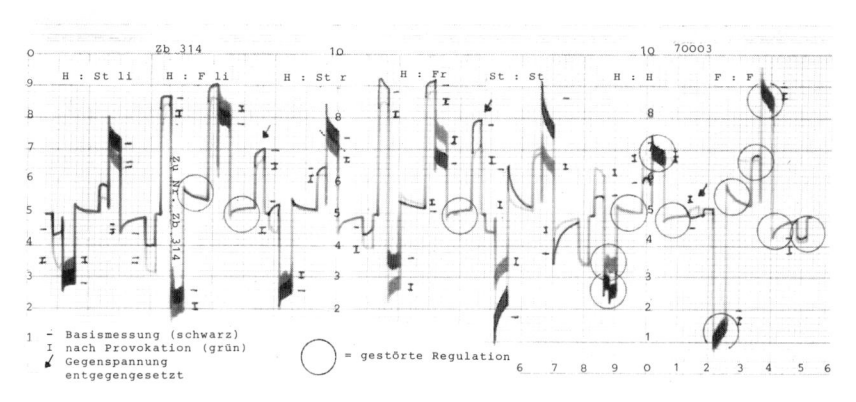

Abb. 45: Decoder-Impulsdermograph-Darstellung.

11. Cortison-Therapie (MARSCHNER)

Cortison-Therapie und deren Folgen (Abb. 46 a – c):
a) Eingangskurzschreibung 2mal nacheinander registriert, es ist schon jetzt Regulationsstarre sichtbar,
b) das Hauptprogramm bekräftigt das Vorprogramm, keine Einschwingphasen an den Rückströmen, allgemein hyperge Situation, wieder nur Regulationsstarre,
c) auch die letzte Kurzschreibung verändert nicht das bisherige Bild.

Bemerkungen: Bei der 6. Ableitung handelt es sich um eine Meßstörung von Seiten des Probanden, seine Hand ist etwas von der Elektrode gelöst worden.

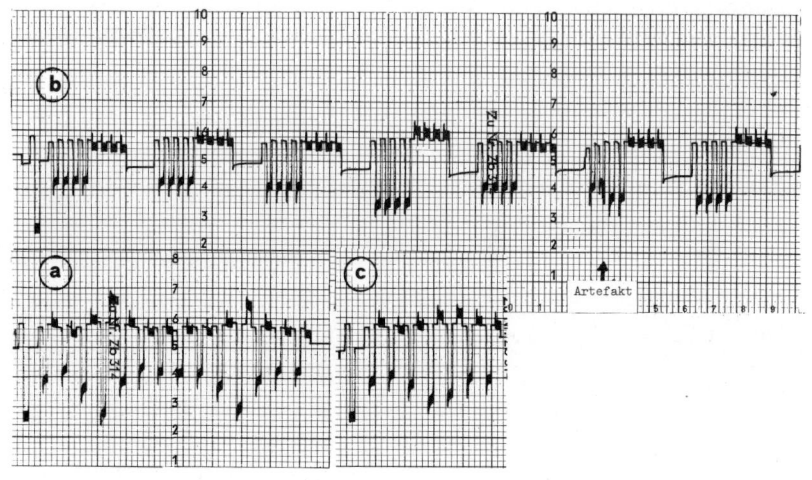

Abb. 46 a–c: IDG-Standardprogramm (07-3) 1974, MARSCHNER.

12. Nabelbruch (MARSCHNER)

Nabelbruch bei einem 6jährigen Kind (Abb. 47 a–c):

a_1) Eingangsmessung mit fraglichen Reflexzeichen Abb. 47 $b_{1,2,3}$

a_2) Hauptprogramm: Die bei Abb. 47 $c_{1,2}$ gezeichneten Unregelmäßigkeiten in den Impulspaketen entsprechen denen von Abb. 47 a_1, und die Rückströme in den gleichen Quadranten zeugen von Störungen im Energiefluß, wie sie bei Narben anzutreffen sind. Da diese Irritationszeichen sich an den gleichen Quadranten wiederholen, sind es *keine psychosomatischen* Reflexe. Die hypergen Werte finden eine Erklärung im BFD-Test mit Vaccininum und Tuberculinum, die aus einer Impfung stammen.

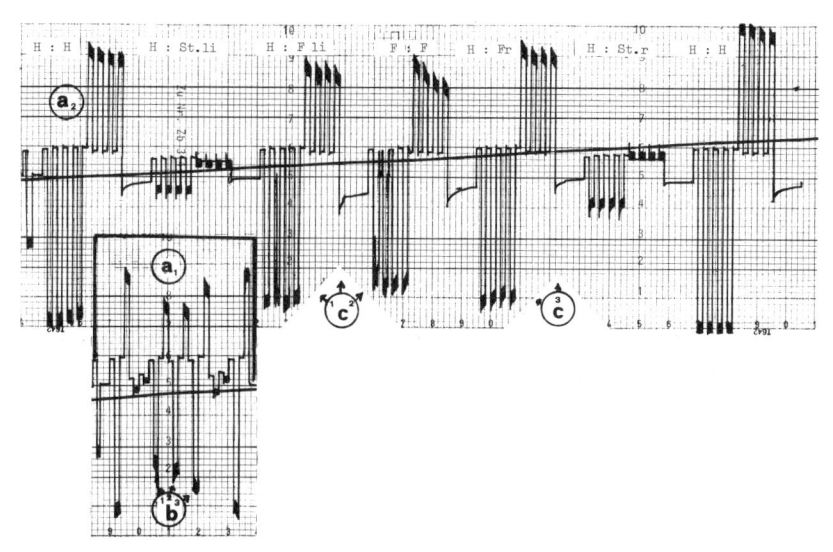

Abb. 47 a – c: IDG-Standardprogramm (07-3) 1975, MARSCHNER.

13. Bericht über einen 67jährigen Zahnarzt, mit Röntgenaufnahme und IDG (MARSCHNER [49])

Ein 67jähriger Zahnarzt wurde zur zahnärztlichen Sanierung von einem Elektroakupunkturarzt 1974 überwiesen.

Die klinische Untersuchung, einschließlich der Röntgenuntersuchung, ergibt eindeutig massives Herdgeschehen im Zahn-, Kiefer- und Nasennebenhöhlen-Bereich (Abb. 48).

Die bioelektronische Austestung und Messung weist abermals auf ein Herdgeschehen hin. Ausgetestete Homotoxine in Form von Nosoden und andere Vakzine (Artrisinal, Spenglersan), scheinen den Energiehaushalt ausgleichen zu können.

Der zusätzliche Einsatz des Impulsdermographen (Abb. 49), läßt jedoch Zweifel aufkommen, daß es sich in diesem Krankheitsfall um ein Kopfherdgeschehen handelt, welches die primäre Kausalität in sich trägt.

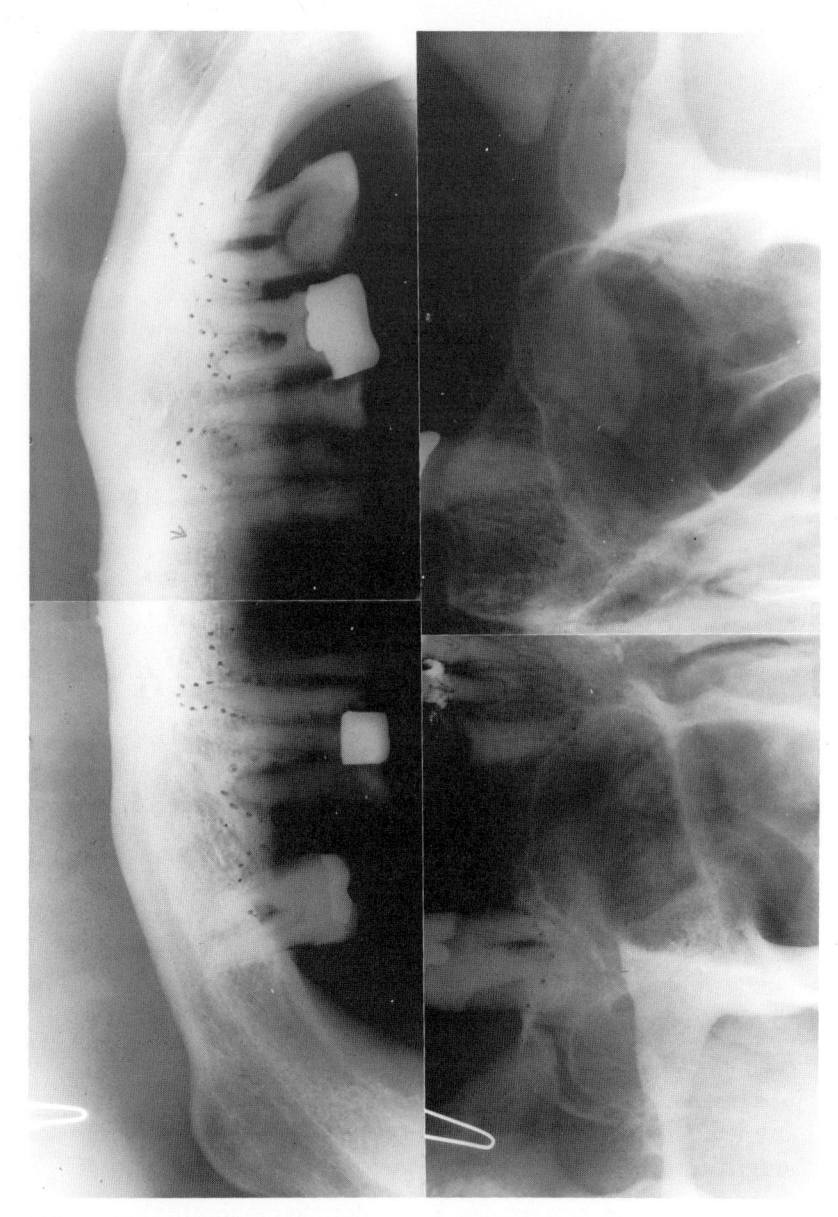

Abb. 48: Röntgen-Panorama-Aufnahmen von Maxilla und Mandibula, einschließlich Antrum. Röntgenologisch sichtbare chronische Ostitiden, alveoläre Atrophien, Zysten. Im Antrum rechts eine größere gefüllte Zyste.

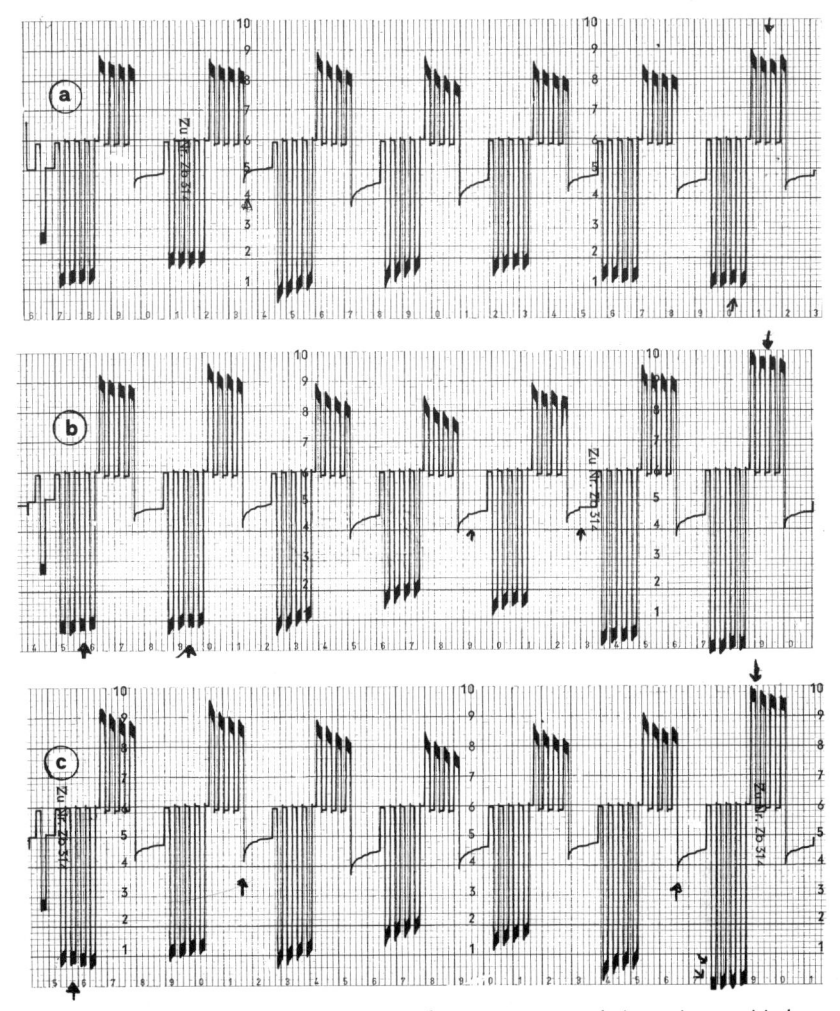

Abb. 49: Standard-Impulsdermogramm, aufgenommen 1974, bei massiven ostitischen Prozessen, die als Herdgeschehen mit primärer Kausalität für den Allgemeinbefund angesehen worden sind:
a) Basis-IDG, b) mit eingeschalteten, nach alten Regeln für den Kopfbereich ausgetesteten Medikamenten, c) Wiederholung von b).

Es kommt trotz Wiederholung und Überprüfung der vorangegangenen Maßnahmen und Messungen zu keiner sichtbaren Veränderung der energetischen Verhältnisse am Homöostaten. Selbst chiropraktische Maßnahmen im Bereich der WS beeinflußten die bisherigen IDG-Meßergebisse nicht.

MARSCHNER sagte in Erwähnung dieses Falles in seinem Vortrag 1974 [49]: „Was bedeutet dies für uns Zahnärzte? Wir werden mit unseren zahnärztlichen manuellen Maßnahmen allein *keinen* Erfolg haben, wenn wir das Zahn-Kiefer-Gebiet sanieren, ohne eine vollständige Mesenchymreaktivierung mit all den Medikamenten, die einen Gesamtausgleich im Homöostaten ermöglichen, durchgeführt zu haben.

Dies ist ein Fall, der zu Rezidiven im Kieferbereich kommt, weil andere Gebiete – hier in erster Linie Lunge und Darm – in ihrer Toxikose zu massiv sind und einen operativ geschaffenen Locus minoris resistentiae rückläufig beeinflussen. Es ist aus diesem IDG zu entnehmen, daß die sonst so viel verlangte vorrangig durchzuführende Kieferherdsanierung nicht immer eine korrekte Anweisung sein muß.

Es zeigt uns ferner dieser Fall, daß ein vorhandenes Störfeld durch andere Störfelder völlig überdeckt sein kann, so daß eine Interpretation des IDGs schwer wird. Wir dürfen nicht voreilige Schlüsse ziehen. Eingestanden, ohne das IDG wäre die Sanierung sofort in Angriff genommen worden. Wir können froh sein, einen Anzeiger zur Verfügung zu haben, der uns sagt, wann wir stoppen müssen.

Vor dem operativen Eingriff ist erst ein völliger ganzheitsbezogener medikamentöser Ausgleich zu schaffen. Dies ist keine Verurteilung des allein mit der Elektroakupunktur arbeitenden ärztlichen Kollegen, der zur sofortigen Sanierung überwiesen hat, nein, es ist vielmehr eine neue Erkenntnis hinzugekommen.

Die „Gesamtschau" wird nicht allein erreicht durch Messung an den Meridianen und deren energetischem Ausgleich, sie wird erst vollständig, wenn wir den Homöostaten insgesamt in seinem – durch das IDG voll zu erfassenden Elektrolyt-Haushalt – nivelliert haben. Dann erst werden unsere operativen Maßnahmen ohne Rezidive einhergehen."

14. Osteochondrose (MARSCHNER)

Eine *Osteochondrose,* auf Niereninsuffizienz links beruhend.

Das IDG-Hauptprogramm zeigt im ersten negativen 10-Hz Impulstakt über 100 µA hinausreichende hypererge Werte. Der Schreiber muß deshalb auf halbe Höhe der Eichung gestellt werden (vergleiche die eingekreisten Impulse).

Die Hyperergie wird ersichtlich bei der Vorstellung, daß alle Meßwerte doppelte Größe, von der Grundlinie aus betrachtet, haben. Regulationsstarre zeigt die H:H-Ableitung 1 und 7, die eine Starre ist entstanden aus der Toxinablagerung des Tabaks in den Gefäßen. Noch ist das ZNS – erkenntlich an 2. und 6. Ableitung – ausreichend versorgt, was sich aus weiterer BFD-Testung ergeben hat.

Daß die Schädigung besonders die linke Niere erfaßt hat, läßt sich rückschlüssig aus Ableitung 3 und 4 an den Impulspaketen in ihrer Unregelmäßigkeit in Form und Potentialhöhe registrieren. Eine Heilung erfolgt nur über den Abbau des Toxins „Tabacum".

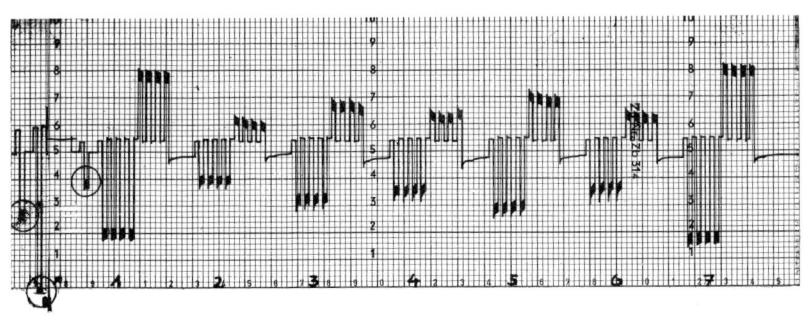

Abb. 50: IDG-Standardprogramm (07-3) 1974, MARSCHNER.

15. Rheuma rechtsseitig (MARSCHNER)

Rheuma rechtsseitig. Vergleiche hierzu die nachstehende Abb. 51. Das vorliegende Hauptprogramm weist in den Ableitungen H:F und F:F gleiche Charakteristik wie im vorherigen Fall auf. Die Dysregulation von anfänglicher und endlicher Hand: Hand-Ableitung bestätigt das Vorhandensein von Homotoxinen – wiederum Tuberculinum –, die im BFD-sympathischen Blindtest erfaßt worden sind und zugleich die linken Nasennebenhöhlen als Herd seitengleich erkennen läßt.

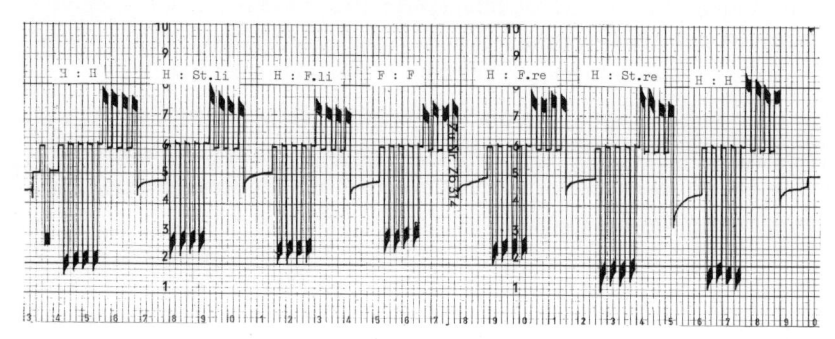

Abb. 51: IDG-Standardprogramm (07-3) 1973, MARSCHNER.

16. Rheuma als universitäre Diagnose (MARSCHNER)

Rheuma als universitäre Diagnose bei einer 56jährigen Patientin (Abb. 52):

a) Eingangsmessung (Kurzschreibung),

b) Hauptprogramm: zu beachten sind die unregelmäßigen Impulsabläufe mit sich ständig ändernden Potentialen. Die überhöhten Rückströme zeigen an den Meßstellen erhöhte Ph-Werte an, was einer Gewebsübersäuerung gleichkommt und an der Harnsäureausscheidung der Nieren sich bestätigt,

c) Ausgangsmessung (Kurzschreibung) ist erfolgt mit BFD-Test ermittelten Medikamenten, die den Homöostaten nicht völlig auszugleichen vermögen.

Nach BFD-Test und anderen vergleichbaren Untersuchungen (Thermoregulation usw.) ergeben sich Störstellen im Bereich vom Zahn-Kieferapparat, chronische Ostitiden, Nasennebenhöhlen, chronisch polypöse Sinusitis, Urogenitale, Nephrolithiasis, Myoma uteri, Mamma fibrinosa, Wirbelsäule und deren Muskulatur-Osteochondrosen und Gelosen, so daß die Diagnose *Präkanzerose* bereits gestellt werden kann. Damit erklärt sich die nicht völlige Harmonisierung des Energiehaushaltes mit getesteten Medikamenten, wobei unter anderem die Nosode Tuberculinum wiedereinmal maßgeblich beteiligt ist.

Die schlechte Regulationsfähigkeit im Bereich von H:H, verglichen an Abb. 52 a und c deckt sich mit Tuberculinum und den örtlich erfaßten Störstellen.

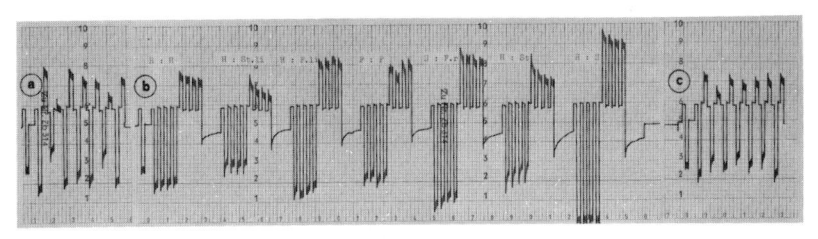

Abb. 52 a – c: IDG-Standardprogramm (07-3) 1973, MARSCHNER [49].

17. Polyarthritis rheumatica (MARSCHNER)

Decoder-Dermogramm bei *Polyarthritis rheumatica* (Abb. 53 a und b):

a) Basismessung ein Tag nach psychischer Ursachenanalyse,

b) während des Einsatzes von weihnachtlicher Musik, die die am Vortage erfaßte biographische Situation wiederherstellte. Der Knieschmerz wiederholte sich, wie einst beim Knien in der kalten Kirche. Gedacht an die Messe, Emotion folgte. Regulationsstarre wird aufgelöst.

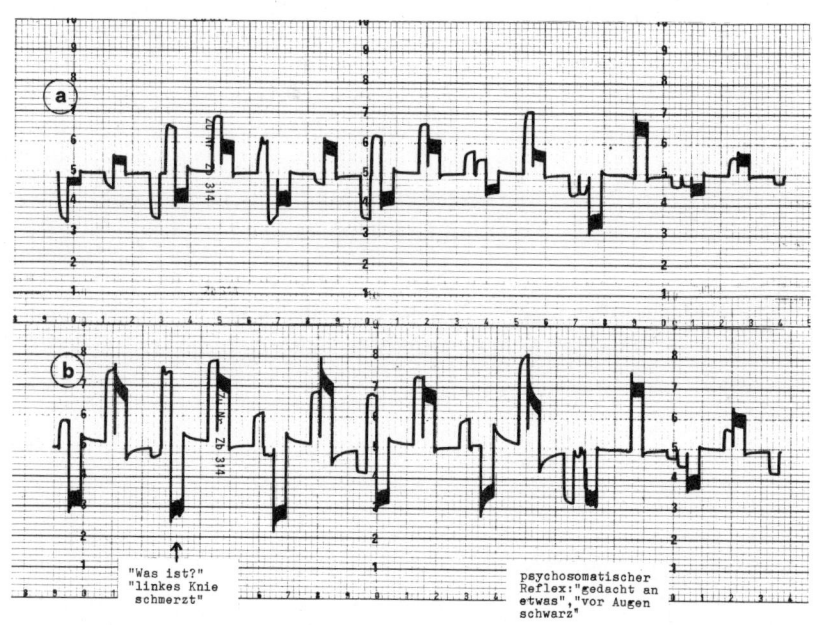

Abb. 53 a und b: Decoder-Dermogramm bei Polyarthritis rheumatica (MARSCHNER).

18. Tic douloureux (MARSCHNER)

Tic douloureux bei 42jähriger Patientin (Abb. 54 a – c).

Aus den einzelnen Abläufen des IDG lassen sich keine Rückschlüsse ziehen auf die Örtlichkeit eines Störfeldes. Der Vergleich der a) Eingangs- und c) Ausgangsmessung zeigt eine Regulationsfähigkeit an, was die Hyperergie betrifft. Die fast gleichartigen Einschwingphasen der Rückströme lassen ebenfalls keine speziellen Störstellen vermuten. Lediglich die Unruhe an den Rückströmen gibt Verdacht auf Störung von Seiten der WS. Das hat sich durch BFD-Test und Messung am Blasen-Meridian entlang der WS bestätigen lassen.

Hypererge Werte und Übererregbarkeit gehen miteinander einher, was mehr ein Ausdruck der Störung des ZNS ist als eine des kapillären Kreislaufes.

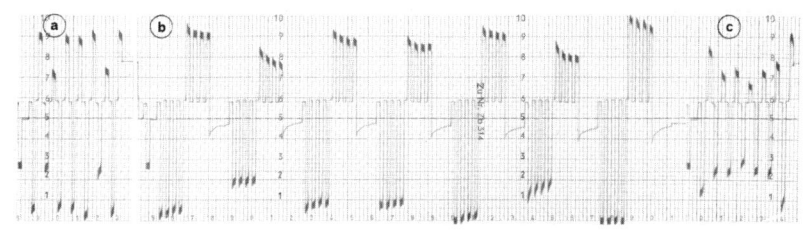

Abb. 54 a – c: IDG-Standardprogramm (07-3) 1974, MARSCHNER [49].

19. Trigeminusneuralgie rechts (MARSCHNER)

Trigeminusneuralgie, rechts II und III, bei 58jährigem Mann seit 7 Jahren bestehend, und *Arthritis des rechten* Knies, akut.

Aus Anamnese: Hilusdrüsenvergrößerung 2 Jahre zuvor diagnostiziert, chronische Obstipation, als Kind Kommotio wegen Sturz durch ein Glasdach, Prostata zeitweise spürbar.

Das Hauptprogramm des IDG zeigt deutlich die Einseitigkeit, wobei die rechte Seite mit den hyperergen Werten hervorsticht. Die Hypergie vom Quadranten – H: St. li – tragen die Auswirkung der Kommotio in sich. Das ist bestätigt mit dem BFD-Test, der zusätzlich ein Herdgeschehen vom Appendix ausgehend aufklärt. Dü-r mit 30 und Di 3-r. mit 35 in Regulationsstarre, wird mit gleichem Toxin ausgeglichen, wie Lu-r. mit 30, Ni-r. 30 und Bl 2-r. 25 in Starre. NeD-li. mit 70 und r. mit 20 wird mit Mesenzephalon und Vaccininum erfaßt. Vesica fellea für Ga-li. mit 70 bestätigt die Neigung zur Steinbildung, die sich auch an der Niere zeigt. Calculi biliarii wie renale dazu Renes D 4 und Prostata D 30 runden den Befund ab. Daß Bruc. Ab. Bang auch noch den Maximalwert von 70 am Milzmeridian korrigiert, läßt seine Toxikose zur erkannten Kausalität werden.

Die Vielseitigkeit in der Fehlregulation des Homöostaten läßt das bisherige ungünstige therapeutische Unterfangen verständlich werden.

In der Erfassung der Verteiler der bioenergetischen Zustände mittels IDG läßt sich in Verbindung mit der spezifischen Eruierung der Störstellen durch den BFD-Test so manch ein chronisches schwer zugängliches Leiden erfassen und sicherer zum Abklingen bringen.

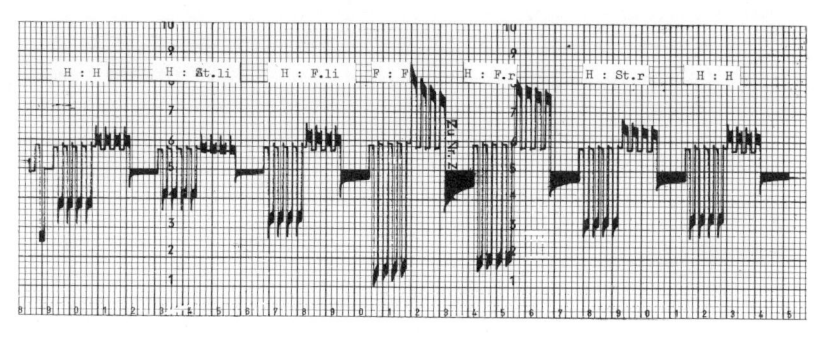

Abb. 55: IDG-Standardprogramm (07-3), 1974, MARSCHNER [49].

20. 2 Fälle von Lähmungen (MARSCHNER)

Gegenüberstellung zweier Fälle von *Lähmungen* (Abb. 56):

a) Einseitige Lähmung der linken Körperseite bis zum Oberschenkel nach mißlungener universitärer Ganglion Gasseri Operation, wegen Trigeminusneuralgie links II Neuralgie verblieben.

Im Hauptprogramm ist die einseitige Belastung an H:St und H:F zwischen rechts und links zu erkennen. H:St. li-Ableitung geht beim

Anfall Abb. 56, a_1) in eine starre hyperge Lage über, die mit allen zur Verfügung stehenden Mitteln des BFD-Testes und Medikamenteneinsatzes nicht behoben werden kann Abb. 56 a_2).
Über BFD ist keine Hilfe mehr möglich.

b) Lähmung der linken Körperseite mit starker Muskelatrophie des Armes nach Polio im Kindesalter.

Die allgemeine Starre wird bei H:St, Abb. 56 b_1) und b_2) durch die Medikamente, die an den A-Punkten Ausgleich bringen, nicht aufgelöst. Das ZNS wird nicht erreicht. Der vaskuläre Anteil am Homöostaten bringt ein wenig Regulation, die nervale Steuerung fällt weitgehendst aus. Die Lähmung ist irreparabel.

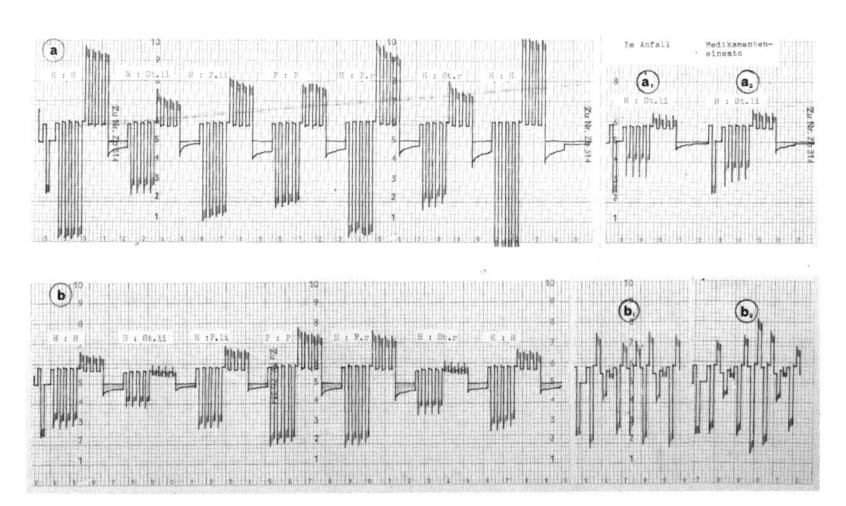

Abb. 56: IDG-Standardprogramm (07-3), 1974, MARSCHNER.

21. Chronisches Ekzem – Allgemeine linksseitige Beschwerden
(MARSCHNER)

Ekzem chronisch, linksseitig überwiegend (Abb. 57, 1 a – c):

1a) Eingangsmessung in Kurzschreibung, hohe Einschwingfahnen bei 2. und 6. Ableitung, Problemstellen,

1b) Problemstellen werden charakteristischer, Rückströme von linksseitigen Ableitungen haben eine Stufe, Ausdruck für Narbe oder WS-Störung, negative Impulspakete, ebenfalls linksseitig, zeigen Unregelmäßigkeiten – ein Zeichen degenerativer Prozesse – Problemstellen, die im Darmbereich links zu suchen sind. Daß der Homöostat Regulationsfähigkeit ausreichend besitzt, ist an 1. und 7. Ableitung erkenntlich.

1c) Endmessung mit Medikamenteneinsatz ergibt fast vollständige Regulation. Dabei spielt Tuberculinum als Toxin die primäre Rolle nach dem BFD-Test. Eine Herdbelastung aus den Bereichen des Darmes, der Nasennebenhöhlen und Kiefer nebst Zähnen ist diagnostiziert.

Allgemein linksseitige Beschwerden, sowohl im Rücken- wie Brustbereich bei einer Frau von 36 Jahren, klinisch ungeklärt (Abb. 57, 2 a – f):

2a) Eingangsmessung in Kurzschreibung, erste + Impulspakete und letzte – Impulspakete zeigen Unregelmäßigkeiten, welche bei

2b) dem Hauptprogramm verstärkt auftreten und sich bei H:F. li und F:F wiederholen. Daß dies keine psychosomatischen Zeichen sind, läßt sich unschwer bei f) ablesen, einer nochmaligen d) Aufzeichnung von H:H. Wir deuten dies wiederum als ein degeneratives Geschehen, was durch BFD-Test und weiter konforme Untersuchungen (Thermoregulation) bestätigt wird.

Mamma cystica, linksseitig in Verbindung mit WS-Syndrom, ergibt sich schließlich aus den Befunden. Bei e) steht die hyperge Lage in Beziehung zu einer Krampfstellung der HWS. Die wellenförmig ablaufenden Rückströme geben ferner Zeichen für das Störfeld WS.

c) Ausgangsdermogramm deutet mit der Regulationsfähigkeit eine gute Prognose an.

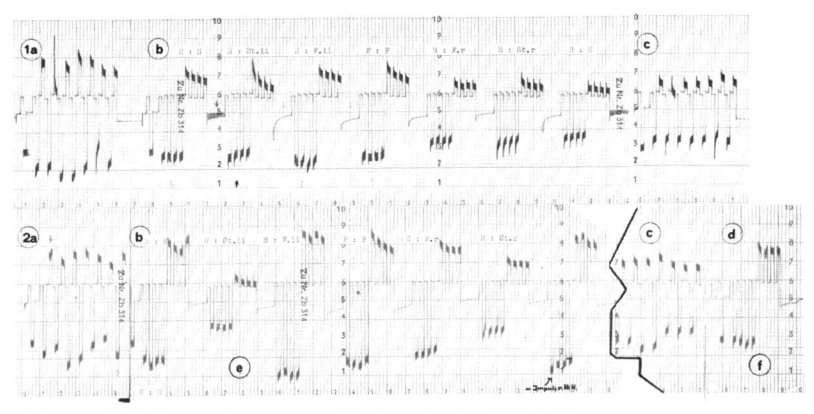

Abb. 57: IDG-Standardprogramm (07-3), 1974, MARSCHNER

22. Hüftgelenks-Implantat (MARSCHNER)

Decoder-IDG einer Patientin mit Hüftgelenks-Implantat (Abb. 58):

a) Eingangs-Kurzschreibung,

b) Hauptprogramm des Decoder-IDGs, Entwicklungsprogramm mit Aufzeichnung des Rückstroms und der Gewebespannung nach einem Takt + 10 Hz,

c) Wiederholung von a).

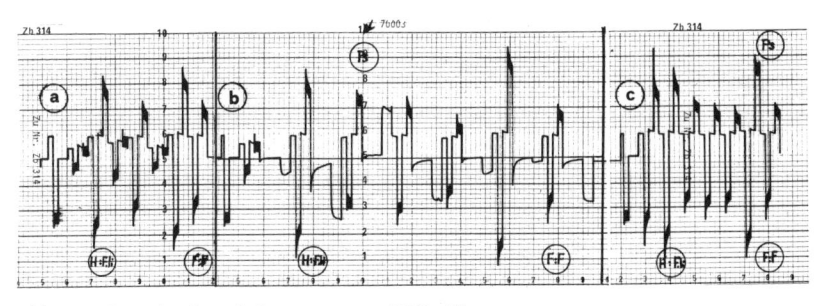

Abb. 58: Decoder-Impulsdermogramm, 1978, MARSCHNER

Implantat-Operation liegt 6 Wochen zurück. Der linksseitig eingepflanzte V_2A-Stahl erzeugt bei H:F. li und F:F Regulationsstarre, die medikamentös nicht ausgleichbar ist. (Ps) = psychogalvanische Reflexe, im überkreuzliegenden Quadranten zum Störfeld, deuten auf die psychische Belastung hin, die die ständige Irritation des elektromagnetischen Feldes am Homöostaten bewirkt.

23. Enzephalitis (MARSCHNER)

2 Fälle von *Enzephalitis,* bei denen Mutter und Sohn ½ Jahr vor dieser Untersuchung einen IDG-, Decoder-IDG- und einen BFD-Regulationstest durchstanden haben.

Zu vergleichen sind zuvor die BFD-Regulationsteste (Abb. 59a und c) I 1 und II 1 (I = Mutter, II = Sohn).

Bei beiden liegen die Werte für NeD besonders tief. Während bei der Mutter (I1) noch eine Reihe zusätzlich irritierender Meridiane zu finden sind, scheinen bei dem Sohn die Verhältnisse günstiger zu sein.

Vergleichen wir nunmehr – der bioelektronischen Untersuchungsfolge entsprechend – die Basis-IDGs (Abb. 59 e und f), sehen die Verhältnisse bei dem Sohn (Abb. 59 f) durchaus nicht so günstig aus, was besonders die 6. Ableitung anbetrifft.

Kehren wir zurück zu Abb. 59 a und c des Regulationstestes, erkennen wir, daß beim Sohn NeD-Werte sich nach der Provokation noch verschlechtern. Das ist mit der Meßstrecke H:Str gut in Einklang zu bringen. Sonst ist die Regulationsstarre bei beiden Patienten im NeD-Bereich gleich. Bei der Mutter (Abb. 59 a und b) ist das Regulationsunvermögen in anderen Gebieten zusätzlich vorhanden.

Nach 3 Monaten haben sich die Verhältnisse wesentlich verändert. Es stehen uns jetzt Decoder-IDGs zur Verfügung (Abb. 59 f und g II1 und Abb. 59 h und i, I 2). Bei der Mutter (Abb. 59 h) zeigt das Decoder-IDG (I 2 a – c) ein ausgezeichnetes Regulationsvermögen an, während bei dem Sohn (Abb. 59 f und g) das Decoder-IDG verschlechtertes Regulationsvermögen und Verstärkung der Hypergie aufweist.

Was ist geschehen? Der Sohn ist kürzlich an einer Virus-Grippe erkrankt, die wegen der vorangegangenen Enzephalitis mit Penizillin behandelt worden ist.

Die Folgen sind eindeutig ablesbar. Im dazugehörigen BFD-Regulationstest (Abb. 59 d) – II 2 – kommt Ly in eine Starrephase und NeD beidseitig in extreme Kippreaktion nach der Provokation. Das ist gleichbedeutend einem Erlahmen der Abwehrkräfte und des Reaktionsvermögens. Dies zu korrigieren bedarf längerer Zeit, so daß der Sohn aus der örtlichen ambulanten Behandlung nicht herauskommt.

Anders der Heilungsverlauf bei der Mutter, die nach weiteren 3 Monaten schon mit – den Verhältnissen entsprechend – guten Werten und wesentlich gebessertem Allgemeinbefinden aufwarten kann. Im Decoder-IDG (Abb. 59 i, I, 3 a – c), kommen die Meßwerte in die Normlage, sie geben Tendenz zur Normergie an. Im BFD-Regulationstest (Abb. 59 b) – I 2 – sind die Werte an NeD, auch an GeDe verbessert, wenngleich noch weiter therapiert werden muß.

Abb. 59 a – i: IDG-, Decoder-IDG- und BFD-Regulationstest von 2 Fällen Enzephalitis (MARSCHNER).

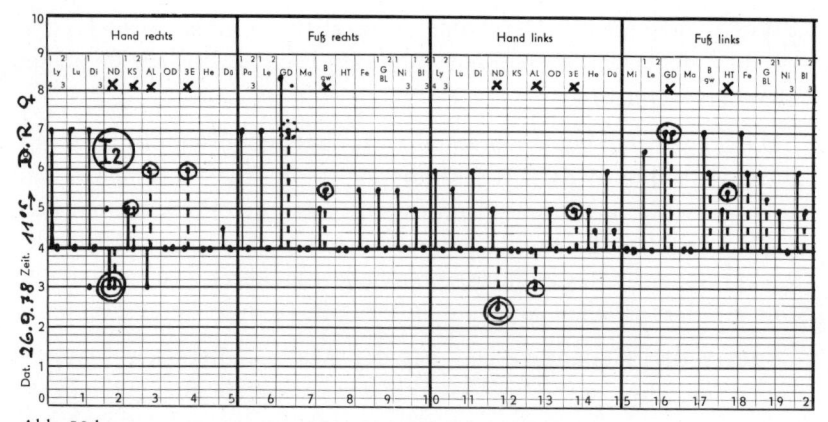

Abb. 59 b

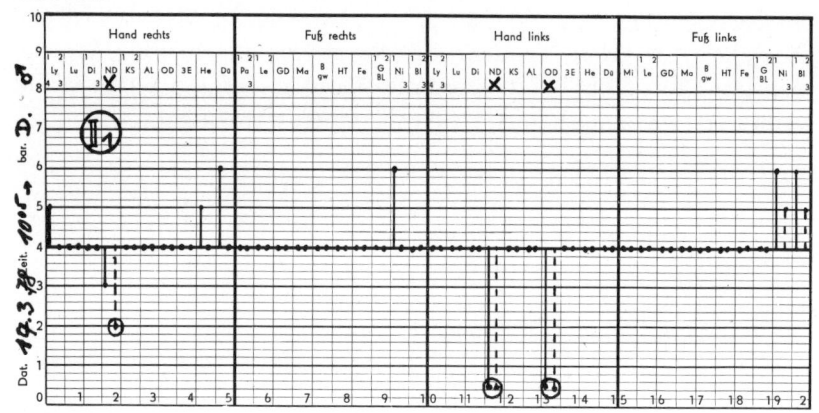

Abb. 59 c

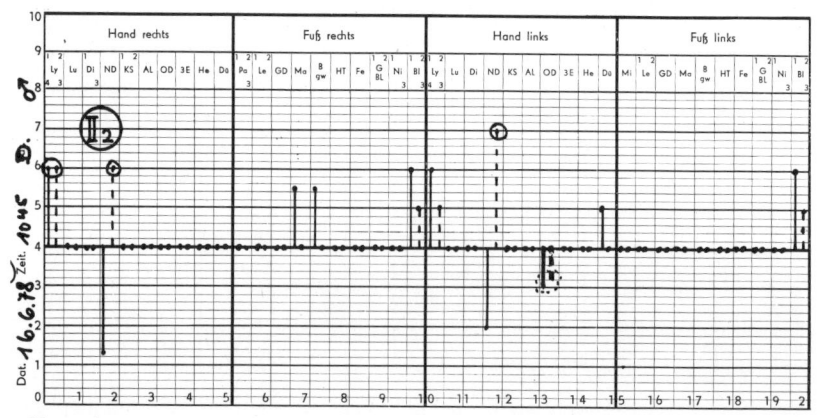

Abb. 59 d

104

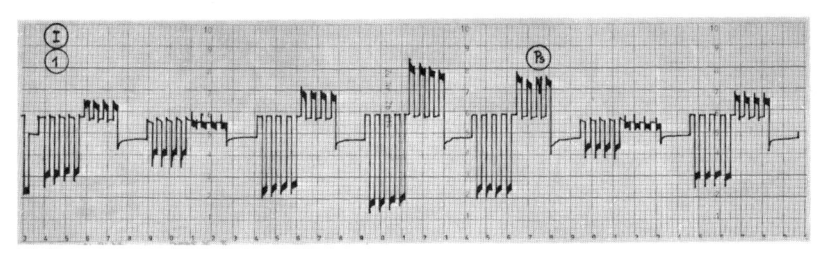

Abb. 59 e

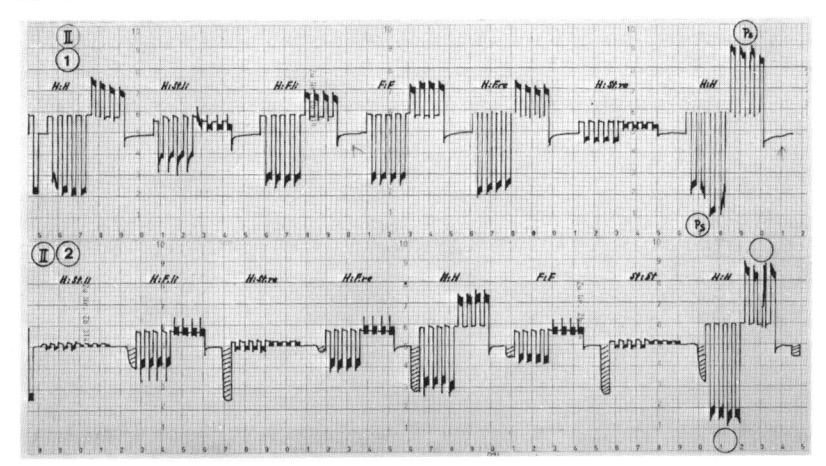

Abb. 59 f und g

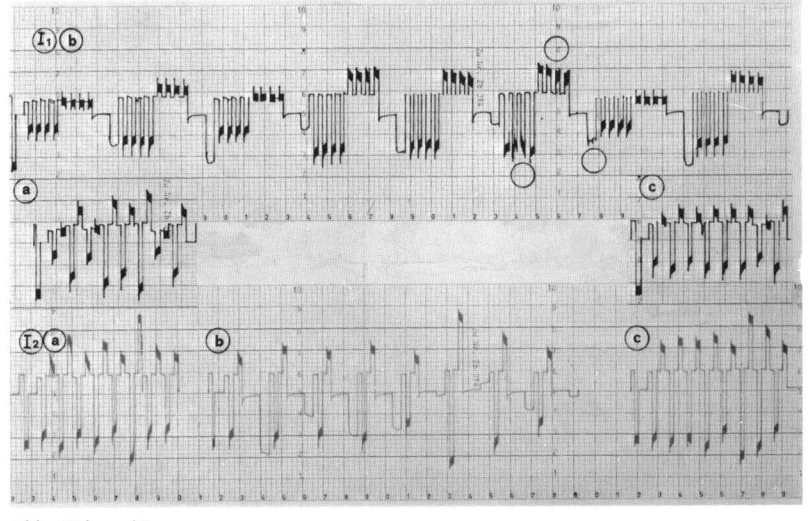

Abb. 59 h und i

105

24. Zephalgie: 2 Fälle verschiedener Kausalität (MARSCHNER)

Gegenüberstellung von 2 Fällen Zephalgie *verschiedener Kausalität* (Abb. 60 und 61).

Der erste Fall (Abb. 60) beruht auf einem tonsillären Störfeld. Abb. 60 a_1 und a_2: Diphterinum und Vaccininum erzeugen fast genau identischen energetischen Ausgleich. Die Hyp*er*ergie (a) wird in eine Hypergie überführt. So kann sich der Energiehaushalt zur Norm einpendeln.

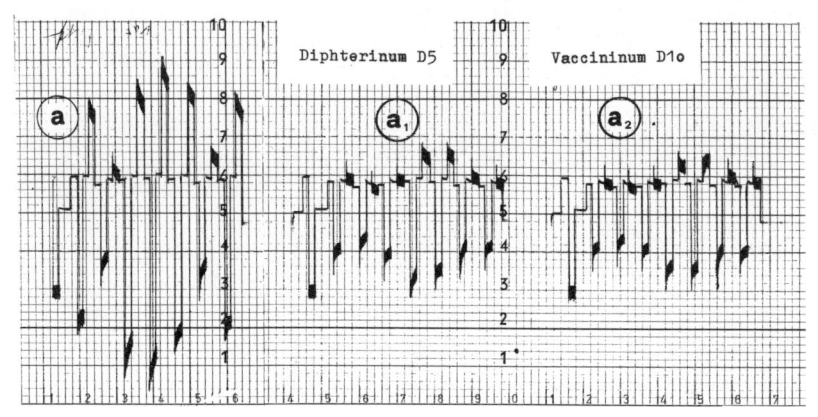

Abb. 60: IDG-Kurzmessung, 1973, MARSCHNER.

Beim zweiten Fall (Abb. 61) haben wir es mit einer beginnenden Zerebralsklerose zu tun, kombiniert mit zeitweisen hypertonen Schwankungen.

Die Kurzschreibungen a_1 und a_2, (Schreibung mit nur je 1 × 10-Hz-Impuls) erlauben einen Medikamententest objektiv durchzuführen. Unschwer ist der Unterschied von Cerebrum und Lithium zu erkennen. Cerebrum comp. c. Aurum (Wala) bringt weitgehendst eine Harmonisierung zustande a_3.

Mit diesen Messungen zur Kontrolle des Energiehaushaltes in bezug auf die Regulation zeigt die BFD am deutlichsten den Unterschied zur EAP nach VOLL. Nur die Thermoregulation nach SCHWAMM kann zum Vergleich herangezogen werden. Die Graphen sind bei beiden Methoden voll reproduzierbar.

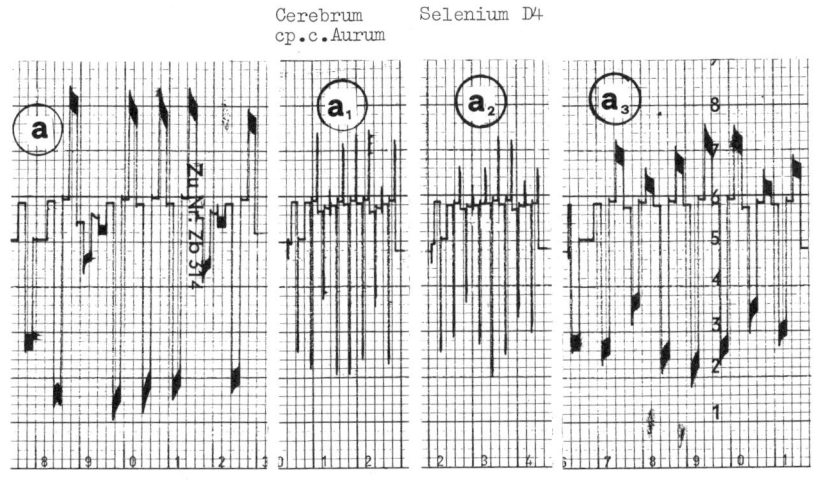

Abb. 61: IDG-Kurzmessung, 1973, MARSCHNER.

25. Zephalgie: 3 Krankengeschichten verschiedener Genese
(MARSCHNER *)

Anhand von 3 Beispielen gleicher Symptomatik, nämlich *Zephalgie,* werden Sie verstehen, daß es 3 Bereiche von Störfeldern gibt:
1. Fall aus dem körperlichen Bereich,
2. Fall aus dem geistig-seelischen Bereich,
3. Fall aus dem Bereich der Umwelt.

---

* Auszug aus dem Vortrag: „Methoden der Herd- und Störfelddiagnostik", der im März 1977 gehalten wurde.

Zephalgie, von körperlicher Störstelle ausgehend

Eine Frau hat von Kindheit an, dies ist seit etwa Kriegsende, also schon über 25 Jahre, Kopfschmerzen. Alle bisherigen therapeutischen Maßnahmen (u. a. auch Librium, Valium) waren erfolglos, trotz bester Ärzte, Universitätsprofessoren und anderen, die sich bemühten.

Die Untersuchung ergab ein Bild, das durch keine Anamnese hätte erfaßt werden können. Es wird ein Toxin gefunden, das sich durch eine Nosode ausdrückt. Jedoch die dazugehörige Krankheitsform gibt es nicht in unseren Breitengraden.

Die Patientin wird gefragt: „Seit wann bestehen Ihre Schmerzen?" – „Seit dem letzten Kriegsjahr, ich war damals 6 Jahre alt." – „Kommen Sie aus dem Osten?" – „Ja, aus Ostpreußen." – „War Ihr Vater in Rußland gewesen?" – „Ja, nur kurze Zeit, er kam nach 3 Wochen verwundet zurück." – „Hatte er Fieber?" – „Nein, er nicht, aber mein Onkel, der hatte Wolynisches Fieber, der war auch in Rußland gewesen."

Das war's. Wolynisches Fieber war als Nosode gefunden worden. Nach 14tägiger Behandlung war der ganze, über 25 Jahre dauernde Spuk verschwunden, ausgelöst von ständigen kleinen Reizen einer Störstelle im Körper, nämlich eines im Zwischengewebe abgelagerten Toxins.

Zephalgie, aus dem Bereich der Psyche hervorgehend

Eine Patientin, z. Zt. der Untersuchung 56 Jahre alt, leidet ebenfalls seit Kindheitstagen an Kopfschmerzen, einem Druck, der sich letztlich auch in Depressionen und Kreislaufstörungen äußert. Bisher hat sie keine Hilfe erhalten, trotz Aufenthalt in Universitätskliniken und Kuren, in Verbindung mit psychotherapeutischen Maßnahmen. Die Untersuchung ergibt neben einer chronisch-spastischen Darmträgheit keinen Fokus im Sinne KELLNERs. Die vom Darm ausgehenden Toxine haben nur geringe Wechselbeziehungen zum ZNS. Die Störstelle mußte außerhalb des körperlich-organischen Bereiches liegen.

Was war geschehen? Die Patientin war als Kind sowohl von ihrem Vater als auch von ihrem Großvater öfters sexuell mißbraucht worden. Beide hatten das Kind unter Druck gesetzt, mit keinem Menschen über die Vorkommnisse zu sprechen, auch nicht in der Beichte.

Diese seelischen Belastungen wichen erst, als die Patientin während der Untersuchung Gelegenheit erhielt, Zusammenhänge zwischen ihren körperlichen Beschwerden und dem frühkindlichen Erlebnis zu erkennen. Jeder sexuelle Verkehr hatte bisher erhöhte Kopfschmerzen ausgelöst. Alle durchgestandenen Behandlungen mittels Pharmaka, Tonsillektomie, Zahnentfernungen, chiropraktischen Maßnahmen u. a. waren völlig fehl gewesen. Die Störstelle lag im Psychischen.

Zephalgie, von Störstelle Umwelt ausgehend

Ein Schreinermeister, verheiratet, z. Zt. der Untersuchung 42 Jahre, leidet seit 5 Jahren an Kopfschmerzen, zeitweise Herzrhythmusstörung und Schlaflosigkeit. Die Untersuchung ergibt keine chronische Entzündung, keinen Fokus im körperlichen Bereich. Geistig-seelisch wirkt er ausgeglichen, hat keine Probleme noch sonstige Schwierigkeiten anzugeben.

Es wird eine Noxe gefunden, die in Zusammenhang steht mit dem Beruf, nachdem alle Hölzer und Chemikalien überprüft waren, mit denen er arbeitete. Ein Lösungsmittel für Nitro-Lack wirkte sich über Rezeptoren der Luftwege aus. Die Information dieses Materials steuerte den Regelkreis für Atmung und Herzrhythmus fehl, erzeugte durch den veränderten O_2-Verbrauch einen Mangel an Sauerstoffangebot im ZNS.

Die Ausschaltung dieser Noxe stellte die Harmonie im körperlichen Bereich wieder her. Damit war volle Leistungsfähigkeit gegeben. Das Lösungsmittel als Störfeld innerhalb des Arbeitsbereiches mußte allerdings endgültig ausgeschaltet werden.

Andere Beispiele gleicher Symptomatik könnten erbracht werden, deren Störstelle gleichfalls in den 3 Bereichen liegt.

Es soll damit gezeigt werden, daß nur die Gesamtschau zum richtigen Ergebnis führt. Eine Verordnung von Hypnotika, Analgetika oder gar Librium, Valium im Falle von Zephalgie kann der individuellen Lage des Patienten nicht gerecht werden, wie überhaupt jede schematische Behandlungsweise nicht zum vollen Erfolg führt. In jedem Falle sollte der Behandler an der Mitarbeit des Patienten interessiert sein. Auf diese Weise lassen sich Rezidive durch Störfelder besser vermeiden, soweit Störfelder überhaupt ausschaltbar sind. Wenn Rezidive erscheinen, war die Diagnose nicht vollständig und die Therapie mußte versagen. Das ist ein Grund, weshalb die Herddiagnostik und -therapie noch heute als Stiefkind in der klassischen Medizin behandelt wird.

(Anschrift des Verfassers: Dr. med. dent. Gotthard Marschner, Krämergässle 9, 7846 Schliengen 3 (Niedereggenen).

26. Akromegalie (MARSCHNER)

IDG-Darstellung mit verbliebener Gewebespannung nach +Reiz bei *Akromegalie* (Abb. 62): a) Basismessung, b) Wirkung des nur in den Meßkreis eingeschalteten Präparates Organum quadruplex (enthält: Pulmo D3, Cor D3, Hepar D3, Renes D3); allgemein sichtbar verbesserte Diagrammwerte in Richtung Ausgleich.

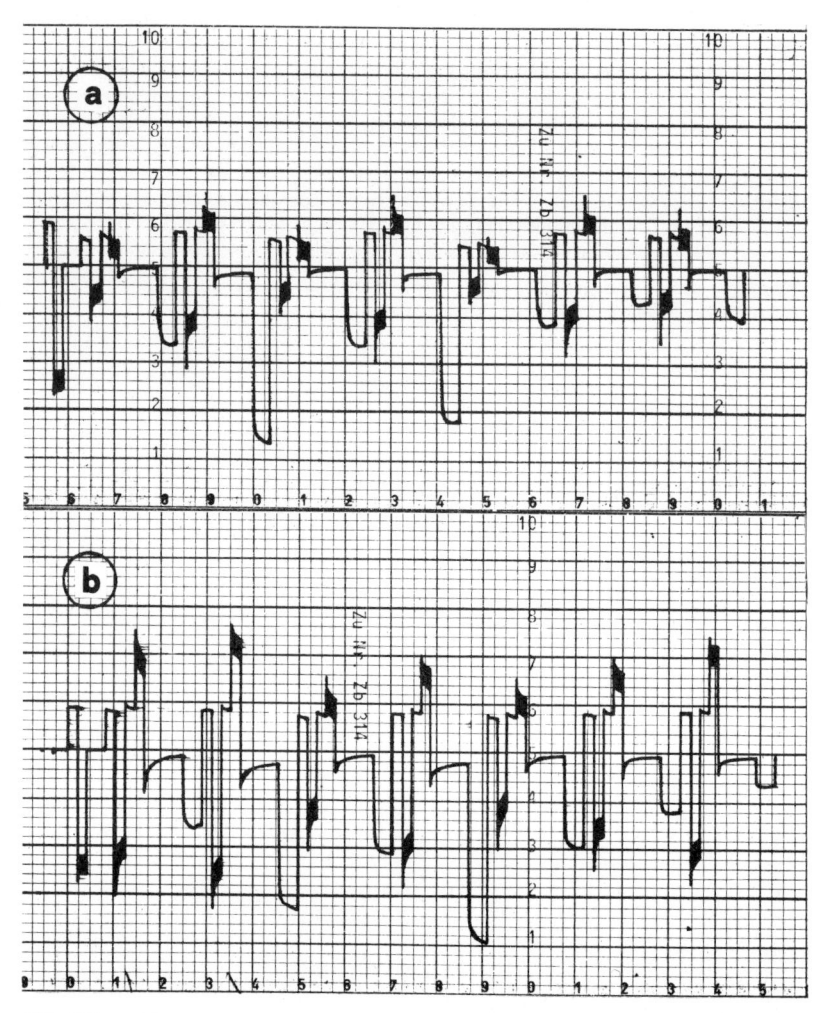

Abb. 62 a und b

27. Neu bei BFD: der Decoder-Dermograph, Herzarrhythmie (1 Fallbeschreibung)

Kurz vor der Fertigstellung dieses Buches ist die BFD in der Entwicklung des DECODER-Prinzips durch den DECODER-DERMOGRAPH bereichert worden.

Neu an der DECODER-IMPULSDERMOGRAPHIE ist (Abb. 63):

1. Auf einem DIN-A-4-Meßblatt kann auf 3 kombinierten Meßebenen die 3fache Länge von Impuls-Decoder-Dermogrammen übersichtlich und instruktiv dargestellt werden.

2. Durch modernste elektronische Schaltungstechnik werden die Meßsignale an dem auf einem DIN-A-4-Meßblatt eingedruckten Phantom-Männchen anatomisch an der entsprechenden Meßstrecke aufgezeichnet, z. B. die Signale der Meßstrecke Stirn – Hand links, zwischen Kopf und Arm des Phantom-Männchens links. Die senkrechten Meßstrecken sind spiegelbildlich zueinander angeordnet und als äußere Meßebenen gegenübergestellt, wodurch Seitendifferenzen visuell besonders eindrucksvoll sofort erkennbar sind.

Die waagerechten Meßstrecken findet man auf der zentralen Meßebene zwischen den äußeren Meßebenen.

3. Es können bis zu 16 Meßstrecken je nach vorgewähltem Programm auf diesem DIN-A-4-Meßblatt untergebracht werden.

4. Durch die sehr genau arbeitende Positionierung der Meßsignale können 2-mal-Messungen übereinander auf demselben Meßblatt *2farbig* dargestellt werden.

5. Durch Vorwahl kann ein Original-Impulsdermogramm als Standard-Programm 07-3 geschrieben werden oder ein kombiniertes Impulsdermogramm-Decoder-Programm.

6. Problem-Meßstrecken können *einzeln* vor- bzw. ausgewählt dargestellt werden.

7. Durch Vorwahl kann ein *Reizprogramm* nach der 1. Messung eingespeist werden.

8. Alle Funktionen und Schaltungseinheiten sind in einem eleganten Schreibergehäuse organisch untergebracht.

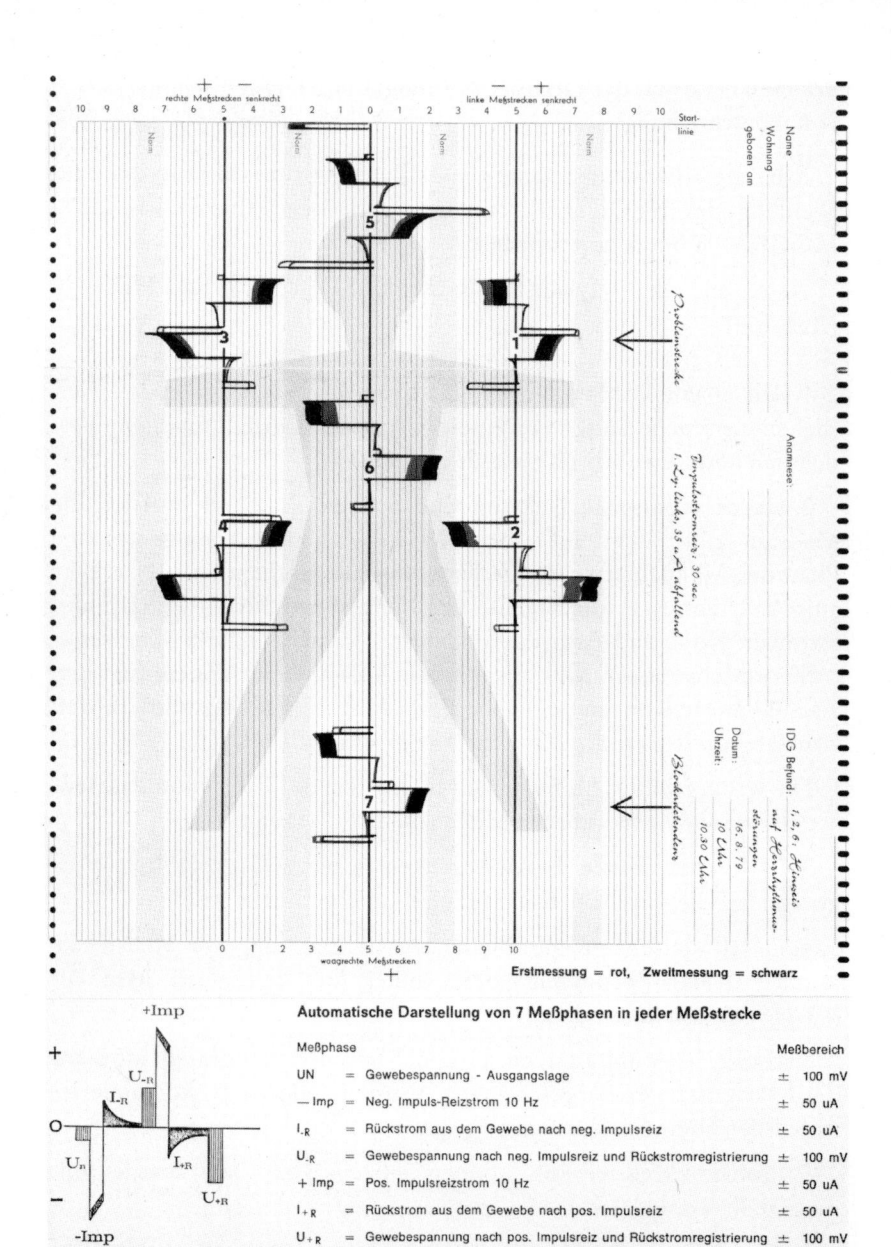

Abb. 63: DECODER-IMPULSDERMOGRAPHIE (JAHNKE).

112

9. Leicht einlegbare Meßblätter lösen die langen Meßstreifen ab. Die Beschriftung und Gliederung der Meßblätter ist aufgrund langjähriger Erfahrung wohl durchdacht und gestaltet. Ein seitlicher 6 cm breiter Streifen ist für den Namen und Daten des Patienten und anamnestische Notizen vorgesehen. Somit kann das Meßblatt in einem normalen DIN-A-4-Ordner aufbewahrt werden" (JAHNKE).

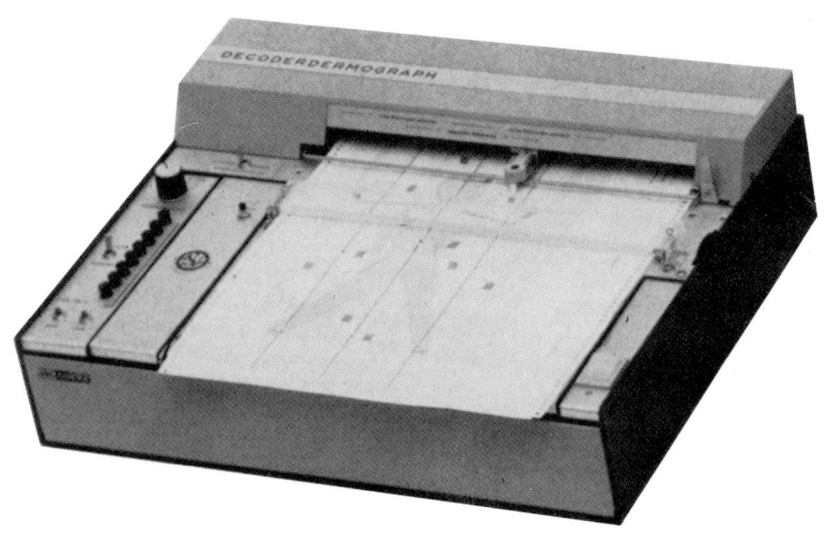

Abb. 64: DECODER-DERMOGRAPH (JAHNKE).

D) Wirkungsnachweis verschiedener Therapien unter Meßkontrolle der BFD-Methoden

1. Dufttherapie

MARSCHNER untersuchte einige synthetische und natürliche Duftstoffe mit den Meßmethoden der BFD und Bioelektronik von VINCENT. Grundlage bildeten die neurophysiologischen Mitteilungen von ECCLES. In der Arbeit: „Bioelektronische Untersuchung von Duftstoffen", aus Ehk, Heft 9 (1980), hieß es:

„Man bedenke, 1 – 2 Moleküle genügen, um an den Synapsen der Endfasern des Nervi olfactorii ‚Resonanz‘ zu erzeugen, vorausgesetzt, die Frequenzen von Zelle und Duftstoff haben Übereinstimmung. Die Nervenzelle erhält aus dem Duftstoffmolekül 1 – 2 Elektronen, was zu einer völligen Veränderung des elektrischen Energieniveaus in der Zelle führt. Diese Energie bleibt jedoch nicht am Ort, sondern in weiterer Resonanz werden andere Zellen energetisch aufgeschaukelt (als quantenhaftes Phänomen bezeichnet). Daraus resultieren energetische Veränderungen in den verschiedensten Organgebieten. Darüber hinaus wird vom Individuum, das den Stoff empfängt, das ‚Bewußtsein‘ mit einbezogen (nach ISKRAUT). Vergegenwärtigen wir uns noch zusätzlich: In der Hirnrinde befinden sich etwa 10 Milliarden Neuronen und bei jedem einzelnen Hunderte, ja Tausende von Synapsen. Unter normalen Aktivitätsbedingungen entstehen dabei 15 000 Eiweißmoleküle in jedem Neuron. Die 200 Millionen ‚Kommissurenfasern‘ im Balken, die beide Hirnhälften miteinander verbinden, lassen wiederum eine weitverzweigte Energieverteilung zu. Neu erfaßt sind in letzter Zeit säulenartige Organisationseinheiten, sog. ‚Moduln‘, die strukturell und funktionell als Grundsteine des Gehirns angesehen werden." (Diese und weitere Mitteilungen des Nobelpreisträgers ECCLES, anläßlich eines Philosophie-Kongresses in Düsseldorf 1978.) ECCLES setzt für die Funktionsweise eines „Moduls" ein „Komplexitätsniveau" voraus, das über all unsere Vorstellungen hinausgeht und ganz anders gearteten strukturellen Ordnungen zugehört, als dies integrierte Mikroschaltkreise zulassen. Jedes Modul verfügt über einen breiten Fächer von Aktionsmöglichkeiten, angefangen bei Hochfrequenzentladungen in Pyramidenzellen bis zu schwachen Entladungen der Rindenzellen.

Das „Bewußtsein" selbst steht nach allen Untersuchungen außerhalb der materiellen Erscheinungen, ist unabhängig von Raum und Zeit und immaterieller Natur. Es ist eine vom Körper unabhängige Kraft, die auf die Moduln einwirkt oder von ihnen beeinflußt wird.

Direkte Messungen an Duftstoffen zeigen vergleichsweise verschiedenes Verhalten. Jeder einzelne Stoff weist in seinen Meßdaten Abhängigkeiten von Potenzierungsgrad und Zeitfaktor auf (Tab. 7).

Tab. 7

Untersuchung von Duftstoffen (s = synthetisch, n = natürlich)		Konsequenz: für eine Dufttherapie	
		geeignet	nicht geeignet
1. Zimtaldehyd,	s		X
2. Lavendel,	n	X	
3. Thymian,	n		X
4. Latschenöl,	n	X	
5. Citral rein,	s		X
6. Hyazinthenriechstoff,	s	bedingt	
7. Rosmarin,	n	X	
8. Nelkenöl,	n	X	
9. Ol. Menth. pip,	n	X	
10. Aldehyd C16,	s		X
11. Moschus-Ambretta,	s		X

MARSCHNER schließt mit dem Satz:
„Wenn unter solchen Voraussetzungen eine Dufttherapie erarbeitet wird, sollte ein gezielter therapeutischer Einsatz möglich sein."

2. Farbton-Therapie (Chromotherapie)

MARSCHNER gibt Untersuchungsergebnisse unter dem Thema: „Das Regulationsverhalten unter Einfluß von Farben, dargestellt mit Methoden der BFD", aus Ehk, Heft 10 (1980) bekannt.

Geschichtliche Angaben gehen den Untersuchungen voraus. Die Ergebnisse sind:

Farben wirken sowohl bei geschlossenen wie bei geöffneten Augen organ- und seitenspezifisch, darüber hinaus individuell aufgrund der Biographie. Nicht gleichgültig ist die Benutzung einer künstlichen

Lichtquelle oder des herausgefilterten natürlichen Lichtes. Fremdfrequenzen sind dem künstlichen Farblicht zugefügt, während ausgewählte Spektren des Sonnenlichtes konstant sind.

Das seitengleiche Verhalten des Organismus verlangt eine der Therapie vorangegangene Farbton-Diagnostik, die sich nicht allein am Wohlverhalten des Patienten auszurichten hat.

Der Faktor Zeit bedarf weiterer Untersuchungen. Überdosierungen (Überreizungen) sind durch eine Kontrolleinrichtung zu steuern.

Das „Sich-Wohlbefinden" eines Individiums bei Farbeinfluß ist allein kein Hinweis für eine harmonisierende Regulation. Die Verhaltensweise kann eine Regulationsstarre bedeuten, was gleichbedeutend ist mit einem „Sich-Nicht-Trennen-Wollen oder -Können von einem Zustand".

Bereits bekannte Wirkungen von Farbe können Bestätigung finden.

3. Musiktherapie

GRUNWALD und MARSCHNER haben in ihrer Broschüre: „Musik als Therapie oder Störfaktor"[*], über folgende Themen berichtet:

1. Ein kritischer Beitrag zum Wirkungsnachweis von Musik in veröffentlichten polygraphischen Darstellungen;

2. Erstmalige Untersuchung mit bioelektronischer Funktionsdiagnostik und Therapie (BFD) und Impulsdermographie (IDG) zum Wirkungsnachweis von Musik.

Der Titel „Musik als Therapie oder Störfaktor" weist bereits auf die Problematik hin, die sich im Umgang mit Musik ergeben kann. Im Rahmen dieser Untersuchung geht es nicht darum, musikalische Analysen durchzuführen. Was uns als Behandler oder Musiker und Hörer interessieren muß, ist der objektive und subjektive Wirkungsnachweis von Musik. Bisher liegen nur wenige polygraphische Untersuchungen des Musikerlebens vor, insbesondere vom Forschungsinstitut für experimentelle Musikpsychologie der Herbert-von-Kara-

---

[*] erschienen in der „Schriftenreihe Erfahrungsheilkunde", Band 9. Karl F. Haug Verlag, Heidelberg 1980.

jan-Stiftung und vom polygraphischen Laboratorium der Landesnervenklinik Salzburg.

Auf dem Wege einer experimentellen Klangerzeugung und -veränderung in moderner Musik kann heute leider auch das Musikerleben manipuliert werden, ohne daß Halluzinogene oder Psychopharmaka verwendet werden müßten. Welche psychischen und vegetativen Wirkungen derartige „Musik" hat, ist z. Zt. noch unzureichend nachgewiesen. Das biologische Grundgesetz von Arndt SCHULTZ dürfte aber auch im Bereich von Musik gelten.

Für jeden ganzheitlich orientierten Behandler wie für jeden Musikinteressierten ist die vorliegende Untersuchungsreihe über Musik als Therapie oder Störfaktor alarmierend, denn wenn wir laut Weltgesundheitsorganisation Krankheit als Auseinandersetzung des Organismus mit schädlichen Einflüssen verstehen, ist gegebenenfalls experimentelle Musik oder Lärmeinwirkung als krankheitsverursachend anzusehen. Da Musik als psychosomatisches Medikament betrachtet werden kann, ergibt sich die Notwendigkeit eines umfassenden objektiven Wirkungsnachweises zwingend, zumal im Bereich von Musiktherapie als einer diagnosespezifischen und persönlichkeitsbezogenen Behandlungsmethode.

Weiter wurde in der Zusammenfassung (S. 68–69) geschrieben: „Unsere ersten Untersuchungsergebnisse zum Wirkungsnachweis von Musik haben gezeigt, daß Messungen mit IDG und BFD einen umfassenden objektiven Einblick in psychovegetative Reaktionen ermöglichen. Insofern scheint diese Methode den bisher angewandten polygraphischen Messungen überlegen zu sein. Subjektiver und objektiver Nachweis ergänzen oder bestätigen sich. Es ist auf diesem Weg möglich, psychosomatische Erscheinungen von rein körperlichen Zuständen diagnostisch zu unterscheiden. Damit ergibt sich ein weiterer Forschungsbereich im Zusammenhang mit Musiktherapie. Nach Prof. KELLER (Salzburg) müßten die Ergebnisse im musiktherapeutischen Bereich durch Tonbildkontrolle und geeignete Testverfahren einsichtig und überprüfbar gemacht werden: ‚Wir stehen noch ganz am Anfang einer wissenschaftlich begründeten Musiktherapie und musikalischen Sozial- und Heilpädagogik.' Auch andere Musiktherapeuten betonen: ‚Es ist ein Irrtum, anzunehmen, daß der Einsatz von Musiktherapie allenfalls nützen, keinesfalls aber schaden könne.'

Solange rezeptive Musiktherapie in ihrer Wirkung objektiv noch nicht hinreichend erfaßt ist, bleibt es unseres Erachtens fragwürdig, bereits verschiedene Kombinationen von Verfahren wie gruppendynamische Behandlungsschemen oder sogar Hypnose in Verbindung mit Musiktherapie zu praktizieren. Wenn die zur Zeit gültige Definition von Musiktherapie als diagnosespezifische und persönlichkeitsbezogene Behandlungsmethode gelten soll, kann solche gruppendynamische Zielsetzung nicht als individuell abgestimmt angesehen werden.

Bei unseren Untersuchungsergebnissen mit IDG- und BFD-Einsatz zum Wirkungsnachweis von Musik wurde bisher nur rezeptive Musiktherapie mit einigen ausgewählten Beispielen berücksichtigt. Der Kanon an Werken zum Wirkungsnachweis von Musik ließe sich beliebig ergänzen.

Wir hätten in späteren Untersuchungen auch nachzuweisen, inwieweit aktive Musiktherapie Einfluß auf den Organismus hat.

Gültiger Auswahlgrundsatz sollte nicht die Modernität von Musik sein oder die ideologische Festlegung auf bestimmte gesellschaftspolitische Thesen, nach denen der Mensch dann ausgerichtet wird.

Wichtig dürfte doch wohl in erster Linie eine dem individuellen Menschen gemäße Behandlungsmethode sein, die nicht schadet. Im Zeitalter der Technik ist es dabei notwendig, neben die positiven Ergebnisse einer Erfahrungsheilkunde immer auch objektive Nachweise im Interesse der Volksgesundheit zu stellen. Kunst beginnt jenseits des Experiments. Dies gilt für Tonkunst, aber auch für den Bereich der Heilkunst und Lebenskunst überhaupt".

4. Nasen-Reflextherapie

MARSCHNER berichtet unter dem Generalthema „Therapeutische Spezialmethoden unter BFD-Decoder-Kontrolle: Endonasale-Reflextherapie (ERTh)" in „Mitteilungen der BFD-2/80"*.

Nach Besprechung der nasalen Reflexzonen und der verschiedenen Reizmethoden werden Fälle in ihrer Regulation vorgestellt.

---

* erschienen in der Zeitschrift „Erfahrungsheilkunde" (Ehk), Heft 10 (1980).

Die BFD-Kontrollmeßmethode läßt das Für und Wider des Einsatzes der ERTh erkennen.

MARSCHNER schließt seine hier gekürzten Untersuchungsergebnisse mit der Zusammenfassung: „An Hand dieser wenigen Beispiele innerhalb des Themas ‚Sondermethoden', erweist sich die endonasale Reflextherapie nach KRACK (ERTh) als beachtenswert.

Im Rahmen der bioelektronischen Funktionsdiagnostik kann sie als eine weitreichende Provokation eingesetzt werden.

Sie gilt als allgemeine Therapie, ist aber bei traumatischem Geschehen oder Zellwachstumsstörungen wenig indiziert.

Positiv beeinflussend wirkt ERTh auf das Lymphgefäßsystem und die dazugehörigen Organe, auf vegetative Zentren und auf die Vasomotorik. Inwieweit sich die dabei verwandten ätherischen Öle jeweils individuell positiv oder negativ auswirken können, läßt sich durch eine der ERTh vorangegangene BFD klären.

5. Fuß-Reflexzonentherapie (RZF)

Die RZF-Behandlung läßt sich in ihrer regulierenden Wirkung ebenfalls hervorragend mit der BFD-Methode nachweisen. Ohne Schaden für den Patienten kann bei Beherrschung beider Verfahren im voraus die geeignete Therapie angesetzt werden. Resistenzen werden mittels BFD sichtbar, ebenso die Aufhebung von Spasmen. Dabei kann es sich um Spasmen im motorischen wie intravaskulären Muskelbereich handeln. Immer wird der Energiehaushalt eine Veränderung erfahren, und dies zumeist in Richtung der Harmonisierung. Wo dies nicht geschieht, wird der Weg für eine andere notwendige Therapie aufgezeigt.

Am Beispiel (Abb. 65) einer über 10 Jahre bestehenden Migräne möge der Verlauf durch das Decoder-Dermogramm sichtbar werden. Hier wurde nur die Zone für Solarplexus sediert, aus diagnostischen Gründen zu Therapiebeginn. Aus dem zweiten Dermogramm (gestrichelte Linien) ist die Regulierung in Richtung zur Norm deutlich erkennbar. Nur bei den Ableitungen 1 und 3 (H:ST) ist die Regulierung schwach, auch befriedigt die Ableitung 5 nicht. Das Vegetati-

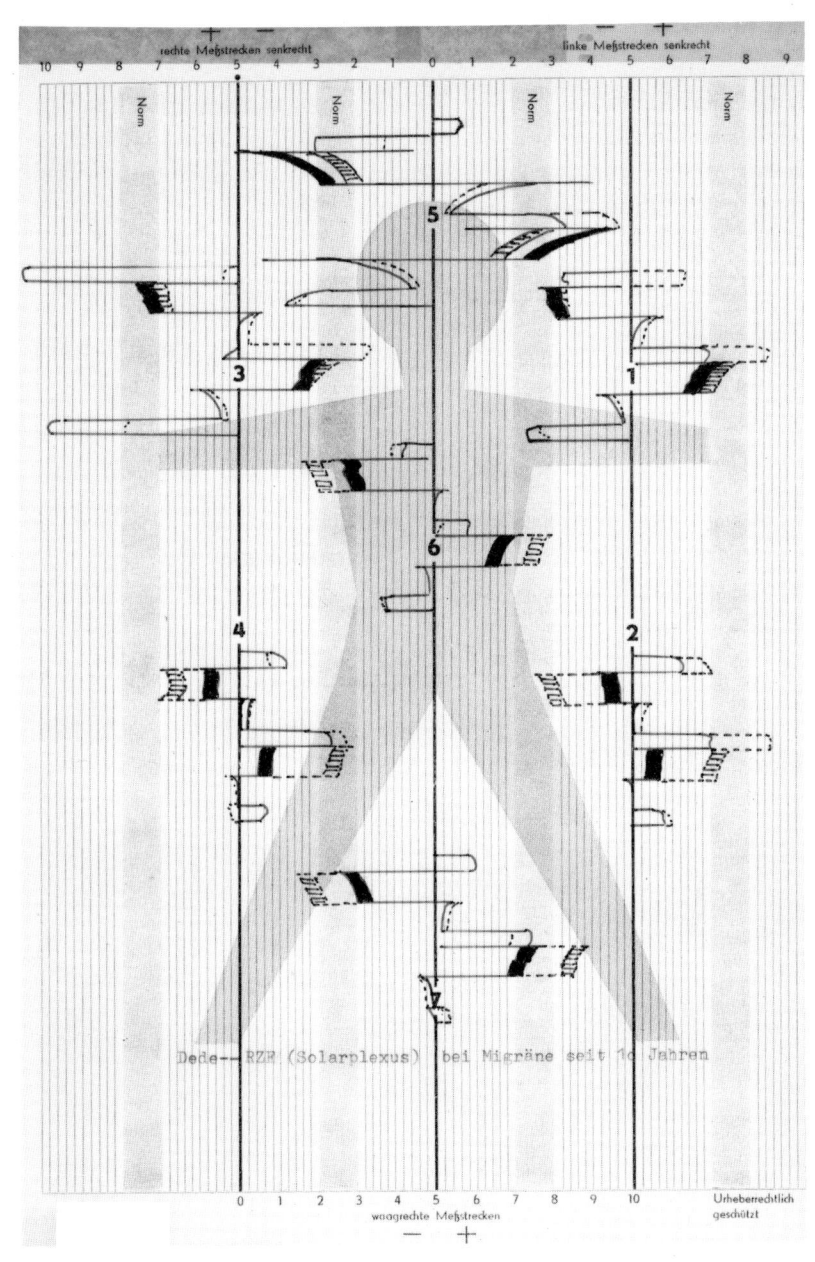

Abb. 65

vum reguliert, eine Blockierung an C 3 — C 4 kann aber nicht aufgehoben werden. Dies konnte weder aus der Anamnese noch aus den vorherigen klinischen Befunden entnommen werden. Die nunmehr gezielt einsetzende HWS-Untersuchung und Befragung stellt Blokkierung nach einem leichten Schleudertrauma fest. Damit ist die weitere Behandlungsrichtung vorgegeben.

6. Chiropraktische Therapie

Über Veränderung der Meßgestalten in Richtung einer Normalisierung wird im Band 1, S. 278 berichtet.

7. Laser-Akupunktur

BERGSMANN schrieb darüber in seinem Artikel: „Analyse der Laserwirkung mit dem bioelektrischen Funktions-Decoder", der bereits im Band 1, S. 232 — 236, als Sonderdruck erschienen ist.

8. Neuraltherapie

Hierzu wurde bereits in Band 1, S. 161 — 167, der Artikel von BERGSMANN: „Das Impulsdermogramm in pulmologischer Sicht" als Sonderdruck gebracht.

9. Manualtherapie

Ebenfalls von BERGSMANN wurde hier in Band 1, S. 161 — 167, der Artikel: „Das Impulsdermogramm in pulmologischer Sicht" als Sonderdruck gebracht.

Anhang

Übersicht der Tafeln

Einführung

1. Die vegetative Grundformation in der Peripherie (schematische Darstellung). Die interstitielle Flüssigkeit umgibt auch die Organzellen. Dies ist hier nicht eingezeichnet, weil die vegetative Grundformation als solche verdeutlicht werden soll. (Aus: „PISCHINGER, Das System der Grundregulation." Karl F. Haug Verlag, Heidelberg 1975) [6] 130

Rhythmen und Frequenzen

2. Die Organuhr (Schema), entnommen aus SCHÄFER [1] 130
3. Allgemeiner Verlauf der Meridiane. Die 3 Yang- und die 3 Yin-Meridianpaare, entnommen aus: „FISCH, Akupunktur" [132] . . 131
4. Abb. 5 aus Artikel: „HARTMANN, Rhythmen im Körpergeschehen", aus „Erfahrungsheilkunde", Heft 12 (1964) [155] 131
5. Zodiakal-24-Stundenzyklus, zusammengestellt aus: „TYMOWSKI, Cycle de la Vie" [177], „STIEFVATER, Organuhr" [143], „BIEDERMANN-RUMMLER, Säure-Basen-Haushalt" [156] und „RENSING, Die ‚innere Uhr' des Menschen" [171] von MARSCHNER 132
6. 24-Stunden-Rhythmus von Körpertemperatur, EEG, Harnausscheidung, entnommen aus: „Die ‚innere Uhr' des Menschen" von RENSING [171] 133
7. 24-Stundenrhythmische-Verschiebung der pH-Werte von Speichel und Urin nach Prof. VINCENT, mit Genehmigung aus einem Vortrag entnommen 134
8. Zirkadianer Rhythmus im Stoffwechsel, entnommen aus Artikel: „TYMSHIRN, Alles zu seiner Zeit", erschienen in „Die Weltwoche" 12. 7. 1978 [82, 168, 180] (STÖSSEL) 134
9. Die Säure-Basen-Flut nach SCHADE, SANDER und RECKEWEG, aus: „RECKEWEG, Homotoxikologie" [147] 136
10. Blut-pH-Wertverschiebung nach Stich und Injektion nach LINDNER, aus: „RECKEWEG, Homotoxikologie" [147] 136
11. Säure-Basen-Überschuß nach Dr. K. RUMMLER, entnommen aus: „WALB, Die Haysche Trenn-Kost", Karl F. Haug Verlag, Heidelberg 1981 137
12. Biorhythmus nach FLIESS, entnommen aus: „GENUIT, Biokurven" [179] 138
13. Der Einfluß der Jahreszeiten auf physiologische Parameter, entnommen aus: „FAUST, Biometeorologie" [62] 140

14. Referat von MARSCHNER: „Langzeitstudie zur Ermittlung der physiologischen und pathologischen Schwankungsbreite von Organmeßwerten im BFD-Regulationstest" (Teil I) 141
15. Referat von MARSCHNER: „Langzeitstudie zur Ermittlung der physiologischen und pathologischen Schwankungsbreite von Organmeßwerten im BFD-Regulationstest" (Teil II) 143
16. Entnommen aus: „SWANTES, Medizinmeteorologische Aspekte bei Zahn- und Kiefererkrankungen" [157] 145
17. Mit Genehmigung des Autors VINCENT, aus: „Elektromagnetische Grundlagen des Universums", Erster Kongreß der SIBEV [15] 146
18. Entnommen aus: „REINDERS, Der Atmungskatalysator – das negative Sauerstoffion", HLH, Heft 3 (1974) [162] 147
19. Frequenzen, Beziehungen und Wirkungen, zusammengestellt aus Literatur von MARSCHNER 148
20. Verbindung von bevorzugten Frequenzen biologischer und physikalischer Rhythmen nach BREITHAUPT, entnommen aus: „Electromagnetic Bio-Information" von POPP, BECKER, KÖNIG und PESCHKA [170] 152
21. Überblick über die verschiedenen Formen und Anwendungen elektromagnetischer Energie über eine weite Frequenz-Reihe und Charakteristik gewiß besonders bedeutender Reihen nach KÖNIG, entnommen aus: „Elektromagnetic Bio-Information", von POPP, BECKER, KÖNIG und PESCHKA [65, 170] 153
22. Die Stärke der natürlichen elektromagnetischen Felder (schraffierte Gebiete) und niedrigste Reaktionsschwelle biologischer Systeme sowie Funktion verschiedener Frequenzbereiche nach PRESMANN, entnommen aus: „Elektromagnetic Bio-Information" von POPP, BECKER, KÖNIG und PESCHKA [170] 153
23. Kardiovaskuläre Funktionsstörungen an Personen, die dauernd ausgesetzt sind den EmFs und verschiedenen Frequenzen, nach PRESMANN, entnommen aus: „CASPERS, Biologische Wirkung elektromagnetischer Felder" [159] 154

Biometeorologie, Luftionen, Magnetfeld

24. Entnommen aus: „FAUST, Biometeorologie" [62] 155
25. Das luftelektrische Feld und Luftionen nach FURCHNER [164] 156
26. Wirkungen verschiedener ionisierter und nicht ionisierter Gase . 158
27. Schematische Darstellung der Luftionen-Einwirkung, entnommen aus: „Vitaionen, ein potentieller Gesundungsfaktor", von STARK [176] 159

28. Magnetfeldfrequenzen und ihre Wirkung, entnommen aus: „Therapie mit ELF-Magnetfeldern" von EHRMANN, von LEITNER, LUDWIG, PERSINGER, SODTKE und THOMAS [167] 161
29. Erdmagnetfeldschwankungen-Reizcharakter nach HAUSSER, entnommen aus: „WARNKE, Aspekte zur magnetischen Kraftwirkung auf biologische Systeme" [165] 161
30. Physikochemische Konsequenzen bei der Einwirkung relativ starker Magnetfelder auf elektrolytische Systeme im Organismus, entnommen aus: „WARNKE, Aspekte zur magnetischen Kraftwirkung auf biologische Systeme" [165] 162
31. Lorentzkraft und Hallspannung, dargestellt am fließenden Elektrolyten (Blut), entnommen aus: „WARNKE, Aspekte zur magnetischen Kraftwirkung auf biologische Systeme" [165] 163
32. Tabellen über Versuche der Rangordnung von biologischen Präparaten nach MARESCH [121, 122] 164

Bioelektronik-Vincent

33. Mit Genehmigung des Autors Prof. Louis-Claude VINCENT übernommen 172
34. Prisme Bio-Elektronique, mit Genehmigung des Autors Prof. VINCENT, entnommen aus: „MORELL, Vorbeugen und Therapie unter BE-Kontrolle" [15] 174
35. Bio-Elektronigramm, mit Genehmigung des Autors Prof. VINCENT, entnommen aus: „MORELL, Vorbeugen und Therapie unter Be-Kontrolle" [15] 175
36. Lebensmittel und Medikamente in ihrem pH- und rH²-Wert nach VINCENT (Auszug aus der Tafel: „VINCENTS, Ernährung und Krebs") 176

Wasser

37. Wasser und seine Veränderungen 177
38. Wasser und seine Veränderungen im Magnetfeld nach PRESMANN, entnommen aus: „CASPERS, Biologische Wirkung magnetischer Felder" [159] 178
39. Veränderung des Wassers bei Erwärmung sowie Entnahme von Leitungswasser zu verschiedenen Zeiten nach Prof. GUERRIN, entnommen aus: „GUERRIN, Bioelektronik und Dynamik des Lebens: Wasser" [15] 179
40. Magnetisch präpariertes Wasser 180
41. Hydrolyse und Wiederaufbau des Mesenchyms (RICKERsche Schichtungsregel). Beide Darstellungen entnommen aus: „RECKEWEG, Homotoxikologie" [147] 181

Organbeziehungen

42. Gliederung des vegetativen Nervensystems mit den dazugehörigen Organen und die Verbindung zum Zentralnervensystem (ZNS), entnommen aus: „CROON, Elektroneural-Diagnostik und -Therapie [172] nach H. REIN 182
43. Hautsegmente – Dermatome 183
44. Zuordnung vom motorischen Rindengebiet und dem Körper, entnommen aus: „LANGEN, Medizinisch-physiologische Aspekte in der zahnärztlichen Praxis" [181] 183
45. Die rechte Iris und ihre Beziehung zum Körper 184
46. Die linke Iris und ihre Beziehung zum Körper 185
47. Das Ohr und seine Beziehung zum Körper, entnommen aus: „SCHWARZ, Heilmethoden der Außenseiter" [173] 186
48. Die Zunge und ihre Beziehung zum Körper, entnommen aus: „STROBL, Die Zungendiagnostik als Hilfsmittel des praktischen Arztes" [175] 187
49. Formular zum „Zahn-Mund-Kieferbefund und seine energetischen Beziehungen zum übrigen Organismus" nach VOLL und KRAMER 188
50. Formular für: „Die energetischen Beziehungen zwischen Zahn-Kiefergebiet und dem übrigen Organismus" verbessert nach VOLL und KRAMER 189
51. Formular für: „Zähne oder entsprechende Leerkieferabschnitte und ihre energetischen Beziehungen zum übrigen Organismus" nach PFLAUM 190
52. Querschnitt der linken Nasennebenhöhlen mit den Reflexzonen nach FLIESS (1897) 191
53. Die Füße mit ihren Reflexzonen nach FITZGERALD-INGHAM, entnommen aus: „LOMAPHARM, Tafel für Fußsohlen-Reflexzonen-Massage" 191
54. Hautflächen als Reflexzonen von Organen, entnommen aus: „PFLAUM, Praktikum der Bioelektronischen Funktions- und Regulationsdiagnostik (BFD) [142] 192

Materialwirkungen

55. Nebenwirkungen von zahnärztlichen Materialien, entnommen aus: „GASSER, Neben- und Fernwirkungen zahnärztlicher Materialien" [109]. Erschienen im: Verlag Fortschritte der Medizin Dr. Schwappach, Gauting/München 193

Druck- und Schmerzpunkte

56. Die Weihe'schen Druckpunkte, entnommen aus: „SCHOELER, Die Weihe'schen Druckpunkte" [182] 194

57. Druck- und Schmerzpunkte nach ADLER, entnommen aus: „PFLAUM, Praktikum der Bioelektronischen Funktions- und Regulationsdiagnostik (BFD)" [142] 195
58. Schmerzpunkte an Schädelbasis mit Schmerzsensation im Kopfbereich, entnommen aus: „AUBERGER, Regionale Schmerztherapie" [174] 196
59. Schmerzpunkte an den Arterien der Dura und der Schädelgrube, mit Schmerzsensation im Kopfbereich, entnommen aus: „AUBERGER, Regionale Schmerztherapie" [174] 197

Akupunktur: Meßpunkte und Meßstrecken

60. Akupunktur-Meßpunkte der Hand, entnommen aus: „VILL, Moderne Siechtumsgefahren und ihre Behandlung" [146] 198
61. Akupunkturpunkte des Fußes, entnommen aus: „VILL, Moderne Siechtumsgefahren und ihre Behandlung" [146] 199
62. Akupunkturpunkte des Kopfes und der Brust (frontal) 200
63. Akupunkturpunkte des Kopfes und der Brust (seitlich), entnommen aus: „PFLAUM, Praktikum der Bioelektronischen Funktions- und Regulationsdiagnostik (BFD)" [142] 201
64. Meßpunktfindung 202
65. Artikel von: „HÖPFNER, Das Ringgefäß" 203
66. Meßstrecken (zu beachten ist die Polung!) 206
67. Programm Multitest 08 – 3, entnommen aus: „PFLAUM, Praktikum der Bioelektronischen Funktions- und Regulationsdiagnostik (BFD)" [142] 207

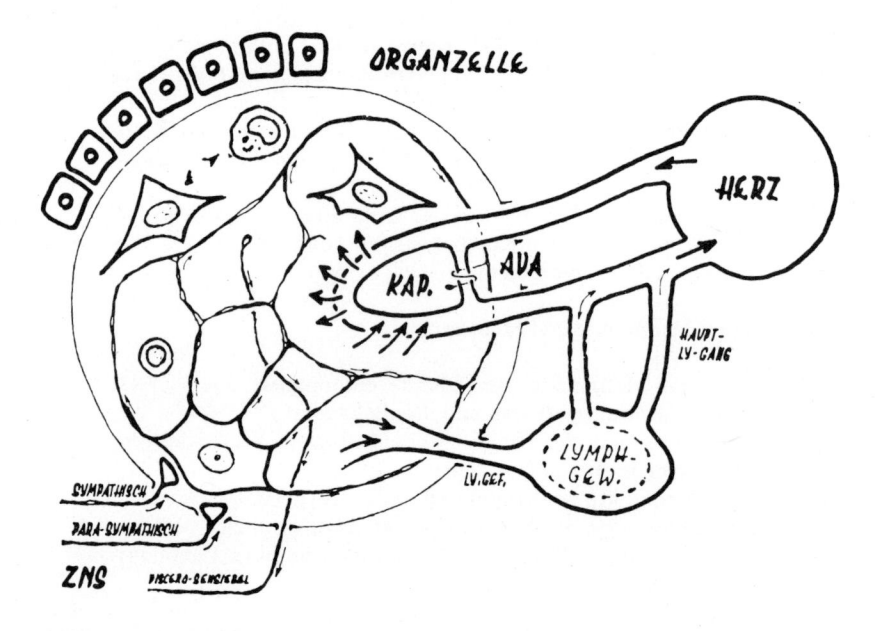

Tafel 1: Die vegetative Grundformation in der Peripherie. Die interstitielle Flüssigkeit umgibt auch die Organzellen. Dies ist hier nicht eingezeichnet, weil die vegetative Grundformation als solche verdeutlicht werden soll. (Aus: „PISCHINGER, Das System der Grundregulation." Karl F. Haug Verlag, Heidelberg 1975) [6].

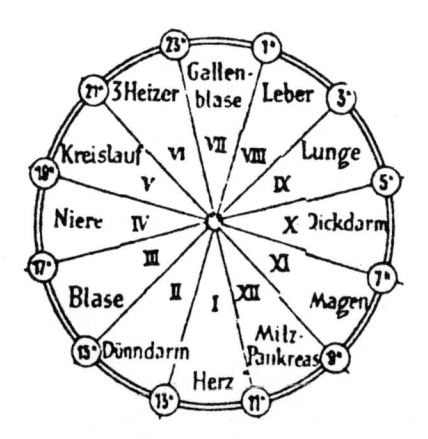

Tafel 2: Die Organuhr (Schema), entnommen aus SCHÄFER [1].

Allgemeiner Verlauf der Meridiane

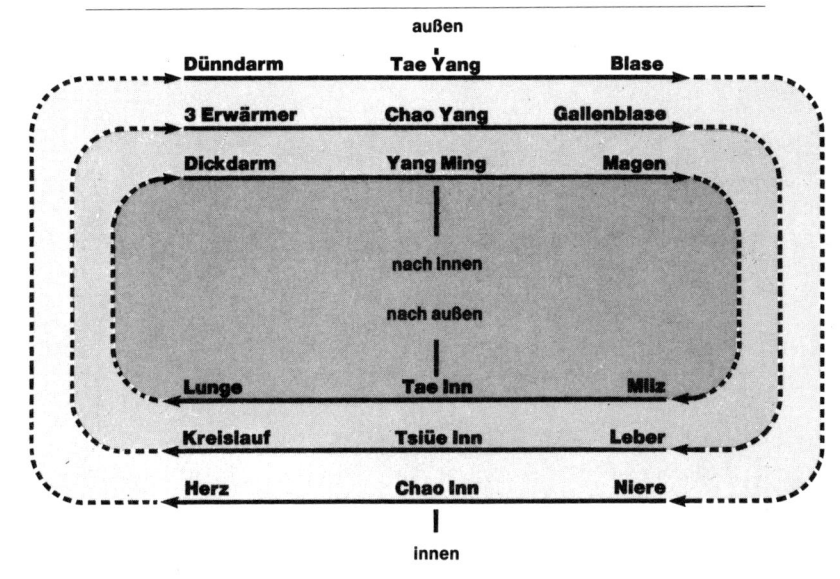

	außen	
Dünndarm	Tae Yang	Blase
3 Erwärmer	Chao Yang	Gallenblase
Dickdarm	Yang Ming	Magen
	↓ nach innen	
	nach außen ↑	
Lunge	Tae Inn	Milz
Kreislauf	Tsiüe Inn	Leber
Herz	Chao Inn	Niere
	innen	

Die drei Yang- und die drei Inn-Meridian-
paare.

Tafel 3: Allgemeiner Verlauf der Meridiane. Die 3 Yang- und die 3 Yin-Meridianpaare, entnommen aus: „FISCH, Akupunktur" [32].

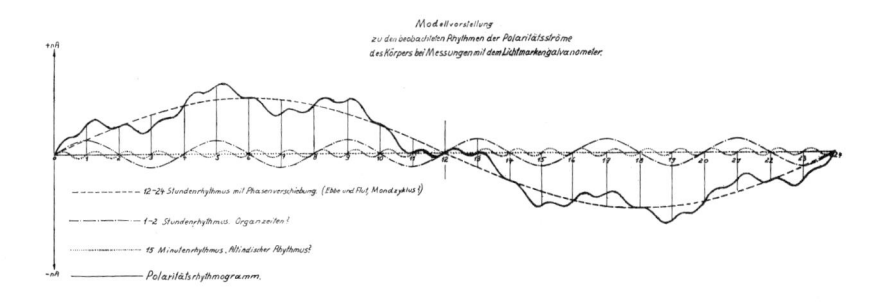

Tafel 4: Abb. 5 aus Artikel: „HARTMANN, Rhythmen im Körpergeschehen", aus „Erfahrungsheilkunde", Heft 12 (1964) [155].

	Minima	Uhr	Maxima	
He	Nebennierenaktion, Stoffwechsel, HO_2-Verbrauch, Herz-Pulsfrequenz, Blutdruck, Wasserausscheidung, Gallensekret, Salzsäureproduktion, Aktivität, Fieber, EEG, geringste Leitfähigkeit in Atmosphäre, Körpertemperatur	0	Hypophysenaktivität	Gbl
Dü		1	Parasympathikotonie Kapillarverengung	Le
		2	Blutfülle in Lunge, Leber, Beinen Nachtkrise	
		3		
Bl		4	Tod und Geburt	Lu
Ni	1. Urin pH	5	positive Ionisation und Leitfähigkeit der Atmosphäre	Dü
		6		
Krs	1. Minute des EEG	7	Leitfähigkeit der Atmosphäre	Ma
		8		
3 E		9	Körpertemperatur 1. Urin pH EEG	Mi-P
		10		
Gbl	Parasympathikotonie	11	erhöht Atemfrequenz u. Puls Aktivität Sympathikotonie	He
		12		
Le	2. Urin pH Konzentration Leberblut	13		Dü
		14	Tageskrise	
Lu		15	Atemfrequenz Diurese 2. und Tages-Urin pH	Bl
		16		
Di	Leberglykogen	17	Fieber Leistungsgipfel Leberfett	Ni
		18		
Ma	3. Urin pH	19	Nebennierenaktivität negative atmosphärische Ladung venöser Rückfluß	Krs
		20		
Mi-Pa		21	Leitfähigkeit der Atmosphäre Luftdruck	3E
		22		
He	Sympathikotonie Nebennierenaktion	23		Gbl
		24	Hypophysenaktivität	

Tafel 5: Zodiakal-24-Stundenzyklus, zusammengestellt aus: „TYMOWSKI, Cycle de la Vie" [177], „STIEFVATER, Organuhr" [143], „BIEDERMANN-RUMMLER, Säure-Basen-Haushalt" [156] und „RENSING, Die ‚innere Uhr' des Menschen" [171] von MARSCHNER.

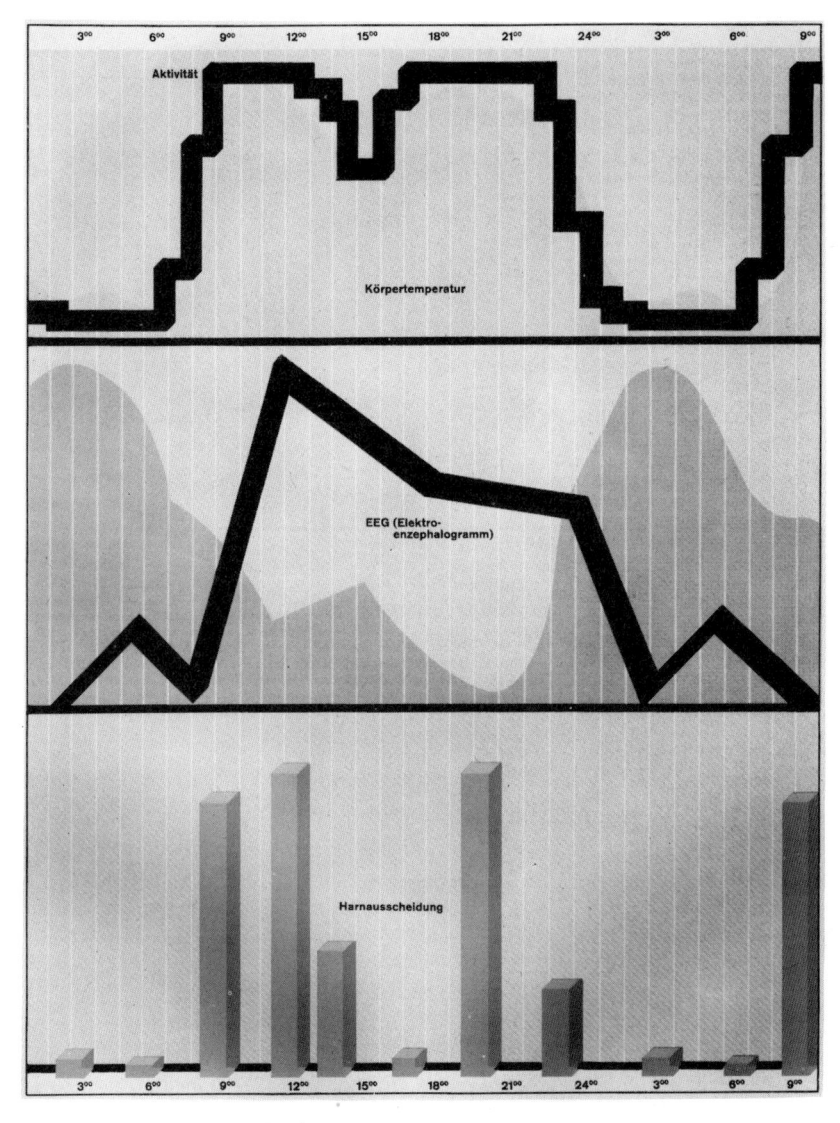

Tafel 6: 24-Stunden-Rhythmus von Körpertemperatur, EEG, Harnausscheidung, entnommen aus: „Die ‚innere Uhr' des Menschen" von RENSING [171].

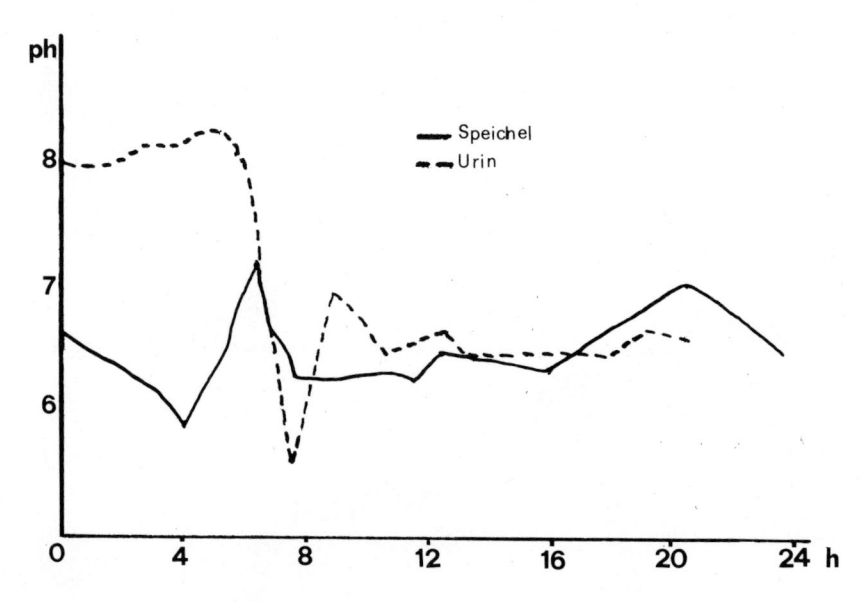

Tafel 7: 24-Stundenrhythmische-Verschiebung der pH-Werte von Speichel und Urin nach Prof. VINCENT, mit Genehmigung aus einem Vortrag entnommen.

Die Morphologie der Leberzellen bewegt sich auch bei Ratten zwischen 2 Extremen. Am Ende der Dunkelperiode, wenn bei diesen Tieren die Ruhepause beginnt, ist der Zeitpunkt des maximalen Glykogengehalts erreicht, und die Zellen zeigen das in allen Lehrbüchern wiedergegebene „typische" Strukturbild auf, das sich ganz wesentlich von jenem während des Glykogenminimums unterscheidet. Noch nicht publizierte Untersuchungen Prof. von MAYERSBACHS ergaben zum Zeitpunkt minimaler Glykogenaktivität höchsten Albumingehalt und umgekehrt.

Gegen 13 Uhr reagiert unser Organismus auf Narkosemittel am empfindlichsten.

Alkohol nur abends trinken; denn *dann ist die Leber „wach"* und *kann Alkohol besser vertragen als am Morgen oder Mittag.* Prof. *Ludwig* GILLMANN

Professor *Heinz von MAYERSBACH:* „Das typische Bild der glykogengefüllten Leberzellen und ihrer Feinstruktur. Es gilt als der ‚normale' Leberzustand." Von MAYERSBACH stellte nun daneben ein ganz anderes Leberbild: „Deutlich vergrößerte Mitochondrien, das Glykogen bis auf wenige Reste in Form niedermolekularer Alphapartikel verschwunden, die typischen großen Pakete des endoplasmatischen Retikulums sind aufgelöst und umschlingen vollkommen die einzelnen Mitochondrien – im Ver-

Tafel 8

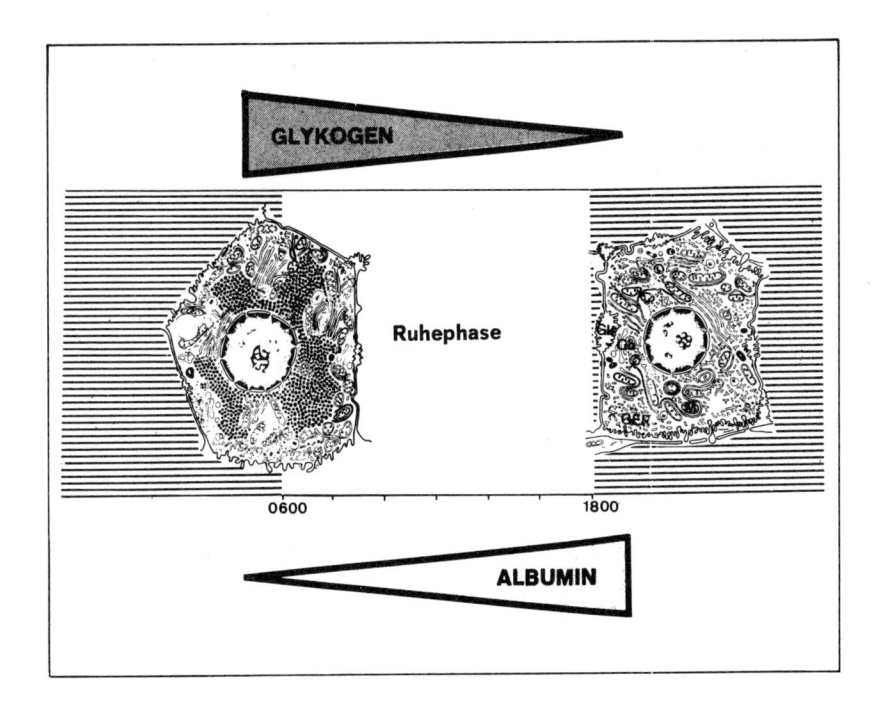

gleich mit dem „Lehrbuchbild" scheint dieser Zustand anormal, möglicherweise manchem sogar pathologisch. Er ist jedoch ebenso normal wie der bekannte Zustand – er tritt nur 12 Stunden später auf. Nur zu einem Zeitpunkt, zu dem die Zelle ohnehin bereit ist, Glykogen zu bilden, kann man diese Synthese durch Insulin anregen – zu keinem anderen Zeitpunkt gelingt das."

Solche und ähnliche zirkadiane (= *ungefähr 24stündige*) *Rhythmen sind demnach durchaus keine geringfügigen physiologischen Schwankungen. Sie beeinflussen entscheidend alle chemischen Meßwerte des Blutes und der Organe.* Sie beeinflussen aber auch die Morphologie, die Ultrastruktur und Histochemie von Zellen und Organen", betont Prof. von MAYERSBACH. Und er fordert: „*Deshalb muß die Zeit als bestimmender Faktor bei der Funktionsergründung berücksichtigt werden.*"

Dr. E. B. RAFTERY, Cardiology Department am Northwick Park Hospital in Harrow (Großbritannien), regte kürzlich in „The Lancet" an: „Weil der *Blutdruck bekanntermaßen erheblichen Tagesschwankungen unterliegt* und *beim Hypertoniker seine Spitzenwerte gegen 10 Uhr morgens, sein Tief gegen 3 Uhr nachts erreicht*, sollte die Hochdrucktherapie konsequenterweise eine Therapie der ersten Tageshälfte sein."

Tafel 8: Zirkadianer Rhythmus im Stoffwechsel. Entnommen aus Artikel: „THYMSHIRN, Alles zu seiner Zeit", erschienen in „Die Weltwoche", 12. 7. 1978 [82, 168, 180] (STÖSSEL).

Schema der *Säure-Basen-Flut* (nach SCHADE-SANDER-RECKEWEG). Morgens gegen 3 Uhr beginnt die *Säurephase* (im Bindegewebe). Sie wird gegen 8 Uhr durch das Frühstück mit einer leichten Schwankung nach unten unterbrochen (gestrichelte Linie) und fällt bis gegen 15 Uhr ab in die *alkalische Phase,* welche je nach der Nahrungsaufnahme noch gewissen Schwankungen unterliegt, um gegen 21 Uhr den tiefsten Punkt der *Vagotonie-alkalischen Phase* zu erreichen und gegen 3 Uhr morgens wiederum in die Säurephase umzuschlagen.

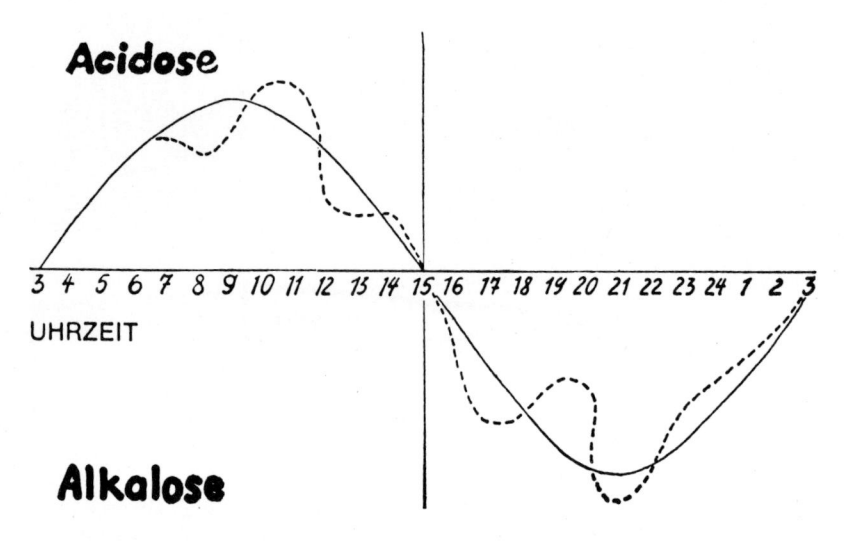

Acidose

3 4 5 6 7 8 9 10 11 12 13 14 15 16 17 18 19 20 21 22 23 24 1 2 3
UHRZEIT

Alkalose

Tafel 9: Die Säure-Basen-Flut nach SCHADE, SANDER und RECKEWEG, aus: „RECKEWEG, Homotoxikologie" [147].

Beispiele für das *Auftreten der primären Azidose:* Eine punktförmige Hautverletzung, z. B. durch Einstechen einer Einstichelektrode in die Haut von Ratten (oder Meerschweinchen), führt zu einer deutlich meßbaren *Änderung der Wasserstoffionenkonzentration.* Diese entzündliche oder traumatische Gewebsazidose ist üblicherweise nach 30 Minuten normalisiert. Etwa den gleichen Befund erhält man nach Kontrollinjektionen von 0,5 ml physiologischer Kochsalzlösung. Dementsprechend führen die stärkeren Giftfaktoren, d. h. Entzündungsursachen, wie die Injektion der gleichen Menge von N/10 Salzsäure zu einer stärkeren chemischen Gewebsverletzung und damit zu einer

Tafel 10

länger andauernden *Gewebsazidose*, mit Normalisierung nach 90 bzw. 120 Minuten (nach: „J. LINDNER, Morphologie, Biochemie und Radiochemie der Entzündung." Aus: „Die Entzündung", Urban & Schwarzenberg, 1966, S. 13)

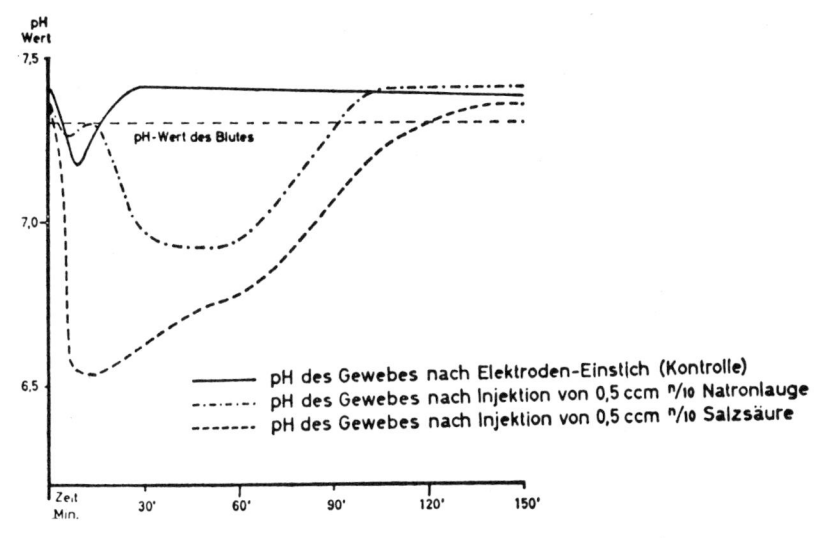

Tafel 10: Blut-pH-Wertverschiebung nach Stich und Injektion nach LINDNER, aus: „RECKEWEG, Homotoxikologie" [147].

Erläuterungen zum Säure-Basen-Haushalt: „Das Ergebnis der SANDERschen Harnuntersuchungen finden wir auf Tafel 11, S. 138 dargestellt, wobei links die Kurve A eines Gesunden dargestellt ist. Die Kurve B zeigt die eines *hochgradig Übersäuerten* und die Kurve C die eines *völlig Untersäuerten* (= Alkalischen). Die Kurve beim Gesunden ist folgendermaßen zu deuten: Im 7-Uhr-Harn (Morgenharn) werden die normalen, im Stoffwechsel anfallenden (sauren) Stoffwechselschlacken der Nacht ausgeschieden. Beim Gesunden gibt es nun etwa 2 – 3 Stunden nach jeder Mahlzeit zur Einleitung der normalen Verdauung eine sogenannte *Basenflut* im Organismus: der Überschuß der durch das Frühstück erzeugten Basenflut – die zur Verdauung im Darmkanal notwendig ist – erscheint, oder soll wenigstens erscheinen, im Vormittagsharn um 10 Uhr. Die später wieder durch die Arbeit im Gesamtstoffwechsel des Körpers (jede Arbeit, auch die geistige, macht Schlacken) anfallenden Säuren, scheidet der Körper im Mittagsharn (*vor* dem Mittagessen um 13 Uhr) aus. Um 16 Uhr geschieht das gleiche wie etwa um 10 Uhr, d. h. die durch das Mittagessen erzeugte *Basenflut* kommt normalerweise im Harn zum Ausdruck, und abends um 19 Uhr ist wieder der Säure-Überschuß vorhanden, der durch die Arbeit des Körpers – gleich welcher Art, auch durch seine eigene Stoffwechselarbeit – entsteht und der normal ist."

Tafel 11

Bei dem Patienten, dessen SBH nicht in Ordnung ist, fehlt nun, wie die Kurven B und C zeigen, die *Ausgleichsfähigkeit* des Organismus, wobei der rhythmische Wechsel der *Säure-Basen-Fluten* kaum mehr angedeutet ist. Wie durch richtige Behandlung (vor allem Ernährung) die normale Ausgleichsfähigkeit wieder hergestellt werden kann, zeigt das Beispiel rechts. („Das heißt also, die Krankheitsursache lag in der *Übersäuerung*, das heißt in dem Überschuß chemisch-homotoxisch-aktiver saurer Valenzen im Organismus") (BIEDERMANN und RUMMLER).

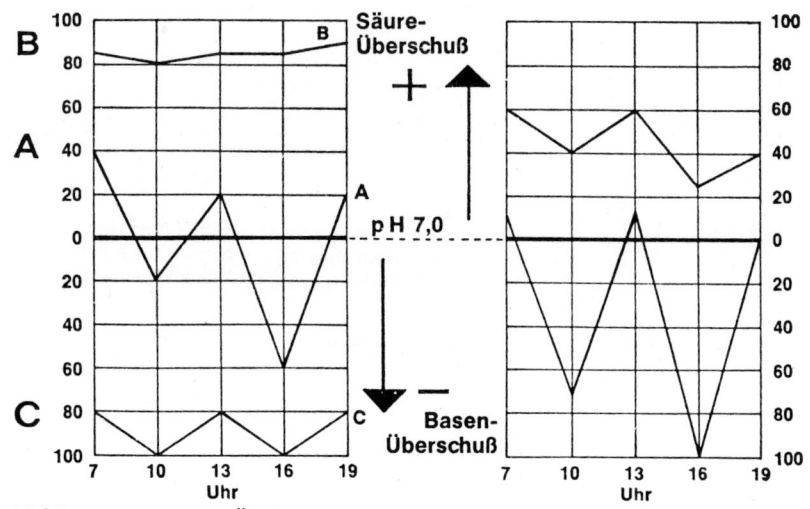

Tafel 11: Säure-Basen-Überschuß nach Dr. K. RUMMLER, entnommen aus: „WALB, Die Haysche Trenn-Kost", Karl. F. Haug Verlag, Heidelberg 1981.

Biorhythmus nach FLIESS

Neben den bisher aufgeführten Rhythmen gibt es nach FLIESS 3 grundlegende Lebensrhythmen, deren Zusammenspiel sich individuell vom Tage der Geburt an ergibt:

1. der 23-Tage-Rhythmus oder Rhythmus der körperlichen Kraft, auch männlicher Rhythmus,

2. der 28-Tage-Rhythmus oder Rhythmus des seelischen Zustandes, auch weiblicher Rhythmus,

3. der 33-Tage-Rhythmus oder Rhythmus der geistigen Fähigkeit
gehen in Wellenbewegung auf und ab, gleich jeweils einer Sinuskurve.

Tafel 12

Liegen die Kurven im positiven Bereich, besteht körperliches-, seelisches- bzw. geistig-logisches Hoch, im Minusbereich jeweils ein Tief.

Kritisch sind Tage des Wechsels von Plus nach Minus oder umgekehrt, wie wir es von Wetterumbruchslagen kennen.

Krisentage sind ungünstig für Unternehmungen, Operationen u. a.

Die Errechnung erfolgt nach einem Schlüssel aufgrund des Geburtsdatums für jeden gewünschten Tag des Lebens.

GENUIT konstruierte aus diesen 3 Grundrhythmen die Erfolgskurve.

Als Beispiel dienen die errechneten Rhythmen von GOETHE und der Frau von STEIN. Die vorhandene Harmonie der beiden Partner ist an der Parallelität der Kurven ablesbar.

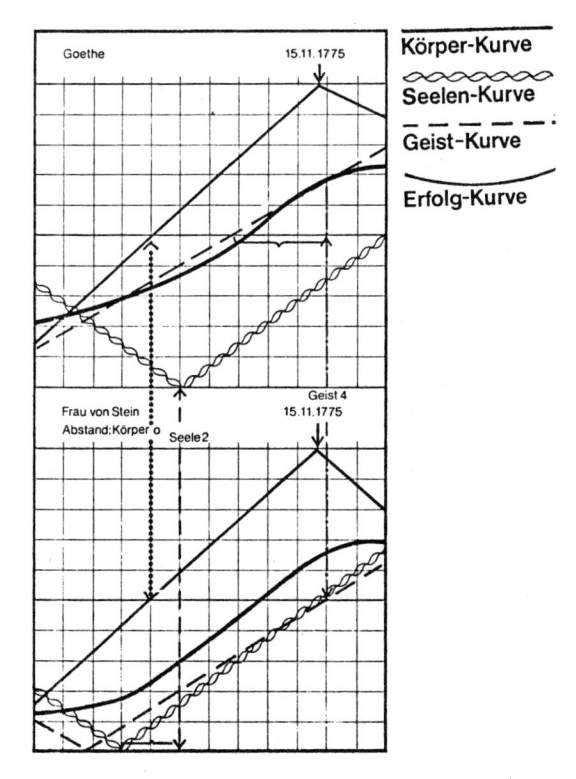

Tafel 12: Biorhythmus nach FLIESS, entnommen aus: „GENUIT, Biokurven", [179].

Der Einfluß der Jahreszeiten auf physiologische Parameter

Physiologische Parameter	Maximum (Häufigkeit und/oder Ausprägung)	Minimum (Häufigkeit und/oder Ausprägung)
Albumine	erhöht im warmen Winter	–
Blutsenkungsgeschwindigkeit	schneller im Sommer	langsamer im Frühjahr und Winter
Blutdruck, systolischer	erhöht im November / Februar – März	–
Blutdruck, diastolischer	erhöht im Winter	erniedrigt im Sommer
Blutgerinnungszeit	verkürzt in warmen Perioden (aber auch relativ warmen Wintern)	verlängert in kalten Perioden
Blutvolumen	Anstieg im Sommer	Rückgang im Winter
Diurese	verstärkt von Oktober – Februar	verringert von Frühjahr bis Sommerbeginn
Durchblutung, zerebrale	Tonuserhöhung im Winter	–
Eosinophile	vermehrt im März	vermindert Juli – August
Gamma-Globuline	erhöht während der kalten Jahreszeit	erniedrigt während der warmen Jahreszeit (aber auch während warmer Winter)
Haarwachstum	schneller im Sommer	langsamer im Winter
Hämoglobin	höher im Winter	niedriger im Sommer
Herzfrequenz	schneller im Sommer	–
Kalium-Ausscheidung	erhöht im Frühjahr	–
17-Ketosteroide	höher im Winter	niedriger im Sommer
Lipidproduktion der Haut	höher im Sommer	niedriger im Winter
Magensäure	verstärkt im Winter	verringert im Sommer
Oxalat-Ausscheidung (idiopathische Hyperkalzurie)	verstärkt im Sommer	verringert im Winter
PBJ (jodgebundenes Protein)	vermehrt im Frühling	verringert im Sommer
pH des Blutes	erhöht im Sommer	verringert im April (?)
pH der Muttermilch	Häufung alkalischer Werte während Sommer und Frühherbst (Nahrungsgewohnheit?)	–
Plasma-Jod	erhöht im Juli und August	verringert von Dezember bis April
Prothrombin	–	verringert im Winter und Frühjahr

Tafel 13: Der Einfluß der Jahreszeiten auf physiologische Parameter, entnommen aus: „FAUST, Biometeorologie", [62].

Langzeitstudie zur Ermittlung der physiologischen und pathologischen Schwankungsbreite von Organmeßwerten im BFD-Regulationstest Teil I *

(Korreferat zum Vortrag Dr. PFLAUM)

Von G. MARSCHNER

In anschaulicher Weise hat Herr Dr. PFLAUM die Beachtung der Rhythmen beim BFD-Test vorgeführt.

Mit diesem Thema könnte eine ganze Tagung ausgefüllt werden. Einige Ergänzungen sollen angeschlossen sein (Abbildung A).

Wir sehen einen Ablauf, der in Verbindung mit dem Theratestgerät durch einen parallel geschalteten Punktschreiber aufgezeichnet ist. Alle 2 Sekunden wird der Meßwert durch einen Punkt auf dem Registrierstreifen notiert, der in 1 Stunde 30 mm abrollt.

Die zu messenden Leitwerte werden mit einer die Handgelenke rechts und links umschließenden Silberelektrode abgenommen. Begonnen wird mit dem Energieumlauf des Gallenmeridians um 23 Uhr. Wir kommen über Leber,- Lunge- schließlich in die Zeit des Dickdarmmeridianumlaufs.

Zeichen erwecken Aufmerksamkeit:

1. der rapide Potentialanstieg von 30 – ca. 96 (bei dieser Aufzeichnung liegen die hohen Werte rechts) in der Zeit 3.20 – 4.50 Uhr, der Periode des Lungenmeridians. Es ist die Nachtkrise, das Umschwenken von Vagus auf Sympathikus,

2. 28 kleine Zeichen mit einigen Sekundenanzeigen, wobei die Potentiale absinken und wieder auf den vorherigen Stand zurückkehren. In dieser Zeit tritt Muskeltätigkeit ein. Der Proband wechselt die Seitenlage.

3. fällt auf die Gleichmäßigkeit des Potentials in der Zeit von 24 – 2.50 Uhr mit nur 2 kleinen Unterbrechungen. Obgleich oder vielleicht weil der Proband 5 Hepatitis-Rezidive hinter sich hat, besteht Tiefschlaf,

4. das langsame Erwachen, das sich in einem Vor und Zurück und wieder Vor zeigt. Beim völligen Erwachen ist das gleiche Potential des Einschlafens erreicht.

Die in der Oppositionszeit von 11 – 19.30 Uhr aufgenommene (Abbildung B) Tageskurve (beim gleichen Probanden) verläuft viel unregelmäßiger. Die ganze Zeit hindurch ist der Proband mit dem tragbar gemachten Meßgerät verbunden. Eine vorwiegend geistige Tätigkeit bestimmt die Schwankungen. Selbst die Mahlzeiten sind miteinbezogen. Der Nachtkrise steht in Opposition zur Zeit der Vesper innerhalb der Spitzenzeit des Blasenmeridians. Die Mittagsruhe zeigt die Ausgeglichenheit der Nachtruhe und des Tiefschlafes wieder.

Einen völligen Einbruch im Kurvenablauf erkennen wir beim Auftreten eines Telefongespräches. Das ist dem Probanden sichtlich auf die Nieren geschlagen. Erst nach einer Stunde kommt der Leitwert wieder in seine vorherige Ursprungslage zurück.

Aus diesen Schwankungsbreiten mögen Sie die Reichhaltigkeit der einwirkenden Reize erkennen, womit unaufhaltsam Potentialverschiebungen stattfinden.

Der vielbenannte 2-Stunden-Rhythmus konnte nicht in diesem Fall an Leitwerten festgestellt werden.

Tafel 14
---
* anläßlich der BFD-Tagung am 29. 10. 1979 in Baden-Baden innerhalb der Medizinischen Woche der Gesellschaft der Ärzte für Erfahrungsheilkunde e. V.

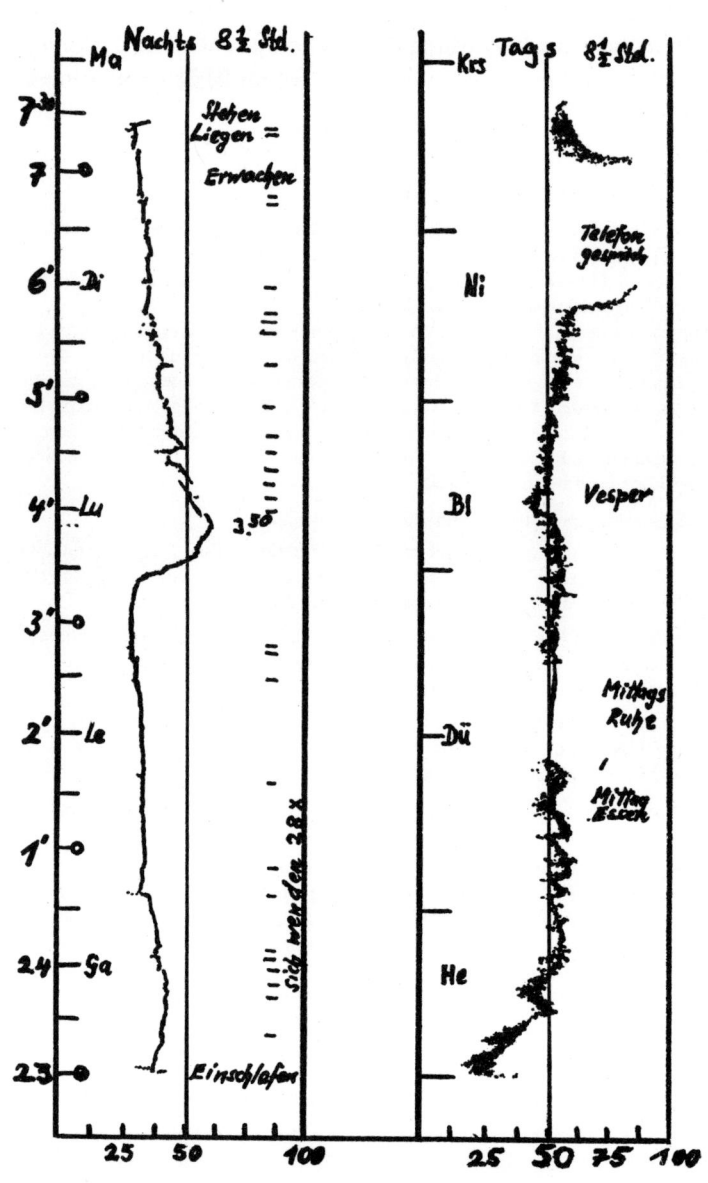

Leitwerte Handgelenk li : re (MARSCHNER)

Abbildungen A und B: Potenzialwerte im 24-Stunden-Rhythmus.

Tafel 14: Referat von MARSCHNER: „Langzeitstudie zur Ermittlung der physiologischen und pathologischen Schwankungsbreite von Organmeßwerten im BFD-Regulationstest" (Teil I).

Langzeitstudie zur Ermittlung der physiologischen und pathologischen Schwankungsbreite von Organmeßwerten im BFD-Regulationstest (Teil II)*

(Korreferat zum Vortrag Dr. PFLAUM)

Von G. MARSCHNER

Abgesehen von der „inneren Uhr" jeder Zelle, und das gilt für alle Organismen, auch für die Einzeller, zeigen Mensch, Tier, Pflanze usw. einen zirkadianen (= 24 stündigen) Rhythmus auf.

Um eine Erklärung zu finden, machen wir einen Sprung ins All hinaus (Abbildung). Das magnetische Feld der Galaxe mit Sonne, Erde, Mond ist vor uns. Es ist ein Spiel von spiraligen Abläufen. Zwischen dem magnetisch positiven und negativen Feld läuft die Sonne in einem Teilabschnitt ihrer spiraligen Laufbahn. Um diese bewegt sich die Erde in ihrer spiraligen Bahn.

Der dargestellte Umlauf beginnt bei „He" dem Augenblick der Herbstwende, steigt zum Kulminationspunkt der Wintersonnenwende und des negativen Maximums auf, erreicht bei „Fr" den Frühlingspunkt und tritt damit in das positive Feld ein, dessen Maximum bei der Sommersonnenwende erreicht wird. Zugleich bewegt sich der Mond (oder auch anders gesagt wird der Mond von der sich drehenden Erde hinterhergezogen) wiederum in einer Spirale um die Erde. Damit verändert sich gleichermaßen das

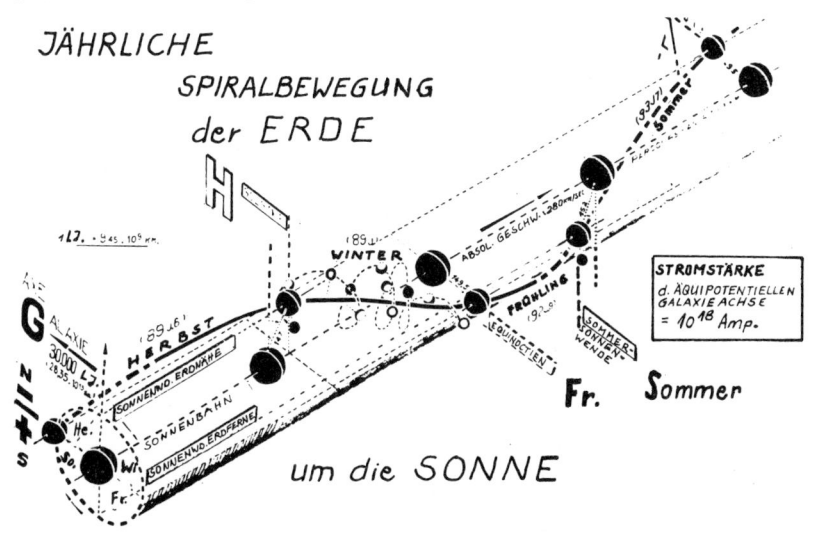

Abbildung: Jährliche Spiralbewegung der Erde um die Sonne, mit Genehmigung des Autors VINCENT aus: „Elektromagnetische Grundlagen des Universums", Erster Kongreß der SIBEV [15].

Tafel 15

---

* Anläßlich der BFD-Tagung am 29. 10. 79 in Baden-Baden innerhalb der Medizinischen Woche der Gesellschaft der Ärzte für Erfahrungsheilkunde e. V.

elektromagnetische Feld beider. Diese Bewegungen im magnetischen Feld führt zu elektromagnetischen Potentialveränderungen, die einen rhythmischen Ablauf in sich tragen.

Die Umdrehung der Erde von 24 Stunden bewirkt am betrachteten gleichen Ort eine Potentialverschiebung vom Wechsel des Positiven zum Negativen über das Maximum des Negativen, wieder den Wechsel vom Negativen zum Positiven und schließlich hin zum Positiven und so fort.

In dieser Dynamik liegt der Schlüssel der Lebensvorgänge. Der große Kosmos gibt uns die Antwort für den kleinen Kosmos Mensch und alle Lebewesen oder deren Teile.

Tafel 15: Langzeitstudie zur Ermittlung der physiologischen und pathologischen Schwankungsbreite von Organmeßwerten im BFD-Regulationstest (Teil II).

Wettervorgänge und Krankheitsbeeinflussung

	Wetter Z = zyklonal A = antizyklonal		Aufgleitvorgänge			Labile Vorgänge		Fronten			Absinkvorgänge		
	A	Z	stabil	labil	sub-tropisch	Grund-schicht	hoch-reichend	WF	KF	Okkl.	Ab-sinken	Ab-gleiten	Inver-sion
Konzentrationsfähigkeit	+.	⊘				⊘		⊘			+		
Reaktionszeit	+.	●				○	○	●	●	●	+.	●	●
Verkehrsunfälle	+.	●	+	⊘	⊘	+.	+.	⊘	⊘	⊘	+.	●	
Betriebsunfälle	+.	●			⊘		⊘	⊘	⊘	⊘	+.	●	
Schmerzempfindung	(+)	⊘		⊘	⊘	⊘	⊘	⊘	⊘		+		
Schlafbedürfnis	+	⊘		⦵	⦵		⊘	⊘⁺	⊘	⦵	○	+	+
Schlaftiefe	+	⊘	(+)	●	⊘	○	+	●	○	○	+	+	
Bronchialasthma	+	●	○	○	●	○	●	⊘	●	●	+	+	●
Schlaganfälle	+	⊘			●				●	⊘	○		
Angina pectoris	+.	●	+	●		+	⊘	●	●	○	+.	+	
Herzinfarkt	+.	●		●	●		●	●	●	●	+.	⊘	○
Herztod	+.	●	○	●				●	●	●	+.		
Todesfälle	+.	●	⊘	●	+	●	+.		●	●	+.	⊘	⊘
Embolie	+	⊘	+	⊘	⊘	○	⊘	⊘	●	⊘	+	○	⊘
Nierenkolik	+	⊘			●				●		+.	+	
Gallenkolik	+	⊘			●				●		+	+	
Magenperforation	+	⊘	⊘	⊘	⊘	+	+	⊘		⊘	+.	+.	○
Blinddarmentzündung	+	⊘			●		●				+.	+.	○
Vorderkammerhlutg. n. Aug. Op.	⊘												⊘
Glaukom	+	⊘			⊘			⊘	⊘	⊘			⊘
Kopfschmerz	+	⊘			⊘			⊘	⊘				⊘
Selbstmord	+	⊘			⊘				⊘				etwa 30% d. Ableitvorgänge
Wetterstd. 1955 – 58 in %	54,5	45,5	9,4	2,3	21,2	1,3	4,3	2,0	3,9	1,1	23,4	31,1	
Grad der Biotropie	•												
Grad der Biotropie			mäßig bis schwach	stark	sehr stark	schwach	mäßig	stark bis mäßig	stark bis mäßig	stark	indifferent	schwach bis indiffer.	stark bei mehrtäg. tiefliegender Inversion unter 1000 m

In der nebenstehenden Tafel sind die statistischen Korrelationsergebnisse von Untersuchungen über den Zusammenhang zwischen Krankheitserscheinungen bzw. Todeseintritt und den Wettervorgängen dargestellt. Es ist zwischen günstigem und ungünstigem Einfluß des atmosphärischen Umweltmilieus zu unterscheiden. Die in der Tafel eingetragenen Symbole sagen folgendes aus:

+ günstiger Einfluß
+. statistisch gesicherter günstiger Einfluß (außerhalb des Zufalls)
○ Einfluß bisher nicht feststellbar

⊘ ungünstiger Einfluß
● statistisch gesicherter ungünstiger Einfluß (außerhalb des Zufalls)

Man erkennt aus dieser Darstellung, daß antizyklonales (hochdruckbeeinflußtes) Wetter für den erkrankten menschlichen Organismus ein günstiges Umweltmilieu bedeutet, im Gegensatz zum zyklonalen (tiefdruckbeeinflußten) Wetter. Bei Durchsicht der einzelnen Krankheitszeilen fällt ins Auge, daß insbesondere bei Erkrankungen der Atemwegorgane, bei Herz- und Kreislaufkrankheiten und bei Koliken eine gesicherte Wetterabhängigkeit des Befindens besteht. Beim Blick in die Wetterspalten wird die Biotropie der zyklonalen Vorgänge allgemein sowie der labilen, subtropischen Wetterphase und der Wetterfronten deutlich. Von besonderem Interesse sind die drei letzten Zeilen der Tafel. Hier läßt sich ablesen, in welchen Prozentsätzen die verschiedenen Wetterereignisse im langjährigen Mittel in Mitteleuropa auftreten und welche Biotropie-Stärkegrade diesen Wetterereignissen zugeordnet werden können.

(F. Becker: VDI-Z., Bd. 116 [1974] Nr. 17, S. 1 367-1 454)

Tafel 16: Entnommen aus: „SWANTES, Medizinmeteorologische Aspekte bei Zahn- und Kiefererkrankungen" [157].

„Desgleichen sind auch *alle* Himmels-Phänomene elektromagnetisch:... die Sonnenflecken sind die Auswirkungen polarisierter und sich kreuzender Lichtstrahlen (Auslöschung oder Verstärkung der elektrischen oder magnetischen Vektoren), welche von den Rückstrahlungen von Mond und Planeten herrühren.... Der in diesem Kreis induzierte Strom kann auf 3×10^{18} Ampère/Sek. geschätzt werden", VINCENT.

MAXIMUM AN SONNENFLECKEN = EPIDEMIEN

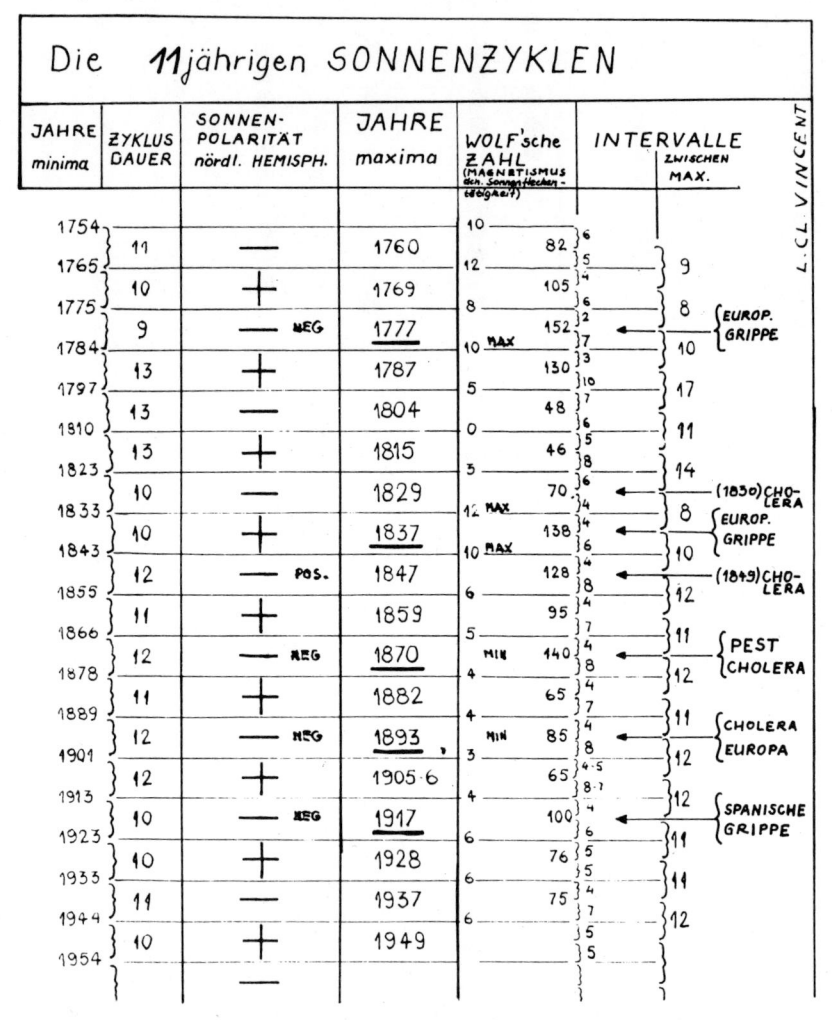

Die 11jährigen SONNENZYKLEN

JAHRE minima	ZYKLUS DAUER	SONNEN-POLARITÄT nördl. HEMISPH.	JAHRE maxima	WOLF'sche ZAHL (MAGNETISMUS dch. Sonnenflecken-tätigkeit)	INTERVALLE ZWISCHEN MAX.	
1754	11		1760	10 / 82 }6		L. CL. VINCENT
1765	10		1769	12 / 105 }5 }4	}9	
1775	9	— NEG	1777	8 / 152 }6 }2	}8	EUROP. GRIPPE
1784	13	+	1787	10 MAX / 130 }7 }3 }10	}10	
1797	13	—	1804	5 / 48 }7	}17	
1810	13	+	1815	0 / 46 }6 }5	}11	
1823	10	—	1829	3 / 70 }8 }6 }4	}14	
1833	10	+	1837	12 MAX / 138 }4 }6	}8	(1830) CHOLERA EUROP. GRIPPE
1843	12	— POS.	1847	10 MAX / 128 }8 }4	}10	(1849) CHOLERA
1855	11	+	1859	6 / 95 }7 }4	}12	
1866	12	— NEG	1870	5 MIN / 140 }8 }4	}11	PEST CHOLERA
1878	11	+	1882	4 / 65 }7 }4	}12	
1889	12	— NEG	1893	4 MIN / 85 }8 4·5	}11	CHOLERA EUROPA
1901	12	+	1905·6	3 / 65 }8·1 }4	}12	
1913	10	— NEG	1917	4 / 100 }6 }5	}12	SPANISCHE GRIPPE
1923	10	+	1928	6 / 76 }5 }4	}11	
1933	11	—	1937	6 / 75 }7 }5	}11	
1944	10	+	1949	6 / }5	}12	
1954						

Tafel 17: Mit Genehmigung des Autors VINCENT, aus: „Elektromagnetische Grundlagen des Universums", Erster Kongreß der SIBEV [15].

Erdmagnetfeld-Rhythmen

WARNKE [165] „Neben tagesperiodischen Variationen werden Schwankungen registriert, die Pulsationscharakter aufweisen, mit Perioden von *1 Sekunde bis mehreren Minuten*. Die Herkunft dieser Schwankungen ist wahrscheinlich der Weltraum."

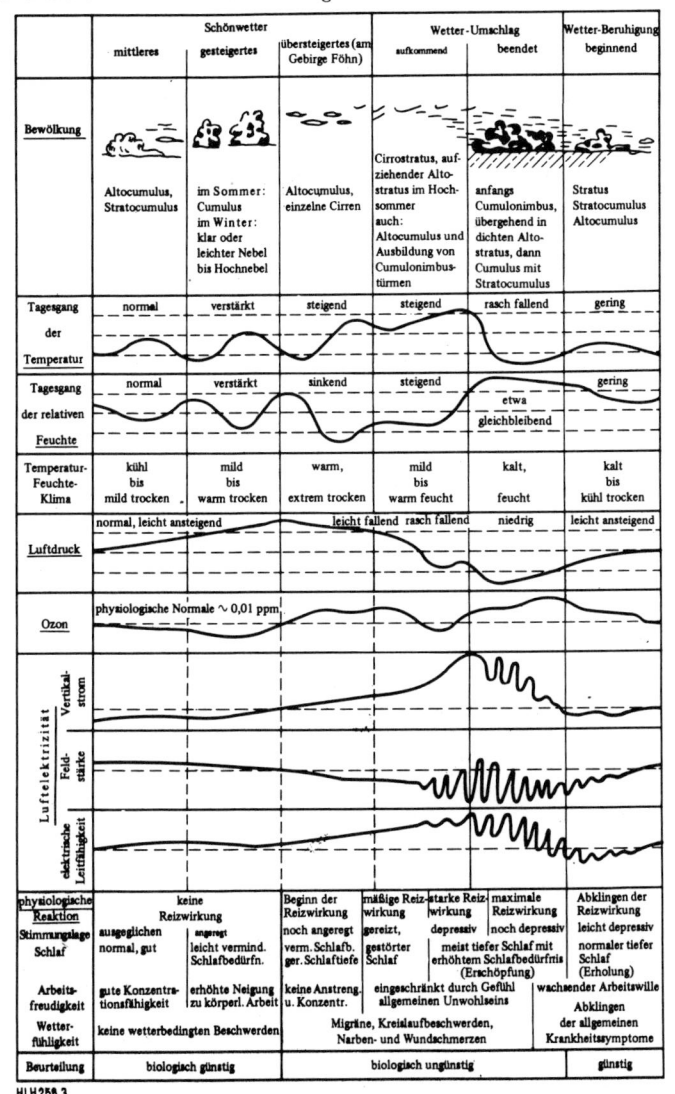

	Schönwetter			Wetter-Umschlag		Wetter-Beruhigung
	mittleres	gesteigertes	übersteigertes (am Gebirge Föhn)	aufkommend	beendet	beginnend
Bewölkung	Altocumulus, Stratocumulus	im Sommer: Cumulus im Winter: klar oder leichter Nebel bis Hochnebel	Altocumulus, einzelne Cirren	Cirrostratus, aufziehender Altostratus im Hochsommer auch: Altocumulus und Ausbildung von Cumulonimbustürmen	anfangs Cumulonimbus, übergehend in dichten Altostratus, dann Cumulus mit Stratocumulus	Stratus Stratocumulus Altocumulus
Tagesgang der Temperatur	normal	verstärkt	steigend	steigend	rasch fallend	gering
Tagesgang der relativen Feuchte	normal	verstärkt	sinkend	steigend	etwa gleichbleibend	gering
Temperatur-Feuchte-Klima	kühl bis mild trocken	mild bis warm trocken	warm, extrem trocken	mild bis warm feucht	kalt, feucht	kalt bis kühl trocken
Luftdruck	normal, leicht ansteigend			leicht fallend rasch fallend	niedrig	leicht ansteigend
Ozon	physiologische Normale ~ 0,01 ppm					
Luftelektrizität (Vertikalstrom, Feldstärke, elektrische Leitfähigkeit)						
physiologische Reaktion	keine Reizwirkung		Beginn der Reizwirkung	mäßige Reizwirkung	starke Reizwirkung / maximale Reizwirkung	Abklingen der Reizwirkung
Stimmungslage	ausgeglichen	normal, gut	noch angeregt	gereizt, verm. Schlafb.	depressiv	noch depressiv / leicht depressiv
Schlaf		leicht vermind. Schlafbedürfn.	ger. Schlaftiefe	gestörter Schlaf	meist tiefer Schlaf mit erhöhtem Schlafbedürfnis (Erschöpfung)	normaler tiefer Schlaf (Erholung)
Arbeitsfreudigkeit	gute Konzentrationsfähigkeit	erhöhte Neigung zu körperl. Arbeit	keine Anstreng. u. Konzentr.	eingeschränkt durch Gefühl allgemeinen Unwohlseins		wachsender Arbeitswille
Wetterfühligkeit	keine wetterbedingten Beschwerden			Migräne, Kreislaufbeschwerden, Narben- und Wundschmerzen		Abklingen der allgemeinen Krankheitssymptome
Beurteilung	biologisch günstig			biologisch ungünstig		günstig

HLH 258.3

Bild 3: Witterung und menschliches Wohlbefinden in den gemäßigten Klimazonen
Vom Verfasser zusammengestellt aus zahlreichen Fachdokumentationen aus dem letzten Jahrzehnt

Tafel 18: Entnommen aus: „REINDERS, Der Atmungskatalysator — das negative Sauerstoffion", HLH, Heft 3 (1974) [162].

Frequenzen-Beziehungen und Wirkungen
Zusammenstellung aus Literatur (MARSCHNER)

Hz*	Organ	Indikation	Element	weitere Angaben
0,5				0,5 – 3,0 Hz erzeugende Impulse
0,6				des ZNS. „Wenige Kippschwin-
0,7				gungsimpulse... sind in der Lage,
0,89			S	in Sekundenschnelle Krankheiten
0,9	Leber			zu heilen, wie auch zu erzeugen"
1,0				(HARTMANN).
1,1				
1,2	Herz, Gelenke	Gelenkschmerz	P	
1,3				
1,4				
1,5				
1,6				
1,7	Sympathikus	akute-, subakute	Ca	„Für W-Typ nach CURRY**, posi-
		Entzündungen	Tl	tiv bei *1,75 Hz*-Kippschwingungs-
1,8			Se	feld bekommt der Herzkranke,
1,95			Ra	ödembelastete Pykniker lufthung-
2,0				rige Luft", HARTMANN.
2,1				
2,2			Sb	1,8 Hz Schwebefrequenz in Ver-
2,3				bindung mit 10 Hz nach LANG,
2,4				(HARTMANN).
2,5		Sinusitis	Al	Ab 2,5 – 15 Hz krampflösend, ent-
2,65			Mg	zündungserregend.
2,7				
2,8			V	1 – 4 Hz für GW-Typ (CURRY),
2,9				positiv.
3,0				
3,1				
3,2				
3,3		Arteriosklerose	Si	
3,4				
3,5			Pt, Co	
3,6			Ag	
3,7				
3,8			Te	
3,9		Neuralgien	Hg	
4,0	Pankreas		Zn	
	Hypophyse			
4,1				
4,2				

* = Kippschwingung 1 – 15 Hz biologisch wirksam zwischen 10 – 120 V.
** = CURRY-Konstitutionstypen [170].

Tafel 19

Hz	Organ	Indikation	Element	weitere Angaben
4,3				
4,4				
4,5				
4,6				
4,7				
4,8				
4,9	Ovarien		Cu	
5,0				5 – 10 Hz für GK-Typ (CURRY)
5,1				
5,2				
5,3				
5,4				
5,5		Gefäßspasmen		
—		mit Parästhesien		
5,6				
5,7				
5,8			Al	
5,9				
6,0	Vagus	Hypertonie (rot)	Au	
6,1				
6,2				
6,3		Psychosen	Ca	
6,4				
6,5			W	
6,6				
6,7				
6,8	Muskulatur			
6,9				
7,0				
7,1				
7,2				
7,3				
7,4				
7,5	Nerv. trigemi-	Trigeminus-Neu-		
7,6	nus	ralgie		
7,7				
7,8				
7,9				
8,0				
8,1				Wasser-Kalium-Natrium-
—				Haushalt
8,2				
8,3				
8,4				
8,5				

Tafel 19

Hz	Organ	Indikation	Element	weitere Angaben
8,6			Na	
8,7				
8,8				
8,9				
9,0				Von 9 – 12 Hz für K-Typ
9,1				(CURRY) positiv,
9,2	Ohr, Niere	diastolischer Hoch-	Cl	Störung der Nierenausscheidung
9,3		druck, Lähmungen		und Nierengefäßsklerose
9,4	Bronchien	endokrine Hypertonie	Mn	
	Gelenke			
	Adnexe	Paresen		
	Blase	Varicosis		
	Prostata	Zirkulation-	Br	
	Hypophyse	Störung 9,45	B	
9,5	Larynx	spastische Hyper-	J	
	Trachea	tonie		
9,6	Parathyreo-		F	Calciumstoffwechsel
	idea			
9,7		Rheuma	Sn	
9,8	Leber		Bi	**10 Hz = biologisches Optimum,**
9,9				„Sferix = erhöhte
10,0	Herz, VNS		Erb	Thrombozytenadhäsivität, bei 2 – 5 und über 20 Hz keine Thrombozytenadhäsivität".

„10 Hz-Resonanzschwingung zwischen Erde und Ionensphäre muß als *Zeitgeber* für den Organismus angesehen werden", WARNKE [165].

„10 Hz und größere, schwache Impuls- und Pulsfolgefrequenzen aus homogenen oder inhomogenen magnetischen Wechselfeldern am Kopfbereich angesetzt, erhöhen Infrarotabstrahlung der Körperoberfläche, besonders der Hände und Finger in individueller unterschiedlicher Weise. Alter, Geschlecht, Tageszeit haben Einfluß auf Reaktion und Reaktionsdauer, (WARNKE und ALTMANN [161]). Wir können aus den Arbeiten der BFD hinzufügen: die Elektropotentiale verändern sich in gleicher Weise.

„Die biologischen Grundphänomene im Gehirn", nach CASPERS und WARNKE [159]:

    10 Hz – spontane Makrowellen – Gleichspannungskomponente,
    20 Hz – Makroaktionspotentiale,
    ca. 40 Hz – Synapsenpotential,
    ca. 50 Hz – neuronale Spitzenpotentiale.

Tafel 19

Weitere Daten über Magnetwechselfelder:

4 – 12 Hz Indikation bei: Migräne, Uretritis, grippale Infekte, Schmerzen.
3, 3; 10; 16, 6 Hz – puls. Felder und
42; 466; 653; 933 Hz (1 500 Gs.) alternierende Felder gelten als

„Frequenz des Reizes" gefunden bei Erythrozyten-Sedimentationsrate, beim Protoplasma, beim Zellkern, beim Embryonen, beim Wachstum und der Entwicklung überimpfter Geschwülste;

42 Hz Wechselfeld verzögert Tumor-Entwicklung nach M. LENZI (WARNKE [166])

60 Hz 0,874 Vs/m^2 und 1 000 Hz 0,226 Vs/m^2 erzeugt Nerven- und Muskelreizung ohne Elektroden, internes Augenflackern, Nasenverstopfung, nach KOLIN, BRILL, BROBERG (WARNKE [166]).

45 Hz (1 Gs) erzeugt geringeren Effekt in kognitiver Fertigkeit nach PASTAKIA, (WARNKE [166]).

175 und 220 MHz Kippschwingung vorhanden im Bereich vom Fernseher;
215 MHz im statischen Feld erzeugt Bauchkollern, Halsschmerzen;
166 MHz im statischen Feld erzeugt Auflösung dieser Beschwerden;
166, 300 – 333 MHz erhöhen Biopotentiale,
50, 90, 100 – 180 cm sind noch unbekannte biologisch aktive Energieformen.

„Diese Reize greifen in den Aufbau des Zelleiweißes und in die Kolloid-Raumstruktur ein", (HARTMANN [65]).

21 cm ist *die Wasserstoff*-Frequenz! (HARTMANN [65])

Tafel 19: Frequenzen – Beziehungen und Wirkungen, zusammengestellt aus Literatur von MARSCHNER.

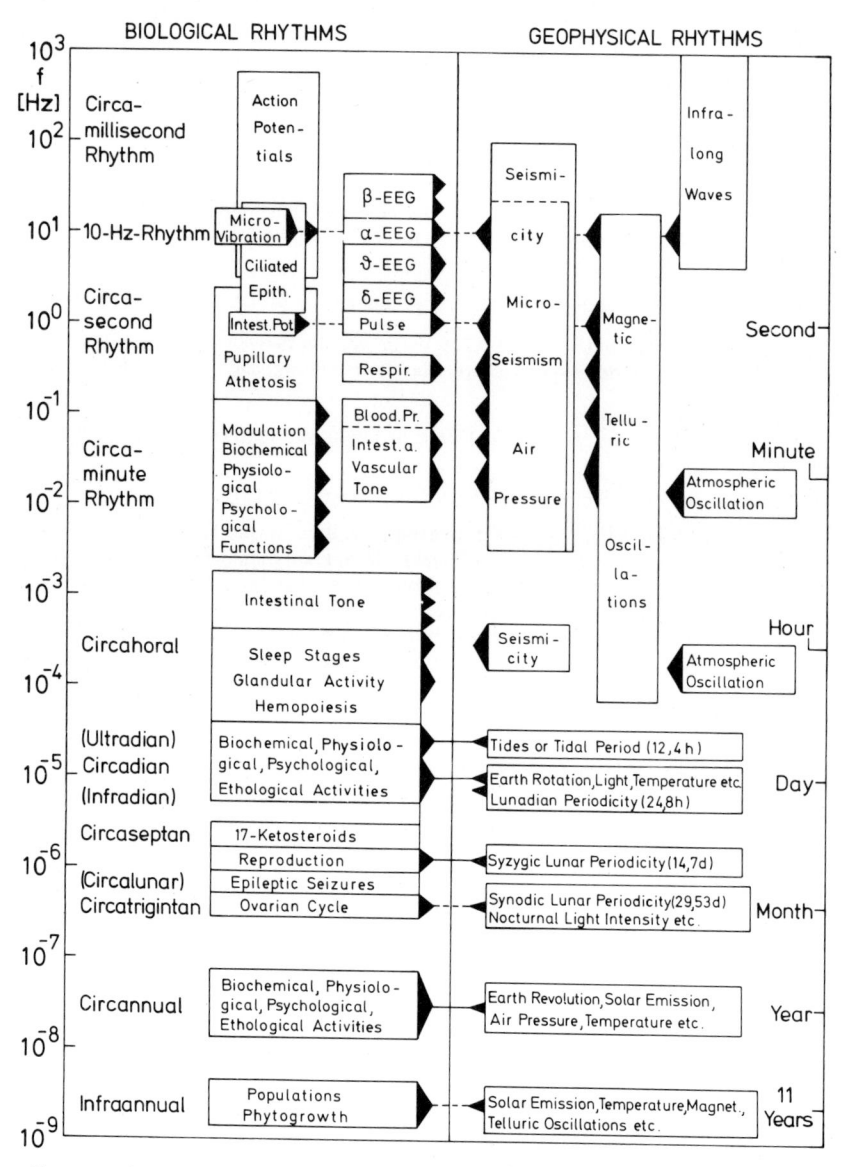

Correspondence of preferential frequencies of biological and geophysical rhythms (adapted from Sinz [45]).

Tafel 20: Verbindung von bevorzugten Frequenzen biologischer und physikalischer Rhythmen nach BREITHAUPT, entnommen aus: „Electromagnetic Bio-Information" von POPP, BECKER, KÖNIG und PESCHKA [170].

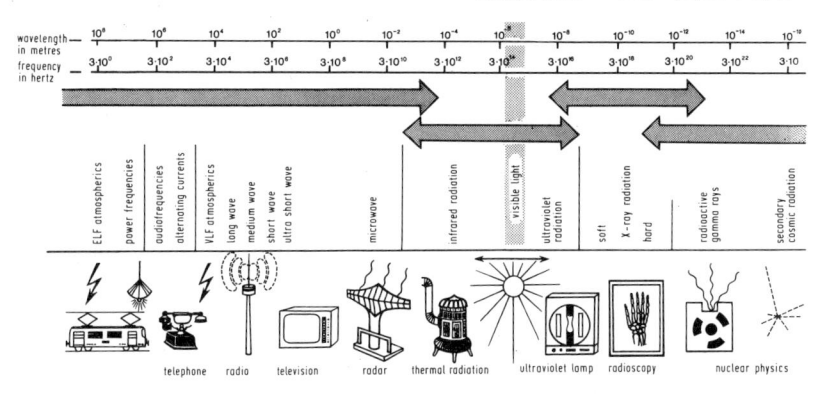

Bioinformation – Electrophysical Aspects

Survey of the various forms and uses of electromagnetic energy over a wide frequency range, and characterization of certain particularly important ranges.

Tafel 21: Überblick über die verschiedenen Formen und Anwendungen elektromagnetischer Energie über eine weite Frequenz-Reihe und Charakteristik gewiß besonders bedeutender Reihen nach KÖNIG, entnommen aus: „Elektromagnetic Bio-Information" von POPP, BECKER, KÖNIG, und PESCHKA [65, 170].

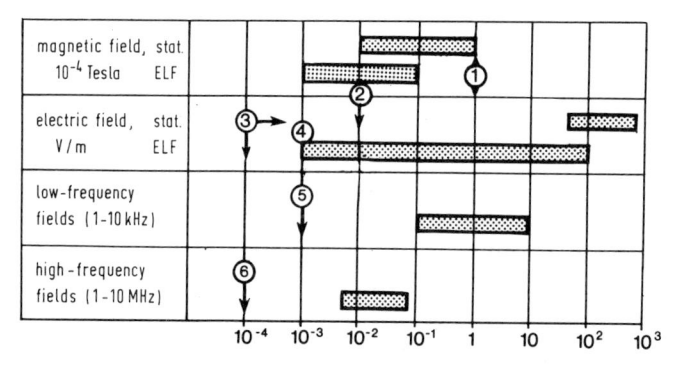

Intensities of natural electromagnetic fields (hatched area) and lowest threshold of reactions by biological systems as a function of different frequency ranges:
(1) Increase in the motion activity of birds.
(2) Dowsing-rod deflections.
(3) Conditioned reflexes in fish with electric organs.
(4) Influence on human reaction time.
(5) Conditioned reflexes in fish without electric organs.
(6) Conditioned muscular reflexes in man. Base line: Magnetic field (in units 10^{-4} tesla = 1 gauss) or electric field (V/m). (Data from Presman, adequately supplemented.)

Tafel 22: Die Stärke der natürlichen elektromagnetischen Felder (schraffierte Gebiete) und niedrigste Reaktionsschwelle biologischer Systeme sowie Funktion verschiedener Frequenzbereiche nach PRESMANN, entnommen aus: „Elektromagnetic Bio-Information" von POPP, BECKER, KÖNIG und PESCHKA [170].

153

Disturbances of Cardiovascular Function in Persons Chronically Exposed to EmFs of Various Frequencies

EmF parameters		Ratio of percentage of cases with particular defect due to EmF to percentage of cases in control (not exposed to EmF)		
range	intensity	reduced blood pressure (arterial hypotonia)	slow heart beat (bradycardia)	QRS interval in ECG increased to 0.1 sec (reduced ventricular conductivity)
SHF (centimeter waves)	From one to several mW/cm²	1.85	24	11.5
	< 1 m W/cm²	2.0	16	12.5
UHF	Low, not thermal	1.2	8	21
Short-wave HF	Tens to hundreds of V/m	0.21	12	–
Medium-wave HF	Hundreds to 1 000 V/m	1.2	5	–
Percentage of cases in control		14 %	3 %	2 %

Tafel 23: Kardiovaskuläre Funktionsstörungen an Personen, die dauernd ausgesetzt sind den EmFs und verschiedenen Frequenzen nach PRESMANN, entnommen aus: „CASPERS, Biologische Wirkung elektromagnetischer Felder" [159].

Der photoaktinische Wirkungskomplex

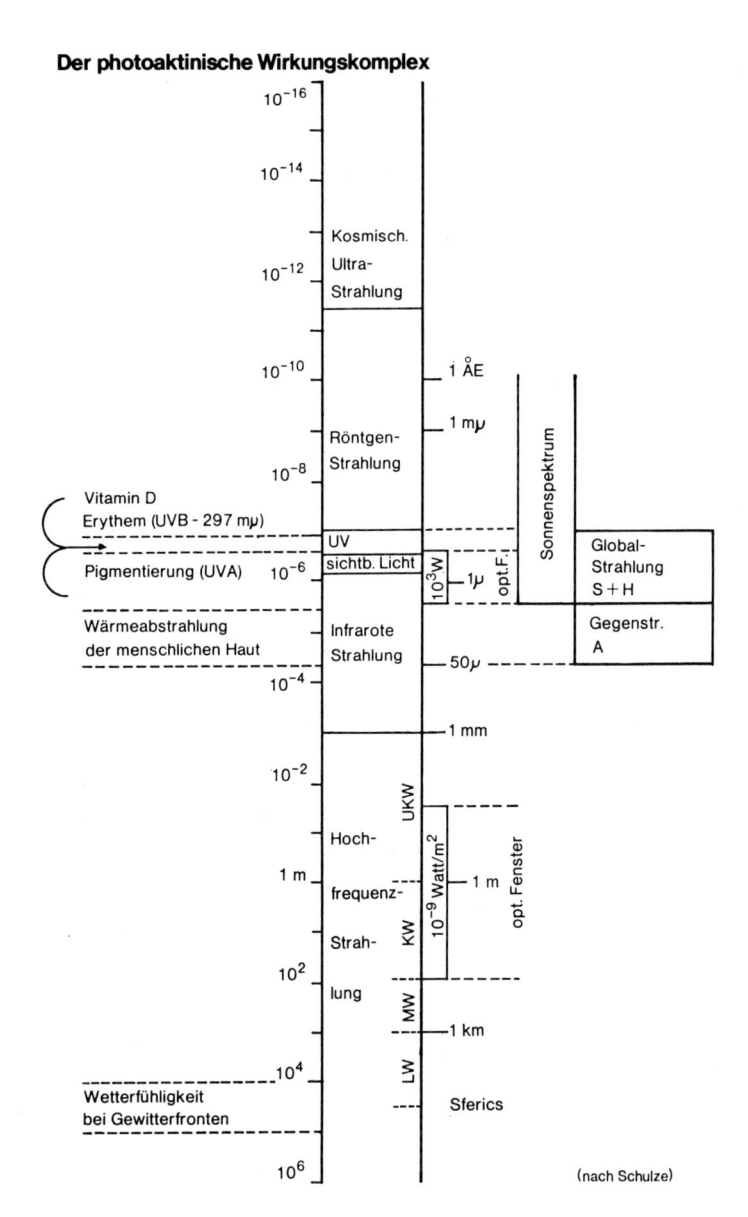

	10^{-16}		
	10^{-14}		
	10^{-12}	Kosmisch. Ultra-Strahlung	
	10^{-10}		1 ÅE
	10^{-8}	Röntgen-Strahlung	1 mµ
Vitamin D Erythem (UVB - 297 mµ)		UV	
Pigmentierung (UVA)	10^{-6}	sichtb. Licht	1µ — Global-Strahlung S+H
Wärmeabstrahlung der menschlichen Haut		Infrarote Strahlung	50µ — Gegenstr. A
	10^{-4}		1 mm
	10^{-2}		
	1 m	Hoch-frequenz-Strahlung	UKW / KW / MW / LW — 1 m
	10^{2}		1 km
	10^{4}		Sferics
Wetterfühligkeit bei Gewitterfronten	10^{6}		

(nach Schulze)

Tafel 24: Entnommen aus: „FAUST, Biometeorologie", [62].

„In der freien Natur herrscht bei schönem Wetter ein quasi statisches Gleichstromfeld, das zwischen Erdoberfläche und der äußeren Schicht der Lufthülle (Ionosphäre) einen Kondensator mit der Luft als Dielektrikum bildet. Die Ionosphäre hat eine positive Ladung, der Erdboden dagegen eine negative.

Die Feldstärke unterliegt tages- und jahreszeitlichen Schwankungen (vgl. Abbildung).

Die Tagesvariation des luftelektrischen Potentialgefälles in Potsdam für den Zeitraum 1904 bis 1923. Aufgetragen sind die Abweichungen vom Mittelwert in % (nach K. KÄHLER).

Dem Gleichfeld ist ein Wechselfeld überlagert, dessen Eigenfrequenz unter ausgeglichenen meteorologischen Bedingungen bei etwa 10 Hz liegt. Diese Grundfrequenz von 9–10 Hz liegt bei etwa 70 % aller Menschen im sogenannten α-Wellenbereich der Gehirnströme.

Diese Frequenzen können klimabedingt verändert werden auf 2–6 Hz, bei Unwettern sogar auf 0,5–2 Hz herabgedrückt werden.

Versuche von REITER und KÖNIG haben ergeben, daß Signale in einem Frequenzbereich zwischen 1 und 12 Hz beim Menschen, neben einer Veränderung des Hautwiderstandes, eine Beeinflussung seiner Reaktionszeit auslösen (FURCHNER).

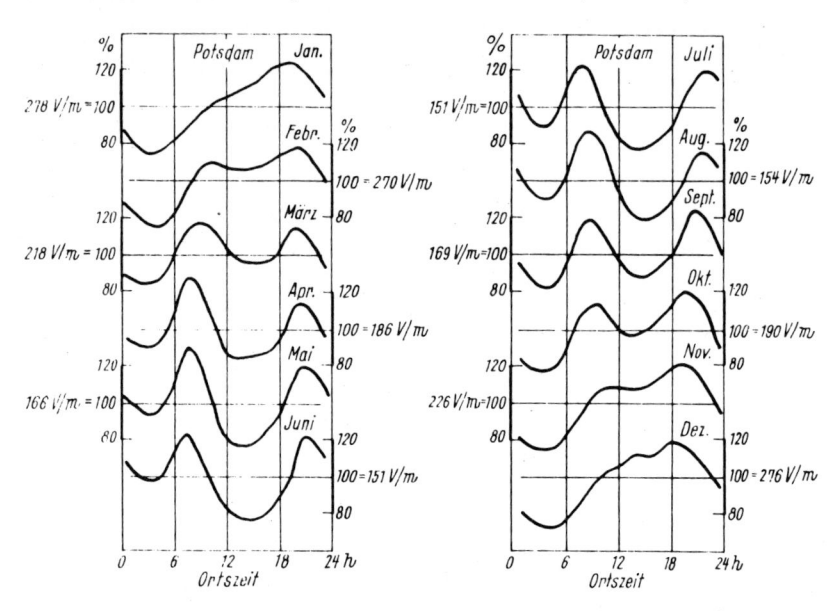

Die Potentialdifferenz zwischen Erde und Atmosphäre wird von Ionen aufrechterhalten. Ionen sind positiv oder negativ geladene Molekülkomplexe. Man unterscheidet Klein-, Mittel- und Groß-Ionen. Klein-Ionen setzen sich aus 10 Molekülen und einer

Tafel 25

	Klein-Ionen	Mittel-Ionen	Groß-Ionen
Radius r (cm)	$6 \cdot 10^{-8}$	$1 \leftrightarrow 5 \cdot 10^{-7}$	$10^{-6} \leftrightarrow 10^{-5}$
Ladung q (el. E. l.)	± 1	$+1/0/-1$	$+10 \leftrightarrow 0 \leftrightarrow -10$
Beweglichkeit K (cm²/Vs)	$\sim 1,5$	$10^{-1} \leftrightarrow 10^{-2}$	$10^{-2} \leftrightarrow 10^{-4}$
Lebensdauer T	30 ↔ 300 Sek.	Min. – Std.	Tage – Wochen
Konzentration (cm⁻³)	100 ↔ 1 000	$1 \leftrightarrow 10 \cdot 10^{3}$	$1 \leftrightarrow 100 \cdot 10^{3}$

Eigenschaften der Luftionen in Erdbodennähe nach R. MUHLEISEN

elektrischen Elementarladung zusammen. Mittel- und Groß-Ionen bilden sich durch Anlagerungen von Klein-Ionen untereinander und an Schwebe- und Aerosolteile der Luft. Entsprechend ihrer Masse ist die Beweglichkeit der Luftionen selbstverständlich verschieden. Ebenso ist die Konzentration der Ionen in der Luft stark differenziert.

Im allgemeinen kann man sagen, daß sich in Bodennähe eine Konzentration von etwa 450 Klein-Ionen je cm³ Luft und etwa 2 500 Groß-Ionen je cm³ und Polarität ergibt.

(FURCHNER)

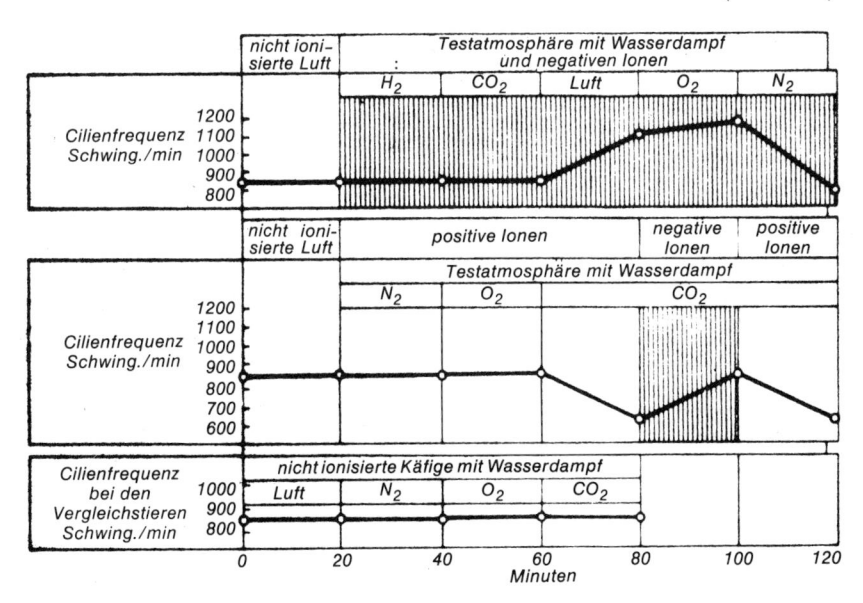

Tafel 25

Gase auf die Cilienfrequenz des Flimmerepithels der Luftröhre eines Kaninchens (nach KRÜGER und SMITH). Demnach erhöht sich die Cilienfrequenz unter Einfluß von negativen Luft- bzw. Sauerstoffionen von etwa 900 Schwingungen je Minute auf etwa 1 150 Schwingungen je Minute und unter Einfluß positiv ionisierter Luft bzw. CO_2 erniedrigt sich diese Cilienfrequenz um rund 30 %. Darüber hinaus wurde festgestellt, daß der Überschuß an positiven Luftionen den Reinigungsmechanismus des Atemtraktes nachhaltiger hemmt als z. B. Tabakrauch.

Außerdem wurde eine erhöhte Verletzbarkeit des Flimmer-Epithels der Luftröhre durch Überschuß positiver Luftionen festgestellt. In allen Fällen jedoch konnte durch negativ ionisierte Luft der Schaden wieder behoben und die Cilien wieder zur normalen Tätigkeit angeregt werden.

Tafel 25: Das luftelektrische Feld und Luftionen nach FURCHNER [164].

Viele Arbeiten bestätigen den Einfluß der Ionen beider Polaritäten eindeutig. Dem Anschein nach üben Ionen negativer Polarität den wesentlich günstigeren Einfluß auf das Behaglichkeitsempfinden aus.

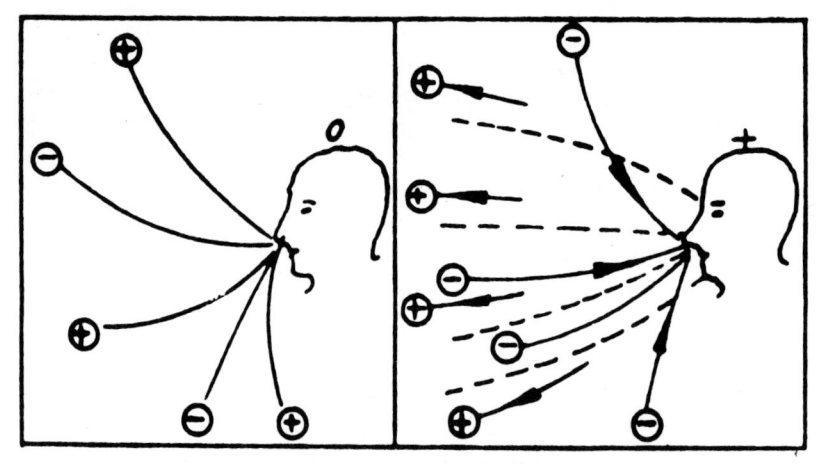

Verhalten der negativen und positiven Ionen in Atemnähe links: im feldfreien Raum; rechts: in einem positivelektrischen Feld (nach Chr. BACH)

Einen großen Einfluß auf das Behaglichkeitsempfinden und auch auf bestimmte physiologische Reaktionen haben die Ionen, die Ionenzusammensetzung und das Ionenverhältnis. Auch hierüber liegen eindeutige, gesicherte Untersuchungen vor.

Tafel 26: Wirkungen verschiedener ionisierter und nicht ionisierter Gase.

Negative Luftionen (Vitaionen)

Atmungstrakt, Aktivierung der Ziliartätigkeit,	Hautrezeptoren, Übertragung auf Nervenendigungen,
Lunge — Blut (PuO_2-Clearence),	Hypothalamus — Hypophyse (Mediator),
Cytochrom C, Aktivierung,	Serotonin-Kontrolle, Schlaf- und Schmerzbeeinflussung, Verhaltensbeeinflussung durch Steuerung der Hirnamin-Bildung, Psychoregulator,
Erhöhung des negativen Zellmembranpotentials, Aktivierung von Wundheilung, Knochenwachstum, Aktivierung des Zellwachstums	
Regulierung des Blut-Seretonins	rückgesteuerte Einwirkung auf Sexualhormone

(STARK 1974)

Tafel 27: Schematische Darstellung der Luftionen-Einwirkung, entnommen aus: „Vitaionen, ein potentieller Gesundungsfaktor" von STARK [176].

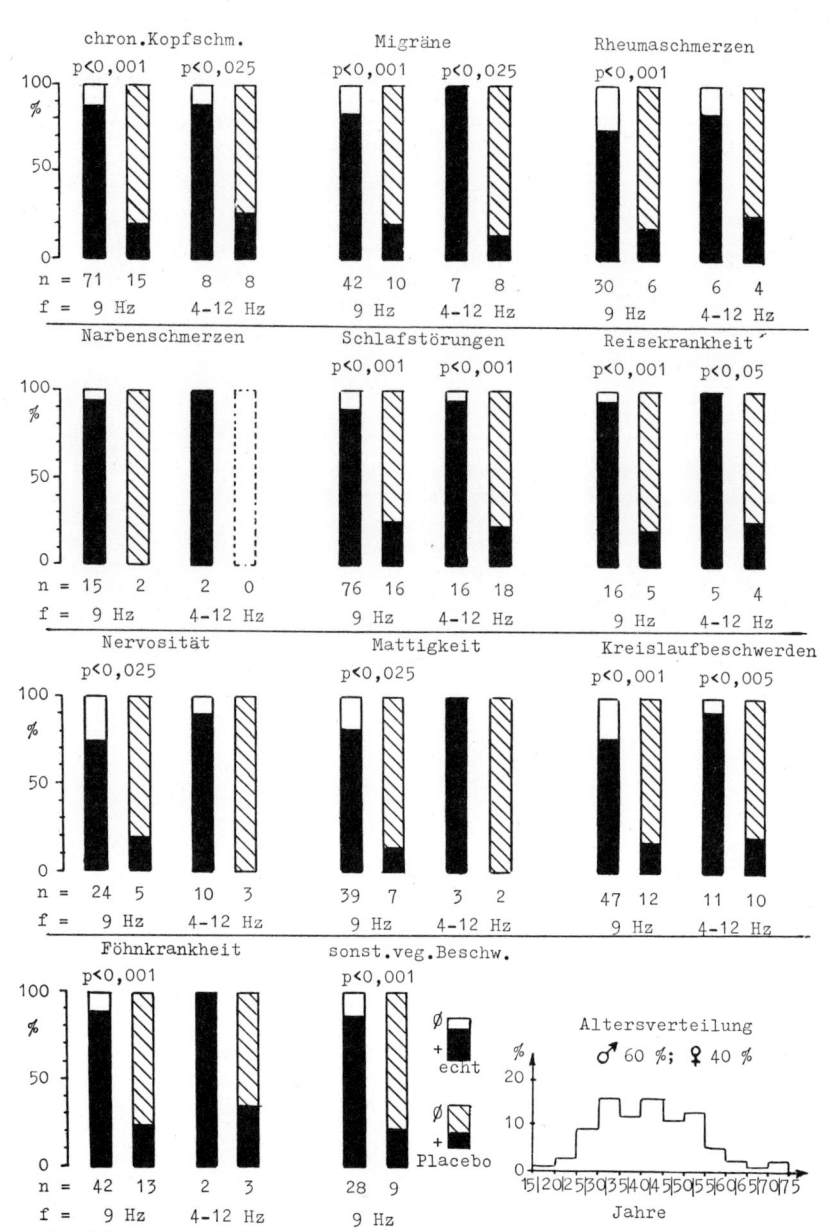

chron.Kopfschm.	Migräne	Rheumaschmerzen
p<0,001 p<0,025	p<0,001 p<0,025	p<0,001
n = 71 15 8 8	42 10 7 8	30 6 6 4
f = 9 Hz 4-12 Hz	9 Hz 4-12 Hz	9 Hz 4-12 Hz
Narbenschmerzen	Schlafstörungen	Reisekrankheit
	p<0,001 p<0,001	p<0,001 p<0,05
n = 15 2 2 0	76 16 16 18	16 5 5 4
f = 9 Hz 4-12 Hz	9 Hz 4-12 Hz	9 Hz 4-12 Hz
Nervosität	Mattigkeit	Kreislaufbeschwerden
p<0,025	p<0,025	p<0,001 p<0,005
n = 24 5 10 3	39 7 3 2	47 12 11 10
f = 9 Hz 4-12 Hz	9 Hz 4-12 Hz	9 Hz 4-12 Hz
Föhnkrankheit	sonst.veg.Beschw.	Altersverteilung
p<0,001	p<0,001	♂ 60 %; ♀ 40 %
n = 42 13 2 3	28 9	15 20 25 30 35 40 45 50 55 60 65 70 75 Jahre
f = 9 Hz 4-12 Hz	9 Hz	

Ø + echt
Ø + Placebo

Die linken Säulen erfassen Geräte mit Festfrequenz (f = 9 Hz), die dritten Säulen von links, einstellbare Geräte bzw. eine getestete Serie von festen Frequenzen (f = 7, 8, 9, 10, 11, 12 Hz).
Tafel 28

Schon jetzt kann gesagt werden, daß diskrete ELF-Frequenzen einen kurativen Effekt haben. Als wirksam erwiesen sich insbesondere 4 – 6 Hz bei Schlafstörungen und ... 8 – 12 Hz bei verschiedenen Schmerzzuständen sowie Migräne. Andererseits ist bekannt, daß ELF-Wellen der von uns verwendeten Feldstärke die *Zellmembranpermeabilität* meßbar regulieren können.

Tafel 28: Magnetfeldfrequenzen und ihre Wirkung, entnommen aus: „Therapie mit ELF-Magnetfeldern" von EHRMANN, von LEITNER, LUDWIG, PERSINGER, SODTKE und THOMAS [167].

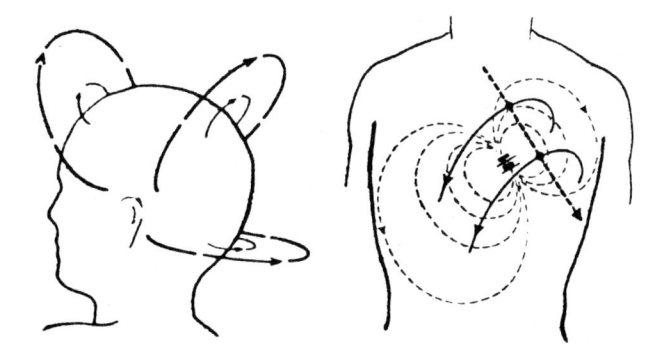

Erdmagnetfeldschwankungen. Empfindlichkeit jeweils um den Faktor 1000 erhöht. Man erkennt Tagesrhythmen und Mikropulsationen. Sie haben Reizcharakter für den Organismus. Feldstärkeangaben $\times 10^{-5}$ Gauß. Nach Hauser.

Neben den tagesperiodischen Variationen werden Schwankungen registriert, die Pulsationscharakter aufweisen mit Perioden von einer Sekunde bis mehreren Minuten (Abbildung). Die Herkunft dieser Schwankungen ist wahrscheinlich der Weltraum.

Als Folge einer Sonneneruption treten auf der ganzen Erde gleichzeitig sogenannte erdmagnetische Stürme auf ($\Delta H \approx 3\,000\,\gamma$). Der Auslöser ist eine Wasserstoffwolke, die mit ca. 20 000 km/Sek. Richtung Erde schnellt. Bei Sturmausbruch steigt auf der Erde die magnetische Horizontalintensität an, ist aber während des Sturmmaximums erstaunlicherweise erniedrigt. Erdmagnetische Stürme halten einige Stunden an.

Tafel 29: Erdmagnetfeldschwankungen — Reizcharakter nach HAUSSER, entnommen aus: „WARNKE, Aspekte zur magnetischen Kraftwirkung auf biologische Systeme" [165].

```
                    ┌─────────────────┐
                    │   Lorentzkraft  │
                    └─────────────────┘
                             │
                    ┌─────────────────┐
                    │ Ladungstrennung │
                    └─────────────────┘
                       ╱           ╲
        ┌──────────────────┐   ┌──────────────┐
        │ Konzentrations-  │   │  Potential-  │
        │    gefälle       │   │   gefälle    │
        └──────────────────┘   └──────────────┘
                 │                    │
        ┌──────────────────┐   ┌──────────────────┐
        │ Diffusionskraft  │   │  elektrostat. Kraft│
        └──────────────────┘   └──────────────────┘
                       ╲           ╱
                    ┌─────────────────────┐
                    │     Änderung der    │
                    │ Membranpermeabilität│
                    └─────────────────────┘
                             │
                    ┌─────────────────────┐
                    │    Änderung des     │
                    │  Membranpotentials  │
                    └─────────────────────┘
                             │
                    ┌─────────────────┐
                    │ Folgeerscheinungen │
                    └─────────────────┘
```

Physikochemische Konsequenzen bei der Einwirkung relativ starker Magnetfelder auf elektrolytische Systeme im Organismus.

Ein magnetisches Wechselfeld überträgt einen Teil seiner Energie auf die sich bewegenden Ladungsträger als kinetische Schwingungsenergie. Dabei entstehen 2 verschiedene Effekte:

a) die Ladungsträger schwingen, wodurch die betrachtete Phase Eigenschaften eines Dielektrikums erhält,

b) die schwingenden Ladungen kollidieren, wodurch ein Teil der Schwingungsenergie der Ladungen in ungeordnete Bewegungsenergie übergeht, die den Charakter einer Wärmebewegung hat.

Folgerungen: Die beschriebenen Effekte im Organismus lassen folgende physikochemische Wirkungen erwarten:

a) Reibungsänderung im Elektrolyten,

b) Diffusionsgeschwindigkeitsänderung an Membranen,

c) Erhöhung der Schwingungsenergie von Membranen und Ionen.

Tafel 30: Physikochemische Konsequenzen bei der Einwirkung relativ starker Magnetfelder auf elektrolytische Systeme im Organismus, entnommen aus: „WARNKE, Aspekte zur magnetischen Kraftwirkung auf biologische Systeme" [165].

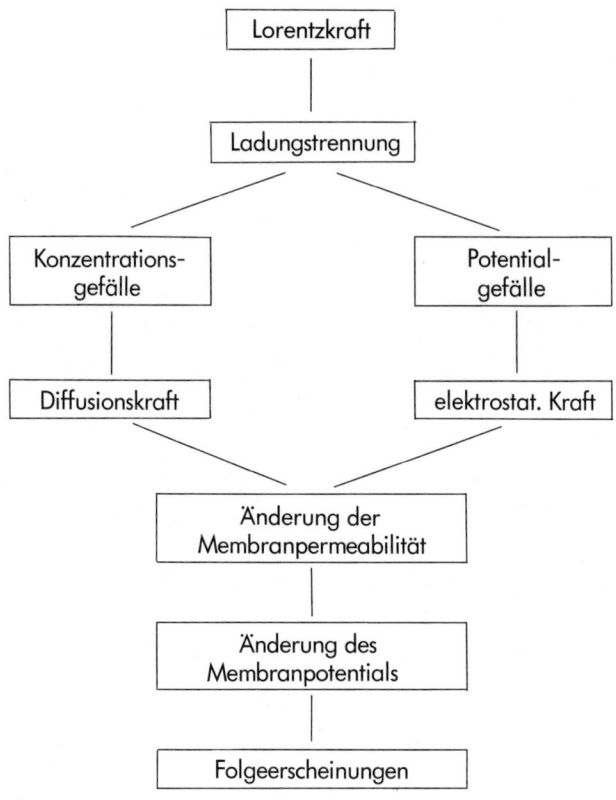

Auf Ionen, die in einer bewegten Flüssigkeit mitgeführt werden oder die sich aktiv in Bewegung befinden (Blut, Diffusionsvorgänge usw.) wird in einem Magnetfeld ebenfalls eine Kraft ausgeübt (Lorentzkraft), die senkrecht zur Strömungsrichtung und senkrecht zum Magnetfeld wirkt. Bezüglich der Wanderungsrichtung der Ionen besteht eine Polaritätsabhängigkeit. Positiv und negativ geladene Ionen werden in entgegengesetzter Richtung abgelenkt und häufen sich an den Randgebieten an. Die Ladungsanhäufung ergibt ein meßbares Potentialgefälle (Hall-Spannung) (Abbildung).

Abbildung: Entstehung von Lorentzkraft und Hallspannung im fließenden Elektrolyten während Magnetfeldeinfluß. Die Ionen werden polar getrennt und dabei senkrecht zur Fließrichtung und senkrecht zur Magnetkraft abgelenkt. Positive und negative Ionen lagern sich an jeweils gegenüberliegenden Wandungen (hier Blutgefäß) an und bilden so eine elektromotorische Kraft.

Bei einem Blutgefäß von 3 mm Durchmesser, einer Blutfließgeschwindigkeit von 5 ml/Sek. und einem Magnetfeld mit 10^{-1} Vs/m² (= 1000 Gauß) beträgt die Hallspannung 0,2 mV.

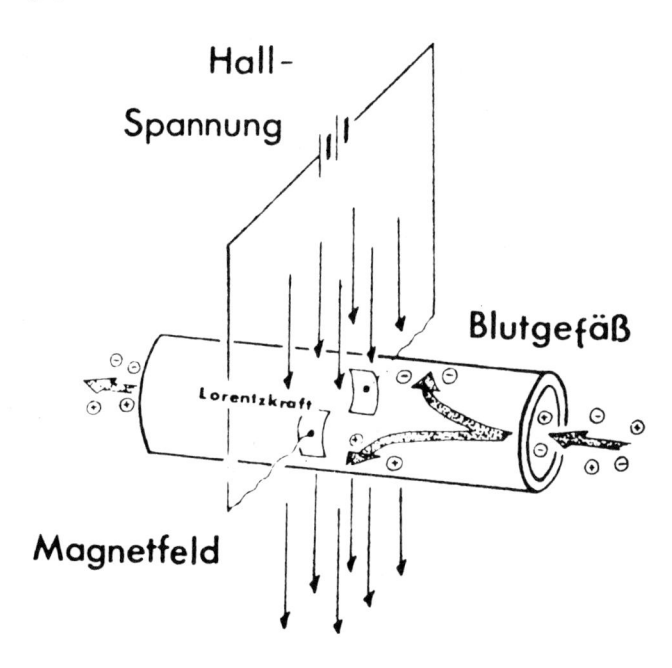

Tafel 31: Lorentzkraft und Hallspannung, dargestellt am fließenden Elektrolyten (Blut), entnommen aus: „WARNKE, Aspekte zur magnetischen Kraftwirkung auf biologische Systeme" [165].

Tabellen über Versuche der Rangordnung von biologischen Präparaten (nach MARESCH* [121, 122])

Folgende Kriterien und Tabellen wurden berücksichtigt:
1. Spurenelemente oder Mikroplexe;
2. Metalle in homöopathischer Potenzierung;
3. biochemische Mittel, das sind also die Schüssler-Salze;
4. als Hobby-Experiment die Spenglersane;
5. ebenfalls als Hobby-Experiment die Bach'schen Mittel (psychosomatische);
6. ebenfalls als Hobby-Experiment Mixturen nach Dr. Schimmel;
7. eine Auswahl von Nosoden, entsprechend zu dem Vortrag von Dr. Schäfer [122]
8. eine Auswahl homöopathischer Hilfsmittel pflanzlicher Herkunft von Dr. Müller [123].

METALLE D 6 coll.

in cm	Metall	Grundwelle	1. Oberwelle	2. Oberwelle
90	Bismutum	Colon +	Duodenum −	Pankreas +
80	Platinum	Ovum +	Uterus −	Ventriculus +
80	Argentum	Cartilago +	Vesica urin. −	Curva maj. ventr. +
60	Aurum	Musculus suis +	Corpus pineale −	Medulla spin. + Glandula lymph. +
50	Plumbum	Hepar D30 +	Cornea −	Glandula parathyr. +
	Ferrum	Hepar D30 + Oesophagus +	Curv. min. vent. −	Glandula Thymi +
	Zincum	Hepar D4 +	Cornea −	Glandula parathyr. +
	Vanadium?	Hepar suis +		Glandula Thymi +
30	Cuprum Stannum	Glandula thyr. D4 Placenta + Pancreas D30 +	Med. oblongata − Med. oblongata −	Cerebrum tot. + Cerebrum tot. +

Tafel 32

---

*) Diese Tabellen von MARESCH sind von der Internationalen Forschungsgemeinschaft für bioelektronische Funktionsdiagnostik und Therapie bisher nicht anerkannt worden. Die Frequenzangaben konnten z. Zt. nicht dupliziert werden. Trotzdem bleibt die Untersuchung offen, wobei diese Angaben Hinweise sein könnten.

λ in cm	Organe	Schüssler-Salze Katalysatoren Mixt. nach Dr. Schimmel Spenglersane	Nosoden	Pflanzliche Mittel	
3	Cardia ventriculi suis	Mixt. lymph. (2,8) Mixt. endocrin. fem. (2,8)	Tuberculinum Koch		
3	Fel suis	Mixt. hepatica (3,2)			
3,9	Vena suis	Mixt. endocrin. masc. (3,9) Mixt. renales (4,5)	Poliomyelitis (4,4) Psorinum (4,5)		
4,8	Cor suis		Influenzinum toxicum Scarlatinum	Veratrum album	
4,9	Arteria suis			Veratrum album	
5	Ductus auriculus suis	Mixt. antacida (5,4) Spenglersan „D", „T"	Tuberculinum Burnett Varicellen		
5,8	Cor D4 (WALA)		Luesinum (5,5) Staphylococcinum (5,7) Influencinum vesiculosum Streptococcus Viridans		
6	Gingiva suis				
6,8	Hypophysis	Mixt. sinulogica (6,7) Mixt. cardiaca (6,8) Mixt. nervina (7,7) Mixt. hypertonica (7,8)	Medorrhinum (6,5) Morbillinum Streptococcinum Gonococcinum (7,0) Tuberculinum avis (7,0)		
8,9	Oculus totus		Tuberculinum Marmoreck		

Tafel 32

λ in cm	Organe	Schüssler-Salze Mikroplexus Katalysatoren Mixt. nach Dr. Schimmel Spenglersane	Nosoden	Pflanzliche Mittel	Bach'sche Mittel
9	Bronchus suis		Tuberculinum Klebs Tuberculinum bovinum		
10	Cerebrum	Ferrum phosphoricum Silicea		Nux vomica Thuja Pulsatilla	
10,8	Cerebellum	Calcium fluoratum			
12	Mucosa nasalis suis				
12,5	Ventriculus suis				Aspen
13	Pulmo suis				
14	Sanguis suis				
14,8	Medulla oblongata				
15	Glandula thymi	Calcium phosphoricum			
17	Glandula parathyreoidea suis	Kalium sulfuricum Kalium chloratum			
19		Kalium phosphoricum Magnesium phosphoricum			
20	Glandula lymph. suis				
20	Epididymis suis				
20	Testes suis				Rock Water (f. Testes D30)
20	Medulla spin. suis	Mixt. stomachica		Coffea, Lycopodium Belladonna	

Tafel 32

λ in cm	Organe	Schüssler-Salze Mikroplexus Katalysatoren Mixt. nach Dr. Schimmel Spenglersane	Metalle	Pflanzliche Mittel	
20	Tonsilla suis				
20	Tonsilla pharyngea suis				
21	Nervus opticus suis				
22	Dens suis	Natrium chloratum			
24	Curva min. ventr. suis				
24	Pylorus suis				
25	Cornea suis (24,9)	Kalium chloratum Calcium phosphoricum Spenglersan „Deltox" (25,3)			
26	Curva maj. ventr. suis				
29	Aorta suis	Natrium chloratum			
29	Medulla ossis suis				
29	Prostata suis				
30	Corpus pineale suis	Natrium phosphoricum Cu, J			
30	Glandula thyreoidea suis		Cuprum coll. D6		
30	Pankreas suis	Mixt. pancreatica	Stannum	Cactus Ignatia Chininsulfat	
30	Pulpa dentis suis	Natrium phosphoricum			

Tafel 32

λ in cm	Organe	Schüssler-Salze Mikroplexus Katalysatoren Mixt. nach Dr. Schimmel Spenglersane	Metalle	Pflanzliche Mittel	Bach'sche Mittel
30	Vesica fellea suis			Cactus Ignatia Chininsulfat	
30	Placenta suis		Stannum		
39	Pons suis				
40	Gl. suprarenalis suis	Mn, P Mixt. hypotonica (40)		Carduus marianus Chelidonium	
40	Ureter suis				
40	Urethra suis				
40	Vesica urinaria suis				
40	Uterus	Spenglersan „M"			
46	Duodenum suis	Spenglersan „R" (45)			Agrimony (Duodenum + Hepar)
50	Hepar suis	Calcium sulfuricum Kalium arsenicosum Al, K Spenglersan „A"	Ferrum Plumbum Zincum	Sanguinaria Aesculus	Rock rose (Hepar D30)
50	Oesophagus				
60	Cutis suis	Kalium bromatum Co			Clematis
60	Discus intervertebralis suis				
60	Musculus suis		Aurum		
60	Splen suis				Gorse (58) (Lien D30) Olive (60) (Lien D30) White Chestnut (Lien D30)

λ in cm	Organe	Schüssler-Salze Katalysatoren Mixt. nach Dr. Schimmel Spenglersane	Nosoden	Pflanzliche Mittel	Bach'sche Mittel
64		Mg			
70	Embryo totalis				
70	Funiculus umbil. suis	Spenglersan „OM"			Gentian (Jejunum) Chicory
70	Aorta suis	Kalium jodatum			
70	Jejunum suis				
78	Gl. submandibularis suis				
78	Sympathicus suis				Centaury
80	Cartilago suis	Manganum sulfuricum Bi, F, Zn	Argentum		
80	Larynx suis			Aconitum	Mustard (80) (D30) Heather (D4) Cerato (D4)
80	Ovum suis	Manganum sulfuricum Spenglersan „K"	Platinum		
85	Coecum suis				Red Chestnut
90	Colon suis	Calcium sulfuricum S	Bismutum		Red Chestnut Water-Violet (Colon-Cartilago) Vervain (Colon-Lingua)
90	Lingua suis	Calcium sulfuratum			
90	Rectum suis				Oak (Rectum D30) Water Violet (Rectum D)

Tafel 32

λ in cm	Organe	Schüssler-Salze Mikroplexus Katalysatoren Mixt. nach Dr. Schimmel Spenglersane	Metalle	Pflanzliche Mittel	Bach'sche Mittel
100	Os suis				
100	Ren suis			China	Honeysuckle (Renes D30)

Rangordnung zu Vortrag Dr. SCHÄFER, gemäß Messung Dr. MARESCH

I)	Pyrogenium	2,7
II)	Psorinum	2,8
III)	Medorrhinum	2,7
IV)	Gonococcinum	
V)	Luesinum	5,8
VI)	Influenzinum Gr.D5	0,8
VII)	Tuberculinum	3,0
VIII)	Tetanotoxinum	
IX)	Tetanus	0,8
X)	Diphtericum	
XI)	Diphterinum	2,7
XII)	Diphterotoxinum	
XIII)	Mortillinum	
XIV)	Scarlatinum	4,4
XV)	Varicellen	
XVI)	Pertussinum	1,6
XVII)	Variolinum	1,3
XVIII)	Vaccinum	1,6
XX)	Streptococcinum	
XXI)	Streptococcus viridans	1,6
XXII)	Staphylococcinum	0,9

Die Meßzahl entspricht der Wellenlänge und ist somit der Energie verkehrt proportional. Den kürzesten Wellen kommt somit die höchste Energie zu.

Tafel 32

Rangordnung der HAHNEMANNschen Homöopathika nach Dr. MÜLLER

Präparatbezeichnung:	Richtzahl:
Ignatia — HM 63	30
Nux vomica — HM 114	10
Lycopodium — HM 65	20
Pulsatilla — HM 71	10
Thuja — HM 19	10
Belladonna — HM 134	20
Aconitum — HM 133	30
Sanguinaria — HM 116	50
Cactus grandiflorus — HM 136	30
Veratrum album — HM 152	
Secale cornutum — HM 119	
China — HM 119	100
Coffea cruda — HM 43	20
Aesculus — HM 228	50
Carduus marianus — HM 137	40
Chelidonium — HM 97	40

Die Meßzahl entspricht der Wellenlänge und ist somit der Energie verkehrt proportional.
Den kürzesten Wellenlängen kommt somit die höchste Energie zu.

Tafel 32: Tabellen über Versuche der Rangordnung von biologischen Präparaten nach MARESCH [121, 122]

BIO-ELEKTRONIK

Deutung und Wechselbeziehungen der 3 Faktoren pH, rH$_2$ und r

von Louis Claude VINCENT

Ingenieur E.T.T., Gründer der Bio-Elektronik, Professor an der Anthropologie-Schule Paris (1955 – 1960)

Vom Gesichtspunkt	ist pH ein Faktor	ist rH$_2$ ein Faktor	ist r ein Faktor
der Physik, der Mechanik	**der Masse,** (oder der Trägheit), der kinetischen Energie	**des Potentials** (der Spannungsdifferenz) der Elastizität	**der Wärme in Umkehrung** (Reibung, Erhitzung) der Viskosität in Umkehrung (des physikalischen Widerstandes) **des osmotischen Drucks** (in Umkehrung) ($r = f\frac{1}{w}$) des △ **in Umkehrung** (Gefrierpunkterniedrigung)
des Elektro-magnetismus	**Magnetischer Energie** – des ätherischen Drucks – der α- und γ-Strahlung	**der Elektrizität** (der Sensibilität des Geistes) – der kosmischen Vorgänge – der β-Strahlung	**des Dielektrikums** (oder Isolation f(r) oder in Umkehrung der Leitfähigkeit C ($c = f(\frac{1}{r})$)) der Elektrolyten-Konzentration
der Elektronik	– **der Protonen (Hr)** m(Hr) = 1,6734 × 10^{-24}g $\frac{m(Hr)}{m(e-)}$ = 1873,5 – **der Ionisation**	**der Elektronen(e-)** m(e) = 9,107 × 10^{-28}g $\frac{M(e-)}{m(Hr)}$ = $\frac{1}{1837,5}$ – **der Elektronisation**	**des elektrischen Widerstandes der Impedanz w.d. JOULE-Effekts (2)** in Umkehrung der Zahl von Hittdorf über die elektrische Ionen-Transport-Kapazität (Verhältnis der zur Kation und Anion transportierten Elektrizität) so hat bei MCL.(Hr) = $\frac{5}{6}$ und (CL-) = $\frac{1}{6}$ der Molekül-Ladung

Tafel 33

Veränderung der Elektronendichte (oder β-Strahlung)

Verlust an (e-) Zunahme an ⊕ oder Abnahme an ⊖	**Magnet, Energie ⊕** **Zunahme an Protonen** das pH nimmt ab (Säuerung)	Pilze, Antibiotica, wenn pH < 6 **Zunahme an ⊕ Elektrizität (3)** **Abnahme an ⊖ Elektrizität** rH_2 nimmt zu Gewinn an O_2 Verlust an H_2 Begünstigung der Verbrennung OXIDATION (Zerstörung)	Depolarisation der Kathode heiße Verbrennung	– in Umkehrung der **Ionen-Beweglichkeit**, welche proportional zur HITTDORF-Zahl ist. (Die H d. Ionenbewegung einer Lösung ergibt die äquivalente Leitfähigkeit oder den umgekehrten äquivalenten Widerstand.) Aus dem spezifischen Induktionsvermögen Aus dem Ionisationsvermögen Aus dem Berechnungsindex ergibt sich, daß
Zuwachs an (e-) Zunahme an ⊖ Abnahme an ⊕	**Magnet, Energie ⊖** Verlust an Protonen pH wird höher Alkalisierung	Pathogene Algen, wenn pH > 7 **Zunahme an ⊖ Elektrizität** **Abnahme an ⊕ Elektrizität** rH_2 nimmt ab Verlust an O_2 Gewinn an H_2 Begünstigung der Brennbarkeit Reduktion (Aufbau)	**Polarisation der Kathode** Wasserstoff-Verbindungen bei Kälte	um so schwächer ist, je größer die **IONENBEWEGLICHKEIT** ist. (und umgekehrt) Entspricht der elektrostatischen Kapazität Entspricht der potentiellen Kondensatorwirkung

Tafel 33: Mit Genehmigung des Autors Prof. Louis-Claude VINCENT übernommen.

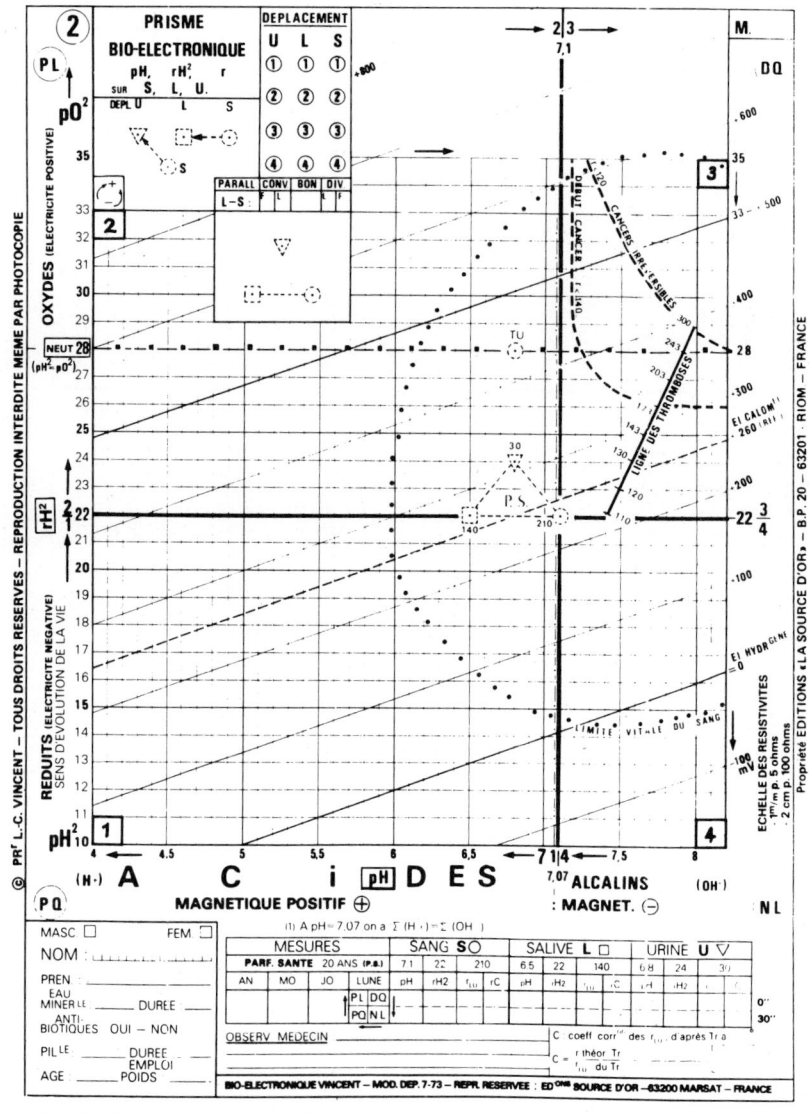

Das Dreieck inmitten zeigt die Meßwerte des Durchschnitts von über 10 000 Messungen an Gesunden von 20 Jahren an. Erfaßte Meßwerte geben die Stellung im Terrain an, wie diese aus dem Bio-Elektronigramm Tafel 35 abzulesen ist.

Jede Korrektur in therapeutischer Hinsicht hat mit den gegenüberliegenden Terrain gruppen zu erfolgen.

Tafel 34: Prisme Bio-Elektronique, mit Genehmigung des Autors Prof. VINCENT, entnommen aus: „MORELL, Vorbeugen und Therapie unter Be-Kontrolle" [15].

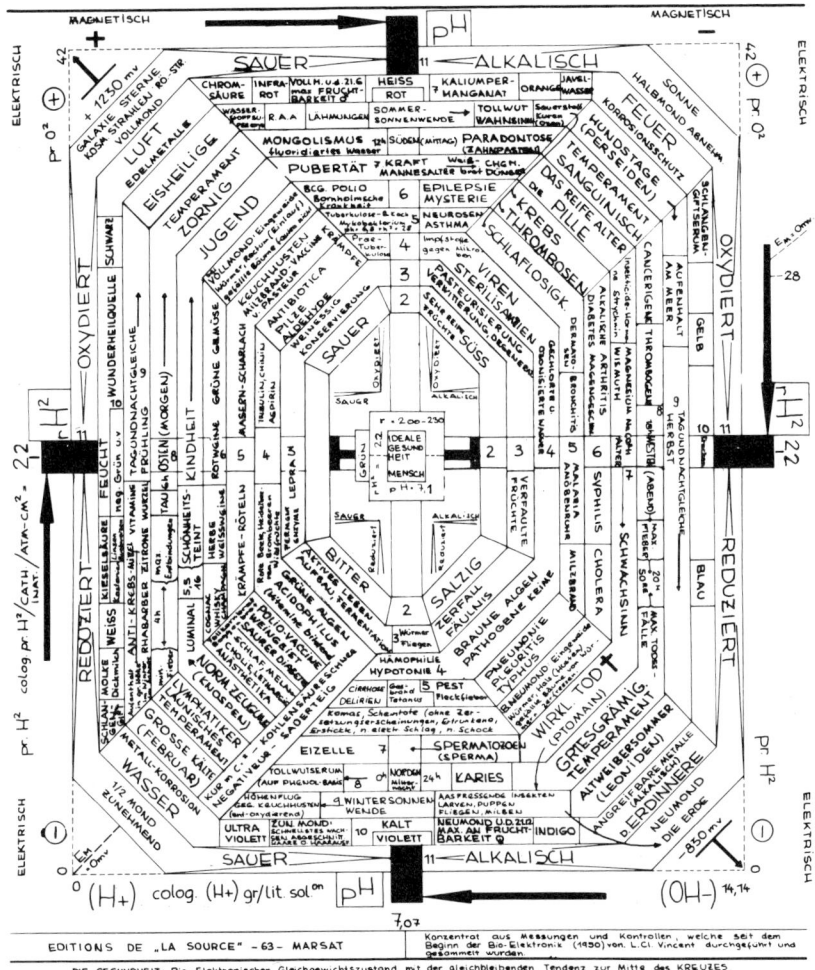

Tafel 35: Bio-Elektronigramm, mit Genehmigung des Autors Prof. VINCENT, entnommen aus: „MORELL, Vorbeugen und Therapie unter Be-Kontrolle" [15].

	pH	rH²		pH	rH²
Sauermilch 60 St. an Luft	5,8	6,5	Eigelb frisch	6,8	25,—
gekochte Milch	6,8	28,—	Eigelb 4 Tage alt	8,8	28,—
rohe pasteurisierte Milch	6,7	23,—	Joghurt	4,7	21,1
Kondensmilch	4,1	19,5	Senf	3,8	21,3
Champagner extra Sek.	3,2	17,—	Zuckerlösung, weiß	7,4	26,—
Elsässer Weißwein	3,1	18,—	Zuckerlösung, braun	6,9	22,—
Bohnenkaffee	4,8	23,6	Kochsalzlösung	9,7	30,—
Essig	2,4	22,1			
			Viperngift	1,8	12,—
Kartoffeln, roh	6,4	22,—	Königinnen-Gelee	5,2	18,—
Kartoffeln, gekocht	7,5	30,—	Plazenta-Extrakt	5,8	13,—
Lauch	6,1	22,—	Steppengras (Syrien)	3,3	8,—
Zwiebel	6,1	18,2	Wasserstoffsuperoxyd	3,3	29,—
Knoblauch	6,1	21,—	Magn.bismur.	9,4	30,—
Spinat	6,9	17,5	B.Soda	8,7	34,—
Rhabarber	3,5	18,—	Mercurius cyan.	8,7	25,2
			Ephedrin	2,7	14,—
Roggenmehl	6,—	17,8	Digitalin	8,5	25,3
Vollkornbrot	6,2	12,5	Insulin	3,2	23,—
Bohnenmehl	6,2	6,3	Acid.Arsen.	1,6	19,—
Weizenkeimlinge	6,2	7,—			
Weizenmehl	6,2	16,—			
Teigwaren	6,4	27,—			
Grapefruit	4,2	22,—			
Zitronen	2,1	18,4			
Äpfel (Reinette)	3,1	23,5			
Orangen	3,4	19,5			
Weiße Trauben	3,4	17,8			
Pfirsiche	4,—	27,—			

Tafel 36: Lebensmittel und Medikamente in ihrem pH- und rH²-Wert nach VINCENT (Auszug aus der Tafel: „VINCENT, Ernährung und Krebs")

pH-Werte des Wassers

	pH	rH²
Mineralfreies Wasser mit CO_2	4,9	19,5
Mineralfreies Wasser ohne CO_2	6,8	22
Wasser auf Schiff	9,2	29,3
enthärtetes, reines Wasser	9,5	32
Sulfathaltiges Wasser	7,5	29
Sulfathaltiges Wasser der Sonne ausges.	8,6	32
Na-carb. Wasser an der Quelle	6,9	15,8
Na-carb. Wasser in Flasche	7,6	26

(gen. Auszug nach VINCENT)

pH-Wert-Verschiebung des Wassers durch:
direktes Sonnenlicht = pH-Wert — Erhöhung
rotes Farblicht = pH-Wert — Erhöhung
blaues Farblicht = pH-Wert — Erniedrigung
gelbes Farblicht = pH-Wert — Erhöhung
10-Hz E.-Feld negativ oben = pH-Wert — Erhöhung, rH² – Erniedrigung
10-Hz E.-Feld positiv oben = pH-Wert — Erniedrigung, rH² – Erhöhung
10-Hz E.-Feld inhomogen = pH-Wert — Erhöhung, rH² – Erhöhung

(MARSCHNER [180])

Weitere Veränderungen des Wassers durch:
Magnetfeld: Erhöhung der Kristallisationsgeschwindigkeit;
Erhöhung der Konzentration gelöster Gase, besonders O_2;
Erhöhung der Sedimentations- und Koagulationsgeschwindigkeit von Schwebstoffen.
Veränderung des pH-Wertes;
Veränderung der Benetzungseigenschaften;
Antibakterizide Wirkung, Desinfektionsgrad von 56 bis 97 Prozent erreicht (WARNKE [165]).

Die Fähigkeit des Wassers, magnetische Energie zu absorbieren, macht die Veränderungsmöglichkeit des Wassers verständlich. Damit erklärt sich gleichfalls die Homöopathisierung von Stoffen verschiedener Art. Die Verschüttelung ist Bewegung in einem elektromagnetischen Feld. Sie läßt die Übertragung des magnetischen Zustandes eines Stoffes auf das Wasser zu, verstärkt die magnetischen Eigenschaften mit der weiteren Potenzierung (Hochpotenzwirkung)!

Hochfrequenzfeld = Verminderung des pH-Wertes, Erhöhung der Sauerstoffanreicherung (MESSERSCHMIDT [160]).

Tafel 37: Wasser und seine Veränderungen.

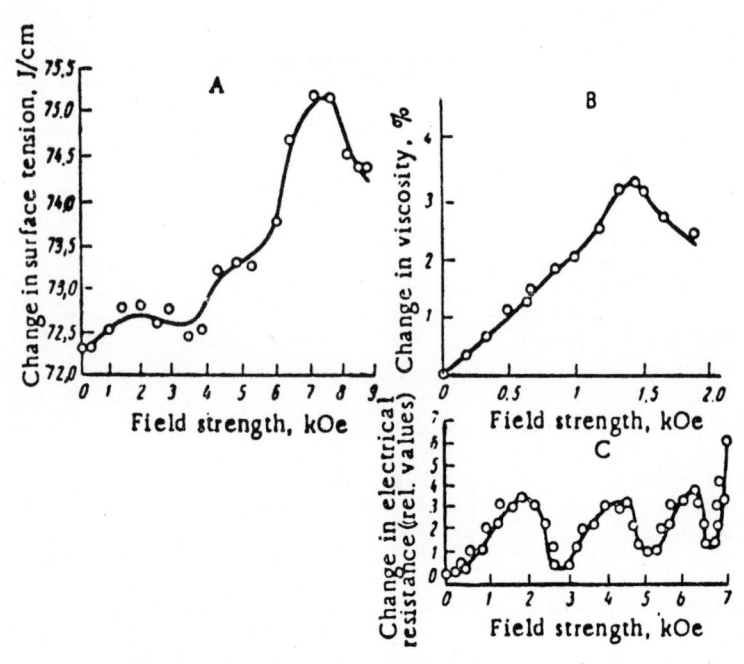

Change in physicochemical properties of water due to magnetic field in relation to field strength. A) Surface tension; B) viscosity; C) electrical resistance.

Change in physicochemical properties of water due to magnetic field in relation to field strength. A) Surface tension; B) viscosity; C) electrical resistance.

Tafel 38: Wasser und seine Veränderungen im Magnetfeld nach PRESMANN, entnommen aus: „CASPERS, Biologische Wirkung magnetischer Felder" [159].

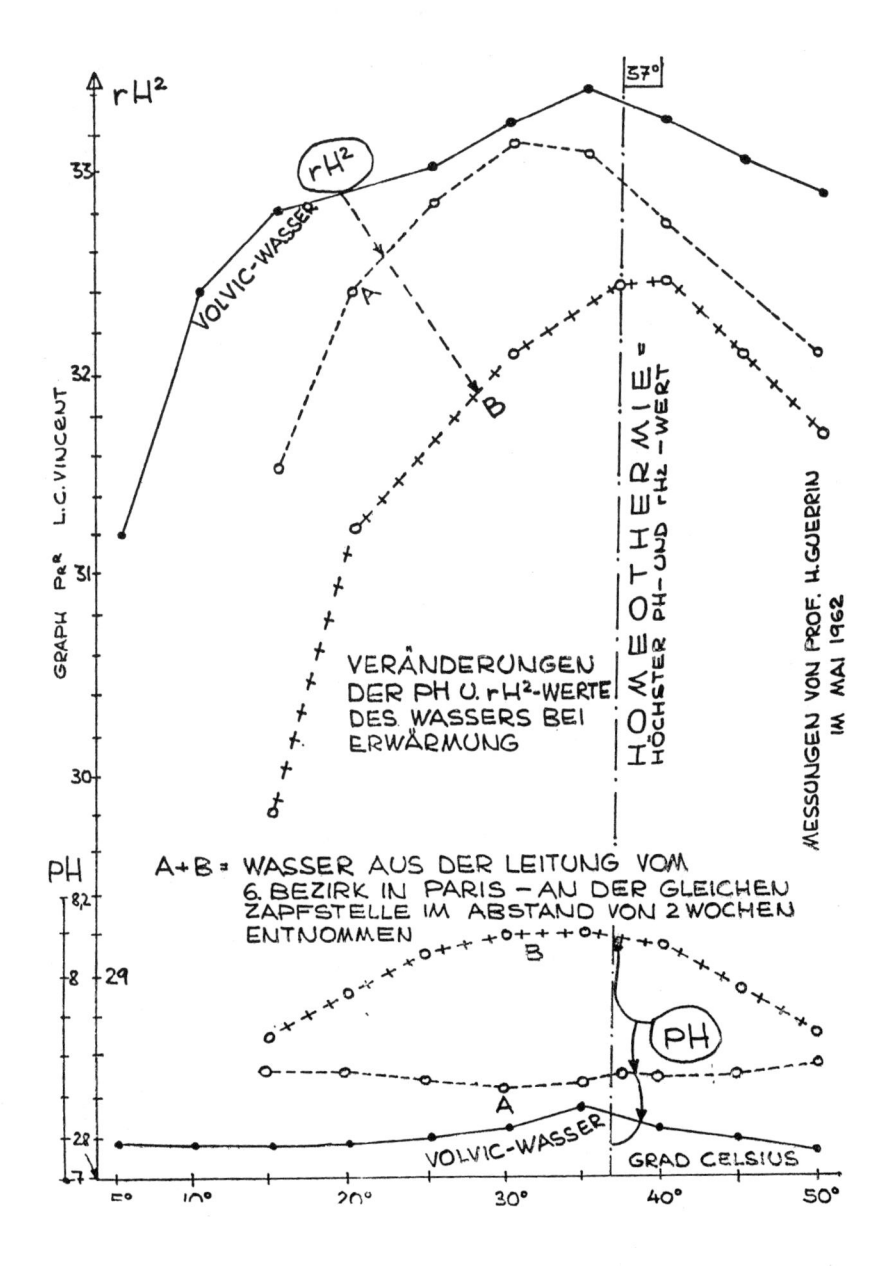

Tafel 39: Veränderung des Wassers bei Erwärmung sowie Entnahme von Leitungswasser zu verschiedenen Zeiten nach Prof. GUERRIN, entnommen aus: „GUERRIN, Bioelektronik und Dynamik des Lebens: Wasser" [15].

Die lebende Materie ist im Ozean aus im Wasser gelösten Substanzen entstanden. Seit dieser Zeit vollziehen sich alle Reaktionen, die sich in den Körperzellen der Organismen abspielen, in wässrigen Lösungen.

Die Untersuchung der Eigenschaften von Wassermolekülen war für Physik und Biologie lange Zeit ein vergessenes Problem. In den letzten Jahren ist das Interesse infolge erstaunlicher Entdeckungen (Temperaturanomalien, Oberflächenspannung) sprunghaft gestiegen. Inzwischen ist deutlich geworden, daß Wasser kein Füllstoff zwischen Molekülen ist, sondern in die funktionelle Struktur des Organismus integriert ist.

Wenn Wasser in einem Magnetfeld senkrecht zu den Feldlinien fließt, verändern sich seine physikalischen Eigenschaften (Nachweis über UR-Spektroskopie). Die Veränderung ist von der Feldstärke abhängig und *hält 24 bis 30 Stunden an*. Es gibt Zeiten, in denen eine Reproduktion der Ergebnisse nicht möglich ist. Die *Ursache* dafür ist *unbekannt*. Durch die veränderten physikalischen Eigenschaften des Wassers *ändern sich auch die physikalisch-chemischen Reaktionen*.

Im Vergleich zum Kontrollwasser *erhöhen sich* im präparierten Wasser die *Kristallisationsgeschwindigkeit, die Konzentration gelöster Gase* – insbesondere O_2, *die Sedimentations- und Koagulationsgeschwindigkeit von Schwebstoffen*. Auch *pH-Wert* und *Benetzungseigenschaften* sind verändert. Dies mag der Grund dafür sein, daß Pflanzen, die präpariertes Wasser bekamen, ein um 20 – 40 % größeres Wachstum gegenüber der Kontrolle aufwiesen. Auch eine *bakterizide Wirkung* derartigen Wassers wird beschrieben, wobei ein Desinfektionsgrad von 56 bis 97 Prozent erreicht wurde. VARGA zeigte, daß *isoliertes Wasser* wie auch Sauerstoff imstande sind, *magnetische Energie zu absorbieren* und damit einen biologisch wirksamen Mechanismus einer Nährlösung aufbauen kann.

Mit der Fähigkeit isolierten Wassers, magnetische Energie zu absorbieren, steht in enger Beziehung die Potenzierungsmöglichkeit von Grundsubstanzen für die Homöopathie (vgl. hierzu Kapitel: „d) Bioresonatoren", S. 22 und Band 1, S. 343).

Tafel 40: Magnetisch präpariertes Wasser.

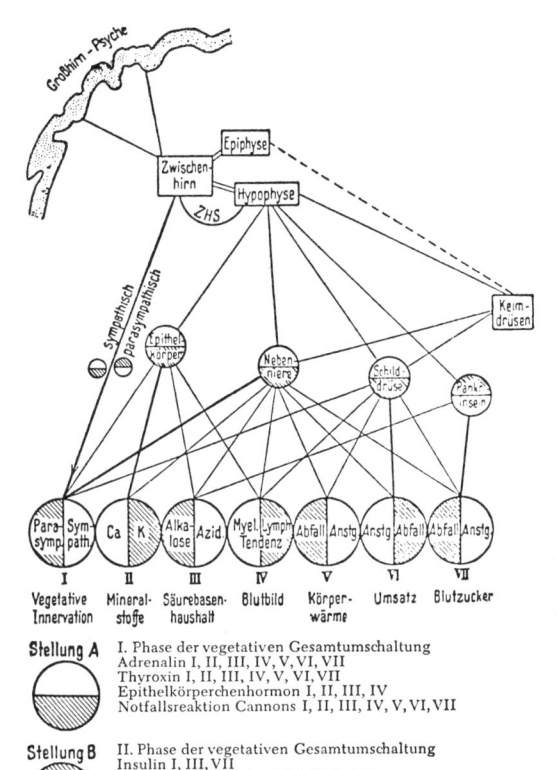

Schema der vegetativen Gesamtumschaltung, nach HOFF.

Schema der **vegetativen Gesamtumschaltung** nach HOFF, 1934 (aus: Klinische Physiologie und Pathologie, 2. Auflage 1952, Thieme-Verlag, S. 501). **Mit Umschaltung eines Faktors des Vegetativums werden relaisartig sämtliche anderen Faktoren automatisch mit umgeschaltet. Stellung A ist die sympathikotone Phase. Stellung B ist die parasympathikotone Phase** mit allen dazugehörigen konsekutiven **Relais-Funktionen.**

Die Räumliche RICKERsche **Schichtungsregel** läßt sich als Tabelle bzw. auch als **Kurve** darstellen. Mit zunehmendem **Sympathikotonus** steigert sich die **Entzündung** mit **Dilatation,** dann **Verengerung,** daraufhin **Erweiterung** der **Arteriolen;** über die anfängliche **Verengerung** der **kleinen Arterie** erfolgt ein völliger **Verschluß** bis zur **Stase.** Daraufhin wandeln sich alle Phasen der Entzündung wieder **regressiv** um bis zur **Restitio ad integrum.**

Tafel 41: Hydrolyse und Wiederaufbau des Mesenchyms (RICKERsche Schichtungsregel). Beide Darstellungen entnommen aus: „RECKEWEG, Homotoxikologie [147].

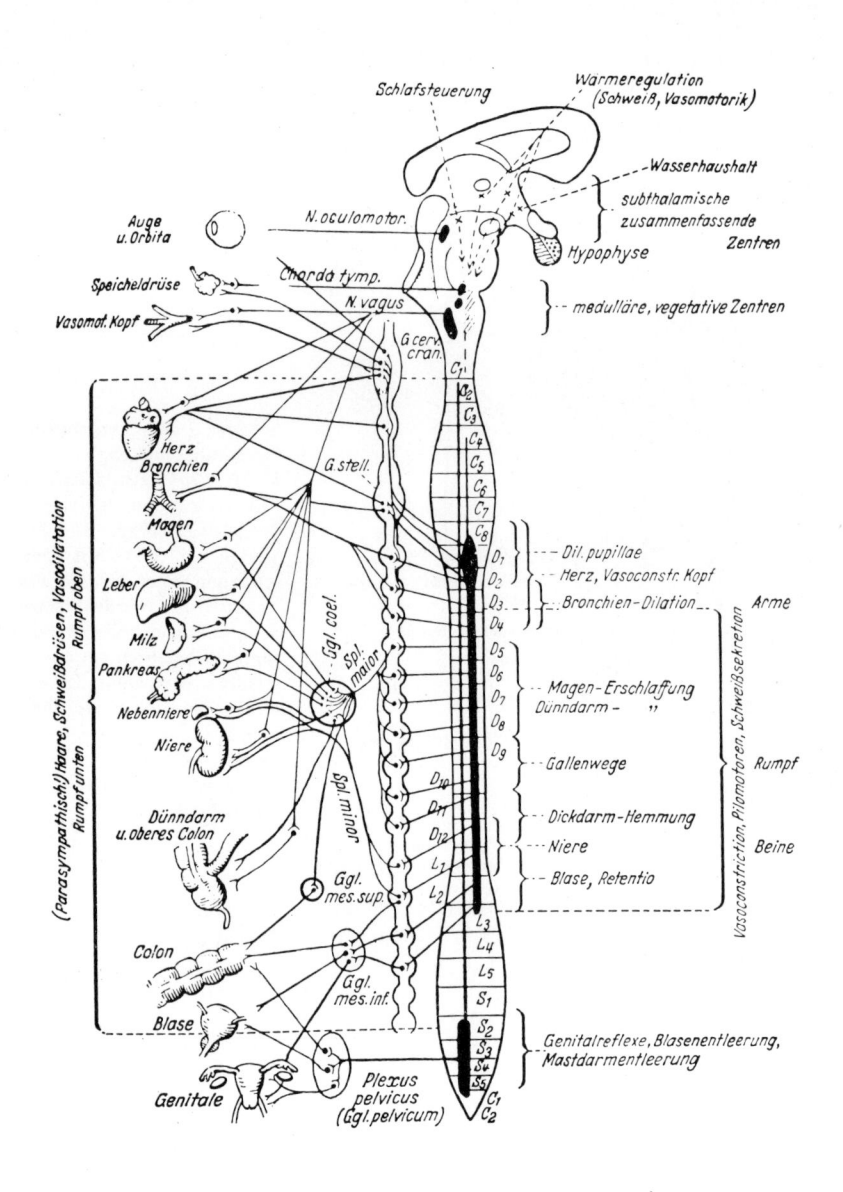

Tafel 42: Gliederung des vegetativen Nervensystems mit den dazugehörigen Organen und die Verbindung zum Zentralnervensystem (ZNS), entnommen aus: „CROON, Elektroneural-Diagnostik und -Therapie" [172] nach H. REIN.

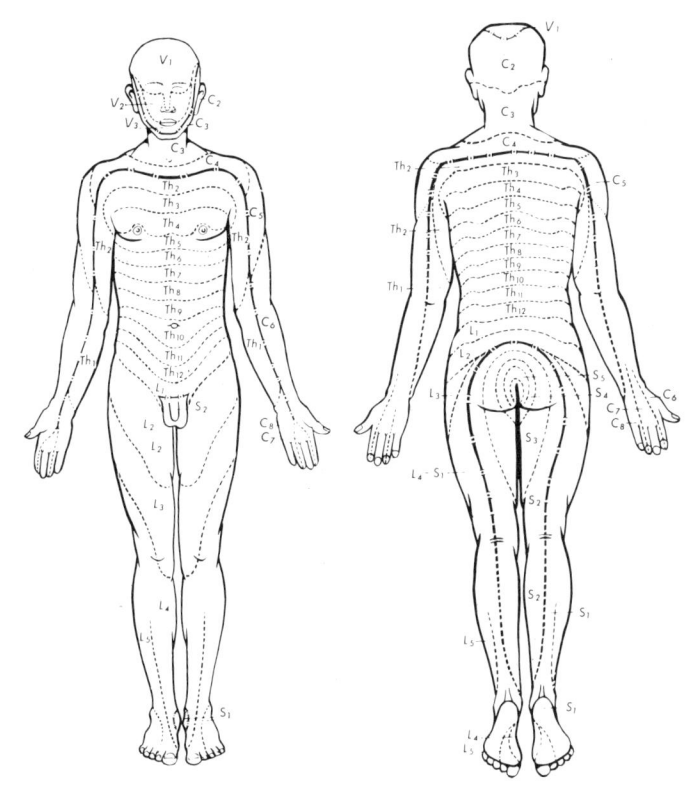

Dermatome von ventral   Dermatome von dorsal

Tafel 43: Hautsegmente-Dermatome

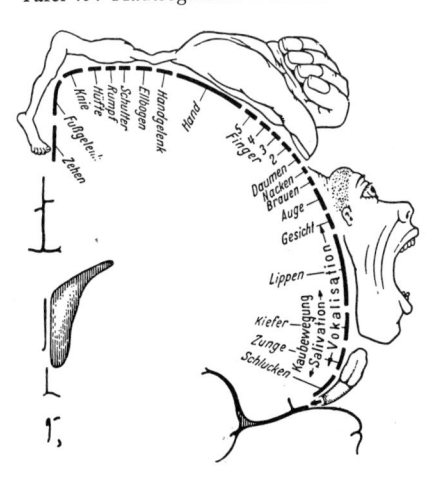

Schematische Darstellung des Körpers in der Zuordnung zu dem motorischen Rindengebiet der vorderen Zentralwindung (aus SOBOTTA/BECHER: „Atlas der Anatomie des Menschen", Bd. III, 16. Aufl. 1962).

Tafel 44: Zuordnung vom motorischen Rindengebiet und dem Körper, entnommen aus: „LANGEN, Medizinisch-physiologische Aspekte in der zahnärztlichen Praxis" [181].

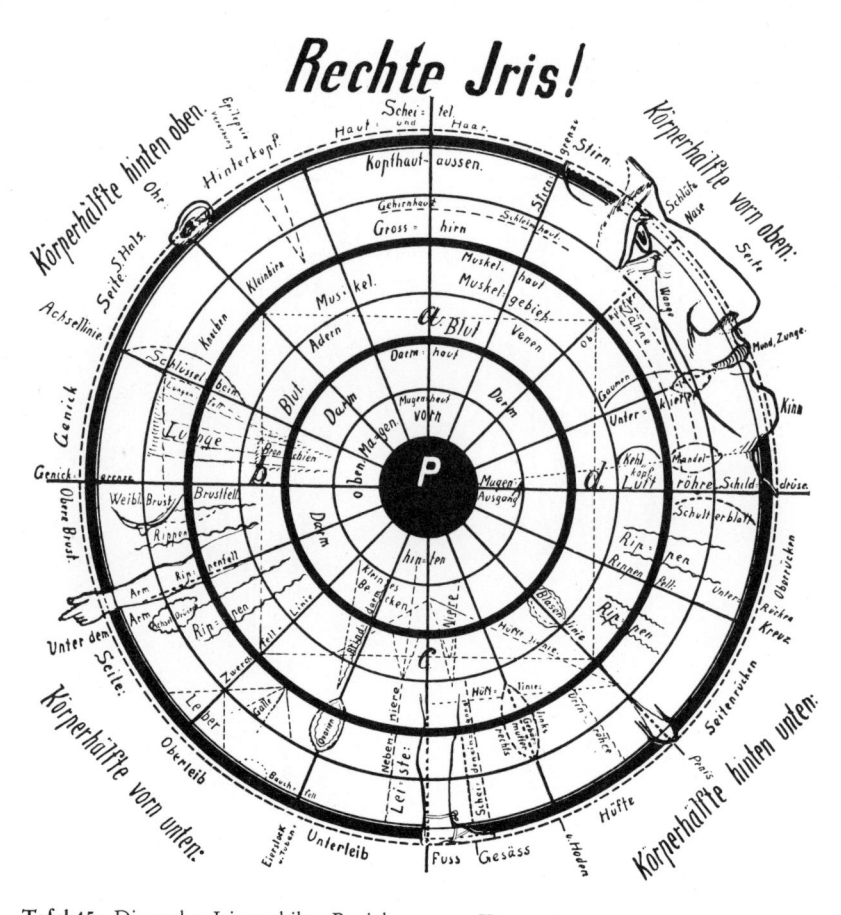

Tafel 45: Die rechte Iris und ihre Beziehung zum Körper.

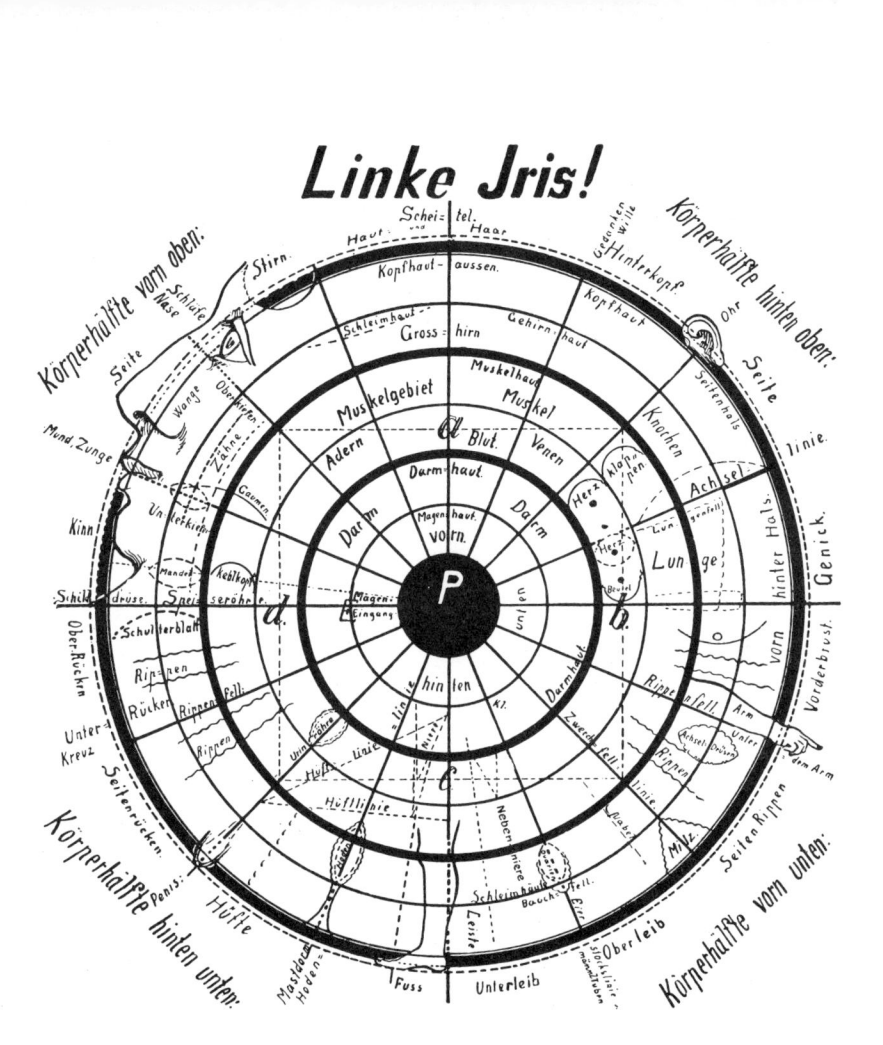

Tafel 46: Die linke Iris und ihre Beziehung zum Körper.

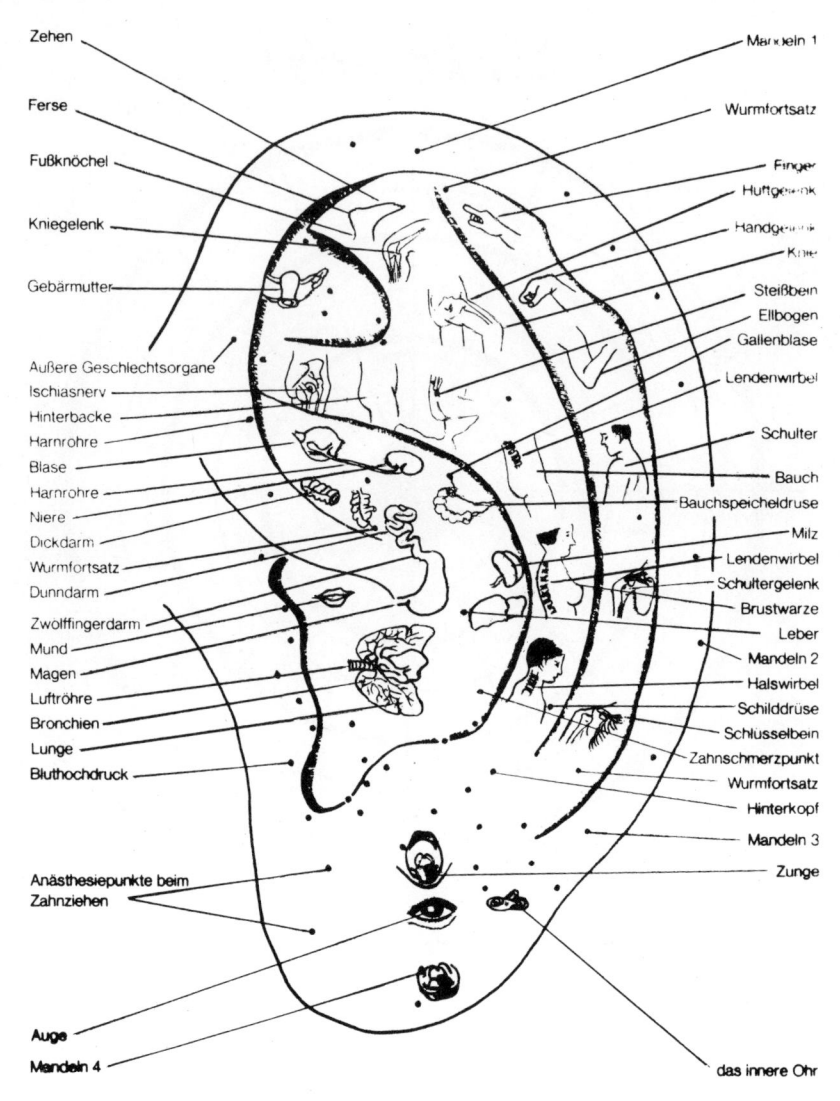

Akupunkturpunkte und projizierte Lage der Organe auf der Ohrmuschel

Tafel 47: Das Ohr und seine Beziehung zum Körper, entnommen aus: „SCHWARZ, Heilmethoden der Außenseiter" [173].

ZUNGEN-TOPOGRAPHIE
mit Innervation

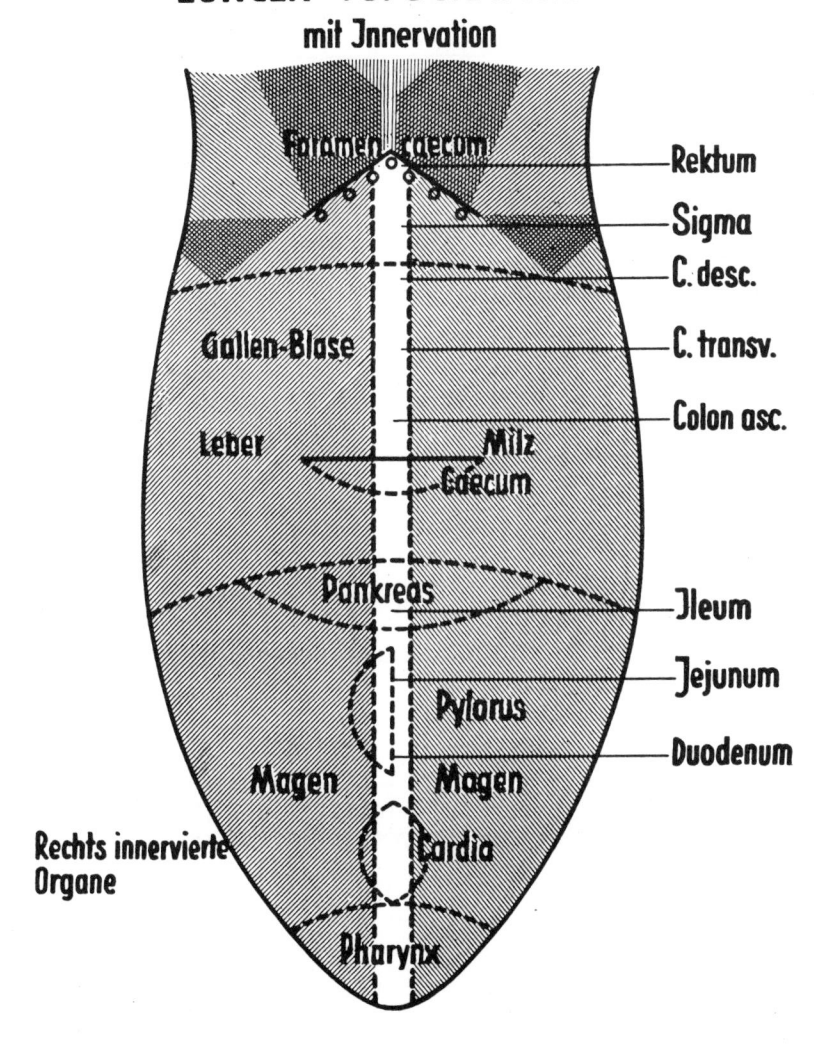

Tafel 48: Die Zunge und ihre Beziehung zum Körper, entnommen aus: „STROBL, Die Zungendiagnostik als Hilfsmittel des praktischen Arztes" [175].

Stempel des Zahnarztes	Patient: geb. am: Befund erhoben am .... 196..	Zahn-Mund-Kieferbefund und seine energetischen Beziehungen zum übrigen Organismus											
SINNESORGANE	Innenohr	Kieferhöhle	Siebbeinzellen	Auge	Stirnhöhle	Stirnhöhle	Auge	Siebbeinzellen	Kieferhöhle	Innenohr			
GELENKE	Schulter Ellbogen	Kiefer	Schulter Ellbogen	Hüfte	Knie hinten Kreuzsteißbein	Knie hinten Kreuzsteißbein	Hüfte	Schulter Ellbogen	Kiefer	Schulter Ellbogen			
	Hand ulnar Fuß plantar Zehen u. 1*		Hand radial Fuß Großzehe		Fuß	Fuß		Hand radial Fuß Großzehe	Knie vorn	Hand ulnar Fuß plant. Zehen u. 1*			
RÜCKENMARK-SEGMENTE	Th1 C8 Th7 Th6 Th5 S3 S2 S1	Th 12 Th 11 L1	C7 C6 C5 Th4 Th3 Th2 L5 L4	Th 8 Th 9 Th 10	L3 L2 Co S5 S4	L2 L3 S4 S5 Co	Th 8 Th 9 Th 10	C5 C6 C7 Th 2 Th 3 Th 4 L4 L5	Th 11 Th 12 L1	C8 Th1 Th5 Th6 Th7 S1S2S3			
WIRBEL	B1 H7 B6 B5 S2 S1	B12 B11 L1	H7 H6 H5 B4 B3 L5 L4	B9 B10	L3 L2 Co S5 S4 S3	L2 L3 S3 S4 S5 Co	B9 B10	H5 H6 H7 B3 B4 L4 L5	B11 B12 L1	H7 B1 B5 B6 S1 S2			
ORGANE	Herz rechts	Pancreas	Lunge rechts	Leber rechts	Niere rechts	Niere links	Leber links	Lunge links	Milz	Herz links			
	Duodenum	Magen rechts	Dickdarm rechts	Gallen blase	Blase rechts urogenitales Gebiet	Blase links urogenitales Gebiet	Gallen gänge links	Dickdarm links	Magen links	Jejunum Ileum links			
ENDOKRINE DRÜSEN	Hypophysen-Vorderlappen	Nebenschilddrüse	Schilddrüse	Thymus	Hypophysen-Hinterlappen	Epiphyse	Epiphyse	Hypophysen-Hinterlappen	Thymus	Schilddrüse	Nebenschilddrüse	Hypophysen-Vorderl.	
SONSTIGES	Zentrales Nervensyst. Psyche		Mammadrüse rechts						Mammadrüse links		Z.N.S. Psyche		
THERAPIE-VORSCHLAG													
RÖ-BEFUND													
MUNDBEFUND													
VITALITÄT und PULPABEFUND													
ZAHNERSATZ													

Zahn: R 8 | 7 | 6 | 5(V) | 4(IV) | 3(III) | 2(II) | 1(I) | 1(I) | 2(II) | 3(III) | 4(IV) | 5(V) | 6 | 7 | 8 L

ZAHNERSATZ													
VITALITÄT und PULPABEFUND													
MUNDBEFUND													
RÖ-BEFUND													
THERAPIE-VORSCHLAG													
SONSTIGES	Energie-haushalt		Mammadrüse rechts						Mammadrüse links		Energie-haushalt		
ENDOKRINE DR GEWEBSSYSTEME	periphere Nerven	Arterien	Venen	Lymphgefäße	Keimdrüse	Nebenniere	Nebenniere	Keimdrüse	Lymphgefäße	Venen	Arterien	periph. Nervensystem	
ORGANE	Ileum rechts	Dickdarm rechts	Magen rechts Pylorus	Gallen blase	Blase rechts urogenitales Gebiet	Blase links urogenitales Gebiet	Gallen gänge links	Magen links	Dickdarm links	Jejunum Ileum links			
	Ileocoecales Gebiet												
	Herz rechts	Lunge rechts	Pancreas	Leber rechts	Niere rechts	Niere links	Leber links	Milz	Lunge links	Herz links			
WIRBEL	B1 H7 B6 B5 S2 S1	B12 B11 L1	H7 H6 H5 B4 B3 L5 L4	B9 B10	L3 L2 Co S5 S4 S3	L2 L3 S3 S4 S5 Co	B9 B10	H5 H6 H7 B3 B4 L4 L5	B11 B12 L1	H7 B1 B5 B6 S1 S2			
RÜCKENMARK-SEGMENTE	Th1 C8 Th7 Th6 Th5 S3 S2 S1	C7 C6 C5 Th4 Th3 Th2 L5 L4	Th 12 Th 11 L1	Th 8 Th 9 Th 10	L3 L2 Co S5 S4	L2 L3 S4 S5 Co	Th 8 Th 9 Th 10	Th 11 Th 12 L1	C5 C6 C7 Th 2 Th 3 Th 4 L4 L5	C8 Th1 Th5 Th6 Th7 S1S2S3			
GELENKE	Schulter – Ellbogen		Knie vorn	Hüfte	Kreuzsteißbein	Kreuzsteißbein	Hüfte	Knie vorn	Schulter – Ellbogen				
	Hand ulnar Fuß plantar Zehen u. 1*	Hand radial Fuß Großzehe	Kiefer	Fuß		Fuß	Kiefer	Hand radial Fuß Großzehe	Hand ulnar Fuß plantar Zehen u. 1*				
SINNESORGANE	Ohr	Siebbein-zellen	Kieferhöhle	Auge	Stirnhöhle	Stirnhöhle	Auge	Kieferhöhle	Siebbeinzellen	Ohr			

1* — Kreuz-Darmbeingelenk (gehört zum 8. Odonton)

Tafel 49: Formular zum „Zahn-Mund-Kieferbefund und seine energetischen Beziehungen zum übrigen Organismus" nach VOLL und KRAMER.

Die energetischen Beziehungen zwischen Zahn-Kiefergebiet u. dem übrigen Organismus

Das untenstehende Schema soll die energetischen Beziehungen aufzeigen zwischen pathologischen Veränderungen im Zahn-, Mund-, Kiefergebiet und dem übrigen Organismus.

Die Beziehungen wurden von Dr. med. R. Voll, Plochingen/Neckar, ermittelt auf Grund vieler Meßergebnisse im Rahmen der Elektro-Akupunktur-Diagnostik mit Hilfe des Diatherapuncturgerätes. Das Schema wurde von Dr. med. dent. Fr. Kramer, Nürnberg, zusammengestellt. Es soll vor allem mithelfen, die Diagnostik bei herdverdächtigen, bzw. herdkranken Patienten zu erleichtern und dadurch die Therapie zu verbessern.

Im Schema bedeuten:
- C 5 – Th 1 = Plexus brachialis
- Th 1 – Th 4 = obere Intercostalnerven
- Th 5 – Th 7 = mittlere Intercostalnerven
- Th 8 – Th 10 = untere Intercostalnerven
- Th 11 – Th 12 = unterste Intercostalnerven
- Th 12 – L 3 = Plexus lumbalis
- L 4 – S 3 = Plexus sacralis = Plexus ischiadicus
- S 4 – S 5 = Plexus pudendus
- S 5 – Co = Plexus coccygeus

Die zu den einzelnen Odontonen zugehörigen Muskeln wurden von Dr. Voll im 4. Sonderheft der Internationalen Gesellschaft für Elektroakupunktur „Wechselbeziehungen von odontogenen Herden zu Organen und Gewebssystemen" Med. Lit. Verlag, Uelzen, beschrieben.

	SINNESORGANE	Innenohr	Kieferhöhle	Siebbeinzellen	Auge	Stirnhöhle	Stirnhöhle	Auge	Siebbeinzellen	Kieferhöhle	Innenohr
	GELENKE	Schulter Ellbogen	Kiefer	Schulter Ellbogen	Knie hinten	Hüfte	Hüfte	Knie hinten	Schulter Ellbogen	Kiefer	Schulter Ellbogen
		Hand ulnar Fuß plantar Zehen u. 1*	Knie vorn	Hand radial Fuß Großzehe	Hüfte	Kreuzsteißbein	Kreuzsteißbein	Hüfte	Hand radial Fuß Großzehe	Knie vorn	Hand ulnar Fuß plant. Zehen u. 1*
Die Beziehung der Odontone des Oberkiefers zum übrigen Organismus	RÜCKENMARK-SEGMENTE	Th1 C8 Th7 Th6 Th5 S3 S2 S1	Th12 Th11 L1	C7 C6 C5 Th4 Th3 Th2 L5 L4	Th8 Th9 Th10	L3 L2 Co S5 S4	L2 L3 S4 S5 Co	Th8 Th9 Th10	C5 C6 C7 Th2 Th3 Th4 L4 L5	Th11 Th12 L1	C8 Th1 Th5 Th6 Th7 S1 S2 S3
	WIRBEL	B1 H7 B6 B5 S2 S1	B12 B11 L1	H7 H6 H5 B4 B3 L5 L4	B9 B10	L3 L2 Co S5 S4 S3	L2 L3 S4 S5 Co	B9 B10	H5 H6 H7 B3 B4 L4 L5	B11 B12 L1	H7 B1 B5 B6 S1 S2
	ORGANE Yin	Herz rechts	Pancreas	Lunge rechts	Leber rechts	Niere rechts	Niere links	Leber links	Lunge links	Milz	Herz links
	Yang	Duodenum	Magen rechts	Dickdarm rechts	Gallenblase	Blase rechts urogenitales Gebiet	Blase links urogenitales Gebiet	Gallengänge	Dickdarm links	Magen links	Jejunum Ileum links
	ENDOKRINE DRÜSEN	Hypophysen-Vorderlappen	Nebenschilddrüse	Schilddrüse	Thymus	Hypophysen-Hinterlappen	Epiphyse	Epiphyse	Hypophysen-Hinterlappen	Thymus	Schilddrüse	Nebenschilddrüse	Hypophysen-Vorderl.
		Zentrales Nervensyst. Psyche		Mammadrüse rechts						Mammadrüse links		Z. N. S. Psyche
Neue Nomenklatur für die Oberkieferzähne:		18	17	16	15	14	13	12	11	21	22	23	24	25	26	27	28

Beherdung:
- X = fehlt
- ⊕ = sehr stark   K = Krone
- Ø = deutlich   B = Brückenglied
- ○ = schwach

	8 +	7 +	6 +	5 +	4 +	3 +	2 +	1 +	+ 1	+ 2	+ 3	+ 4	+ 5	+ 6	+ 7	+ 8
	8 –	7 –	6 –	5 –	4 –	3 –	2 –	1 –	– 1	– 2	– 3	– 4	– 5	– 6	– 7	– 8

Neue Nomenklatur für die Unterkieferzähne:

| | 48 | 47 | 46 | 45 | 44 | 43 | 42 | 41 | 31 | 32 | 33 | 34 | 35 | 36 | 37 | 38 |

	SONSTIGES	Energiehaushalt		Mammadrüse rechts					Mammadrüse links		Energiehaushalt
	ENDOKRINE DER GEWEBSSYSTEME	periphere Nerven	Arterien	Venen	Lymphgefäße	Keimdrüse	Nebenniere	Nebenniere	Keimdrüse	Lymphgefäße	Venen	Arterien	periph. Nerven
Die Beziehung der Odontone des Unterkiefers zum übrigen Organismus	ORGANE Yin	Ileum rechts Ileocoecales Gebiet	Dickdarm rechts Pylorus	Magen rechts	Gallenblase	Blase rechts urogenitales Gebiet	Blase links urogenitales Gebiet	Gallengänge	Magen links	Dickdarm links	Jejunum Ileum links
	Yang	Herz rechts	Lunge rechts	Pancreas	Leber rechts	Niere rechts	Niere links	Leber links	Milz	Lunge links	Herz links
	WIRBEL	B1 H7 B6 B5 S2 S1	H7 H6 H5 B4 B3 L5 L4	B12 B11 L1	B9 B10	L3 L2 Co S5 S4 S3	L2 L3 S4 S5 Co	B9 B10	B11 B12 L1	H5 H6 H7 B3 B4 L4 L5	H7 B1 B5 B6 S1 S2
	RÜCKENMARK-SEGMENTE	Th1 C8 Th7 Th6 Th5 S3 S2 S1	C7 C6 C5 Th4 Th3 Th2 L5 L4	Th12 Th11 L1	Th8 Th9 Th10	L3 L2 Co S5 S4	L2 L3 S4 S5 Co	Th8 Th9 Th10	Th11 Th12 L1	C5 C6 C7 Th2 Th3 Th4 L4 L5	C8 Th1 Th5 Th6 Th7 S1 S2 S3
	GELENKE	Schulter – Ellbogen		Knie vorn		Hüfte	Kreuzsteißbein	Kreuzsteißbein	Hüfte	Knie vorn		Schulter – Ellbogen
		Hand ulnar Fuß plantar Zehen u. 1*	Hand radial Fuß Großzehe	Kiefer	Hüfte				Kiefer	Hand radial Fuß Großzehe	Hand ulnar Fuß plant Zehen u. 1*
	SINNESORGANE	Ohr		Siebbeinzellen	Kieferhöhle	Auge	Stirnhöhle	Stirnhöhle	Auge	Kieferhöhle	Siebbeinzellen	Ohr

1* = Kreuz-Darmbeingelenk (gehört zum 8. Odonton)

Ausliefer: Internat. Gesellschaft für Elektroakupunktur e. V., Sekretariat 731 Plochingen/Neckar, Richard-Wagner-Straße 5, Telefon 0 71 53 / 2 79 42
Herausgeber: Dr. Fritz Kramer, 85 Nürnberg, Ostendstraße 161, Telefon 09 11 / 57 13 26
Druck: Karl Pfeiffer's Buchdruckerei und Verlag oHG, 8562 Hersbruck, Postfach 440
Bestell-Nr. Formular EAV/1

Tafel 50: Formular für: „Die energetischen Beziehungen zwischen Zahn-Kiefergebiet und dem übrigen Organismus" verbessert nach VOLL und KRAMER.

Zähne oder entspr. Leerkieferabschnitte und ihre energetischen Beziehungen zum übrigen Organismus zusammengestellt nach Arbeiten von: Voll, Sollmann und Angerer (Lit. umseitig)

	SINNESORGANE	Innenohr	Kieferhöhle	Siebbeinzellen	Auge	Stirnhöhle
	GELENKE	Schulter Ellenbogen Hand ulnar Fuß plant Zehen + Kreuzdarmbein-Gelenk	Kiefer / Knie vorn	Schulter Ellenbogen Hand radial Fuß Groß-Zehe	Knie hinten / Hüfte / Fuss	Kreuzsteißbein
OBERKIEFER SCHEMA VON KRAMER/NÜRNBERG	RÜCKENMARK SEGMENTE	Th 1 C 8 Th 7, 6, 5 S 3, 2, 1	Th 12 Th 11 L 1	C 7, 6, 5 Th 4, 3, 2 L 4 L 5	Th 8, 9, 10	L 3, 2 Co S 5, 4
	WIRBEL	B1, H7, B5, 6 S2, 1	B 12, 11 L 1	H7, 6, 5 B 4, 3 L 5, 4	B9, 10	L 3, 2 Co S 5, 4, 3
	ORGANE	Herz re/(li/B) / re Duodenum li Ileum, Jej.	Pankreas / Magen re./(li)	Lunge re (li.Za.li) / Dickdarm re/(li)	Leber re/(li) / Gallenbl.re 3| Gallengänge li	Niere re (li.Za)li Nie) / Blase-UrogenGeb re/(li)
	ENDOKRINE DRÜSEN	Hypoph. Vorderl.	Neben- schilddr.	Schilddr.	Thymus 5| / Hypophysen- 4 Hinterlappen 3|	2| Epiphyse 1|
	SONSTIGES	Z.N.S. 8	Psyche	7	Mammadrüse re./li 5					
NACH VOLL	OBERKIEFER NACH SOLLMANN	vegetative Regulation, zerebrale Spasmen 8|	Periarthr. humerosk- apularis, Harnblase 7|	Nieren, Leber und Magen- Syndrom 6|	Venen- dilatation. Arterielle Konstrukt. aller Organe 5|	Augenhinter- grund-Erkrg. Geistige Konzentra- tionsschwäche 4|	Dyskratische Zustände Konzentra- tions- schwäche 3|	Lymphatisches Geschehen Tonus- geschehen 2|'	Konzeptions- zusammen- hänge rat. u. psych. Dynamik 1|
	NACH ANGERER OK + UK	Zentrale u. periphere Ausfall- erscheinung Epilepsie	Servolenkg. von Osmose, Dialyse, Turbu- lenz und	Suspension, Kristallisation d. Körper- Flüssigkeiten Ausscheidg.	Beziehung zu Rhythmik, Dynamik, Motalität, Peristaltik in	Zellbe- atmung Fermen- tation	Blutstoff- wechsel, Blutdichte, Strömungs- geschwindigkeit	Lymphe und weißes Blutbild	Hormon- haushalt. Psych. Verhalten
		8|8 8|8	n.Angerer 7|7 7|7	ist zwischen 6|6 li + re 6|6	OK+UK 5|5 5|5	kein 4|4 4|4	Unter- 3|3 3|3	schied 2|2 2|2	d.Zahn- 1|1 gruppe 1|1 = gleich
	NACH ANGERER OK + UK	sens. u. mot. Stg. Tumor in Ge- hirn u. Rückenm. Stg. im Lebens- antrieb	Thermik. Schlaf- u. Wachzustand Epiphyse	d. Urate, Phosphate, Oxalate, Citrate Steinbild. Rheu- ma Hypothalam. Hypophyse.	Du.- u. Di.- Darm Ventilations- schaltung i. Vatersch. Divertikel Schilddr.	Enzymatik, Leber, Magen, Pankreas Dyspepsie Dysbakterie	Stagnation Thrombose Infarkt NUR BIN	Lymphat. Aufbau- und Abwehr- mechanismus DEGEWEBS	Kreativ- geneti- sche Welt = ERKRANKUNGEN
	UNTERKIEFER NACH SOLLMANN	9| 8| Neurotrophi- sche u. neuralg. Beschw. d. obe- ren Extremität Migräne, Spas- men, Tetanie	7| Leisten, Becken, Adnexe	6| Ileo- Sakral- gelenk. Lumbalgie	5| Hüfte, Fuß, Kniegelenke, Leistenbruch	4| Venenzeichen der Haut, Milz, Pankreas	2| Schwäche der peripheren Gefäße Lu.-Erkrgen.	2| Adnexen, Hoden, Nebenhoden	1| Blase, Uterus, Prostata
	SONSTIGES	8| Energiehaush.	7|	6|	5| Mammadrüse re./(li)	4|	3|	2|	1|
	ENDOKRINE DR GEW. SYSTEME	periph. Nerven	Arterien	Venen	Lymph- gefäße		Keimdrüse		Nebenniere
VOLL UNTERKIEFER	ORGANE	Ileum re -''-,Jej. li Ileocoecales Gebiet		Dickdarm re./(li)	Magen re. Pylorus		Gallenblase		Blase, urogenitales Gebiet
		Herz re/(li)	Lunge re./(li)		Pankreas		Leber re. (li)		Niere re. (li.)
NACH	WIRBEL	B1, 6, 5 H7 S2, 1	H7, 6, 5 B4, 3 L5, 4		B12, 11 L1		B9, 10		L3, 2, Co S5, 4, 3
	RÜCKENMARK SEGMENTE	C8 Th1, 7,6,5 S3, 2, 1	C7, 6, 5 L 4, 5 Th2, 3, 4		Th11, 12 L1		Th8, 9, 10		L2, 3 Co S 4, 5
	GELENKE		Schulter - Ellenbogen	Knie vorn		Knie hinten			
		Hand uln. Fuß plant Zehen Kreuz-Darmbein- Gelenk	Hand radial Fuß - Großzehe		Kiefer		Hüfte Fuß		Kreuzsteißbein
	SINNESORGANE	Ohr	Siebbeinzellen		Kieferhöhle		Auge		Stirnhöhle

Entwurf: Dr. Pflaum/SW
Druck: revista-verlag, Bürgergasse 6 1/3, 8720 Schweinfurt
Telefon 0 97 21/8 63 11 - Formbl. 5

Tafel 51: Formular für: „Zähne oder entspr. Leerkieferabschnitt und ihre energetischen Beziehungen zum übrigen Organismus" nach PFLAUM.

1. Die *Zone pelvienne* oder Beckenzone, mit Beziehung zu: Uterus, Ovar, Uretren, Blase, Anus, Testes, Hoden.
2. Die *Zone solaire* oder Leib- bzw. Solarplexuszone, mit Beziehung zu: Magen, Darm, Leber, Galle, Pankreas, Oesophagus.
3. Die *Zone zervikale* oder Kopfzone, mit Beziehung zu: Augen, Ohr, Kiefer und ZNS.
4. Die *Zone pulmonaire* oder respiratorische Zone, mit Beziehung zu: Lunge, Pleura, Bronchien, Zwerchfell.

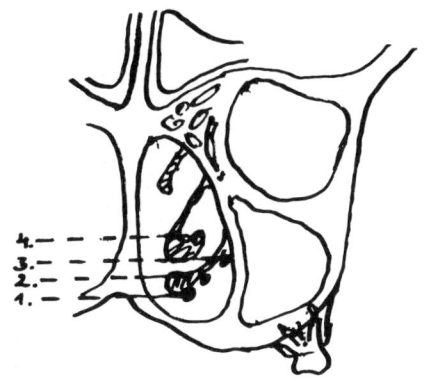

Tafel 52: Querschnitt der linken Nasennebenhöhlen mit den Reflexzonen nach FLIESS (1897).

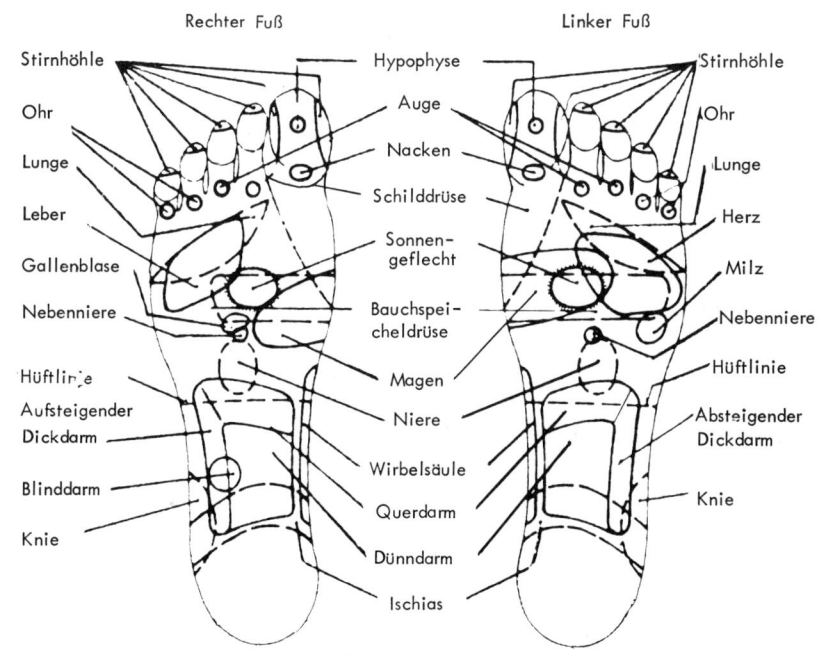

Tafel 53: Die Füße mit ihren Reflexzonen, nach FITZGERALD-INGHAM, entnommen aus: „LOMAPHARM, Tafel für Fußsohlen-Reflexzonen-Massage".

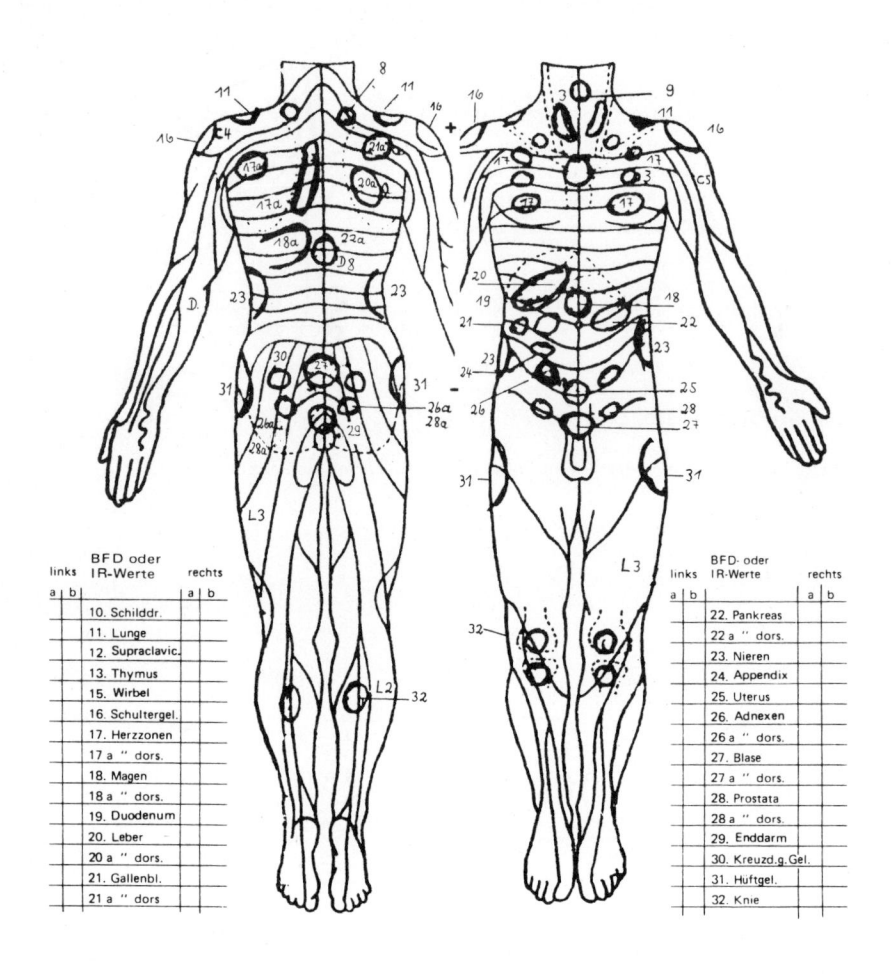

Tafel 54: Hautflächen als Reflexzonen von Organen, entnommen aus: „PFLAUM, Praktikum der Bioelektronischen Funktions- und Regulationsdiagnostik (BFD) [142].

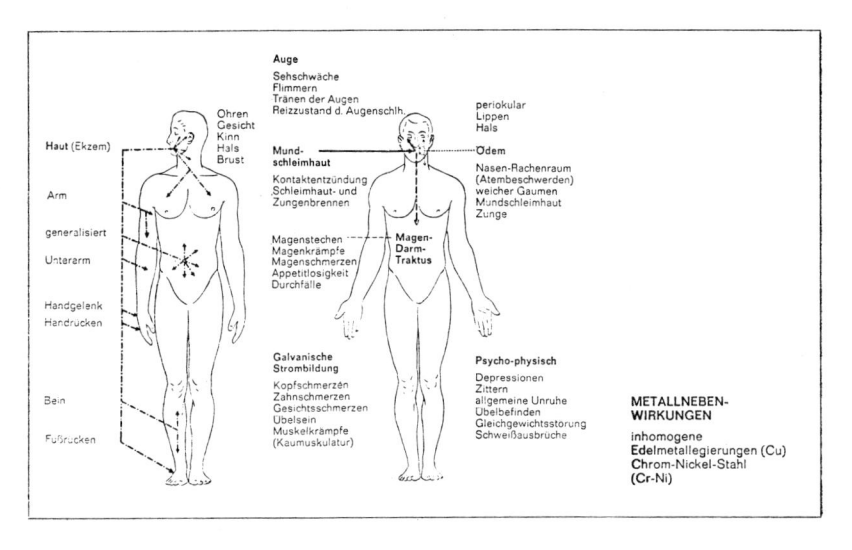

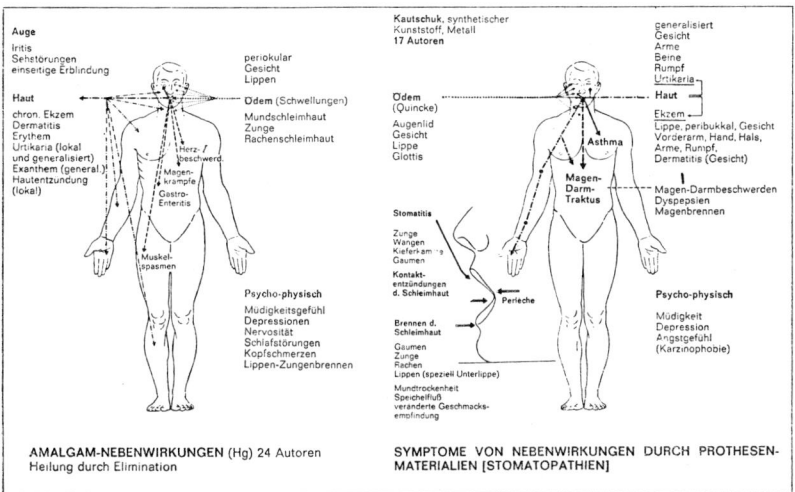

Tafel 55: Nebenwirkungen von zahnärztlichen Materialien, entnommen aus: „GASSER, Neben- und Fernwirkungen zahnärztlicher Materialien" [109]. Erschienen im: Verlag Fortschritte der Medizin Dr. Schwappach, Gauting/München.

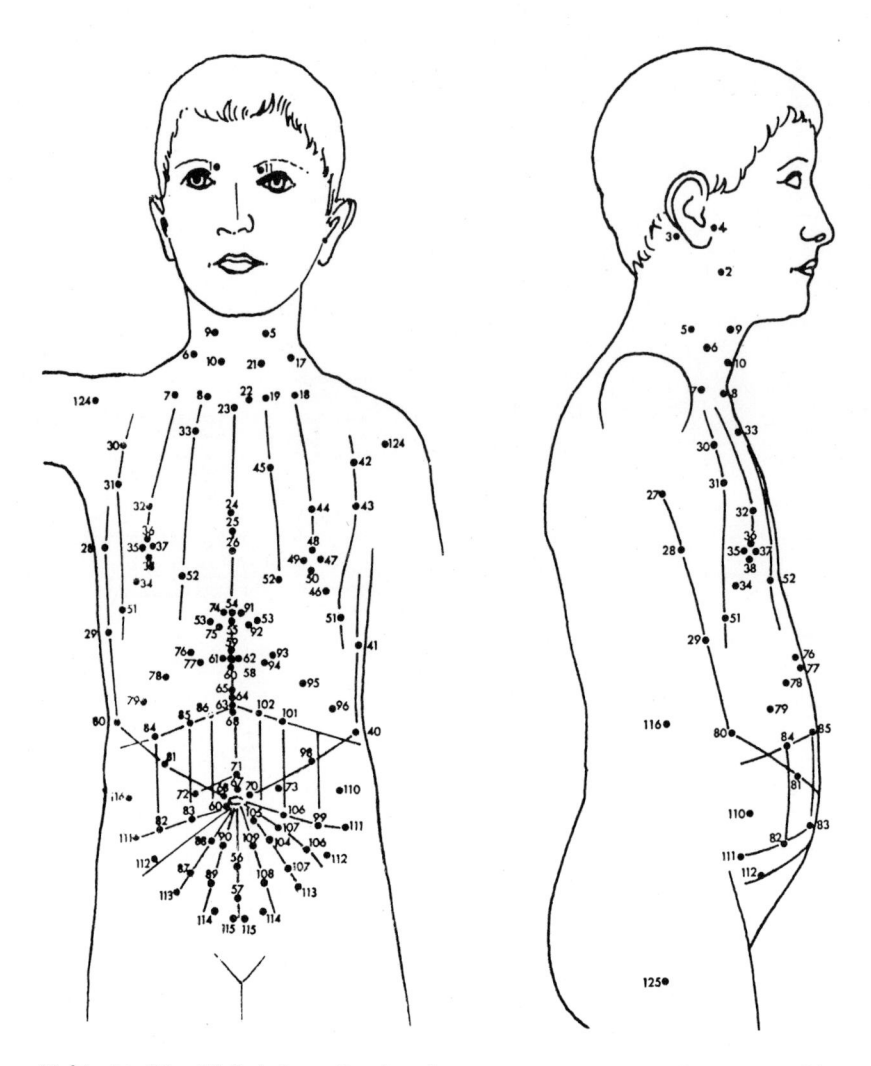

Tafel 56: Die Weihe'schen Druckpunkte, entnommen aus: „SCHOELER, Die Weihe'schen Druckpunkte" [182].

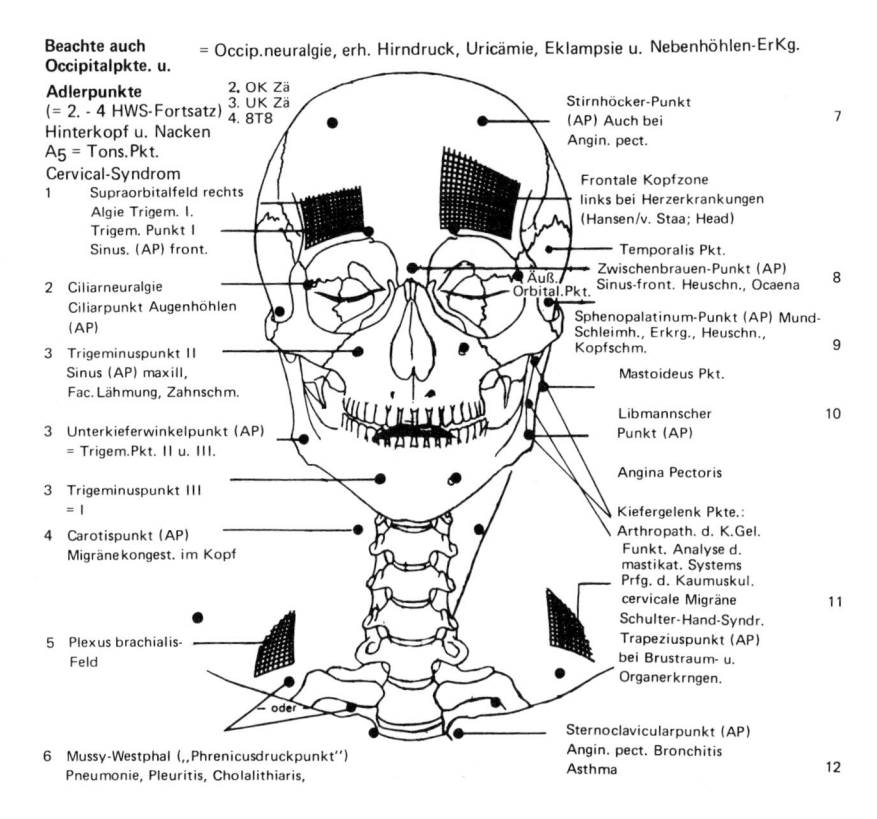

Beachte auch = Occip.neuralgie, erh. Hirndruck, Uricämie, Eklampsie u. Nebenhöhlen-ErKg.
Occipitalpkte. u.

Adlerpunkte
(= 2. - 4 HWS-Fortsatz)
Hinterkopf u. Nacken
A_5 = Tons.Pkt.

2. OK Zä
3. UK Zä
4. 8T8

Cervical-Syndrom
1 Supraorbitalfeld rechts
   Algie Trigem. I.
   Trigem. Punkt I
   Sinus. (AP) front.

2 Ciliarneuralgie
   Ciliarpunkt Augenhöhlen
   (AP)

3 Trigeminuspunkt II
   Sinus (AP) maxill,
   Fac. Lähmung, Zahnschm.

3 Unterkieferwinkelpunkt (AP)
   = Trigem.Pkt. II u. III.

3 Trigeminuspunkt III
   = I

4 Carotispunkt (AP)
   Migränekongest. im Kopf

5 Plexus brachialis-
   Feld

6 Mussy-Westphal („Phrenicusdruckpunkt")
   Pneumonie, Pleuritis, Cholalithiasis,

Stirnhöcker-Punkt
(AP) Auch bei   7
Angin. pect.

Frontale Kopfzone
links bei Herzerkrankungen
(Hansen/v. Staa; Head)

Temporalis Pkt.
Äuß. Zwischenbrauen-Punkt (AP)
Orbital.Pkt. Sinus-front. Heuschn., Ocaena   8

Sphenopalatinum-Punkt (AP) Mund-
Schleimh., Erkrg., Heuschn.,
Kopfschm.   9

Mastoideus Pkt.

Libmannscher   10
Punkt (AP)

Angina Pectoris

Kiefergelenk Pkte.:
Arthropath. d. K.Gel.
Funkt. Analyse d.
mastikat. Systems
Prfg. d. Kaumuskul.
cervicale Migräne   11
Schulter-Hand-Syndr.
Trapeziuspunkt (AP)
bei Brustraum- u.
Organerkrngen.

Sternoclavicularpunkt (AP)
Angin. pect. Bronchitis
Asthma   12

Tafel 57: Druck- und Schmerzpunkte nach ADLER, entnommen aus: „PFLAUM, Praktikum der Bioelektronischen Funktions- und Regulationsdiagnostik (BFD)" [142].

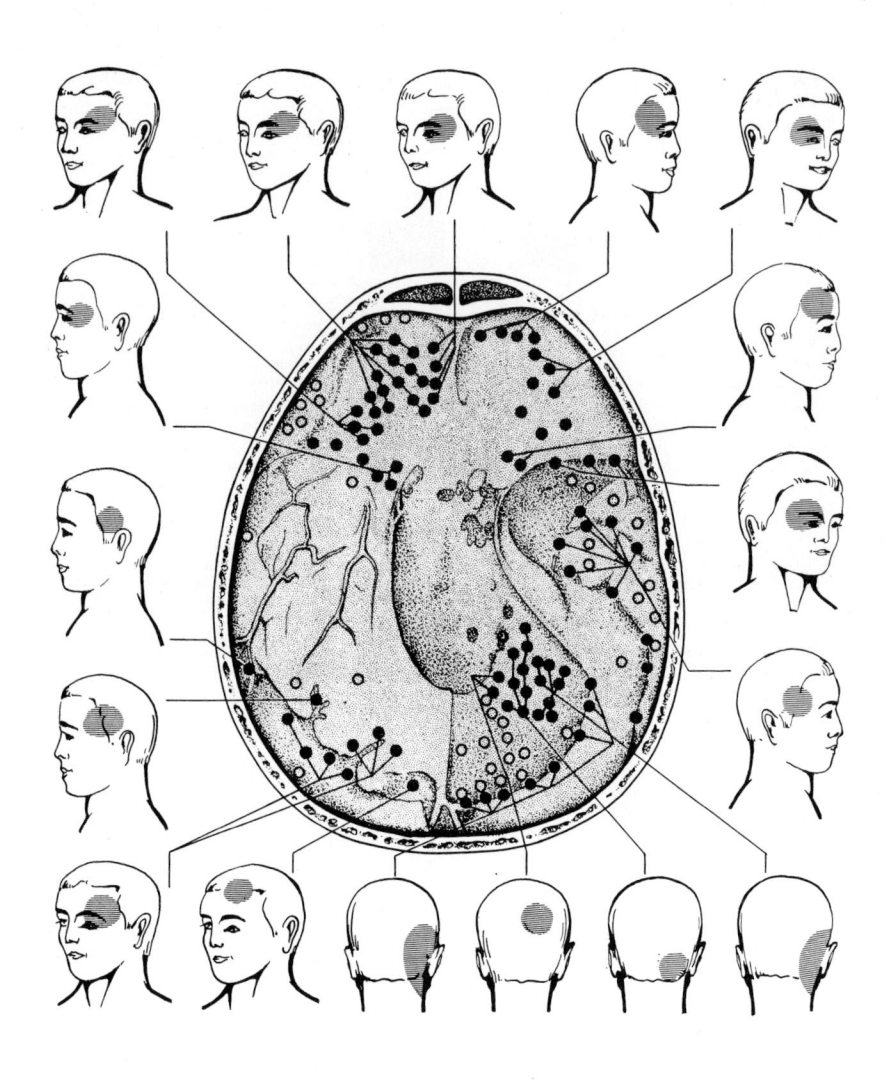

Die Abbildung zeigt die Lokalisation von Schmerzpunkten im Bereich der Schädelbasis. Bei Stimulation kommt es zu scharf umschriebenen Schmerzsensationen in den angegebenen Bereichen. ● = Irritationspunkte, O = stumme Zonen. Schraffierte Fläche = Erfolgsgebiet.

Tafel 58: Schmerzpunkte an Schädelbasis mit Schmerzsensationen im Kopfbereich, entnommen aus: „AUBERGER, Regionale Schmerztherapie" [174].

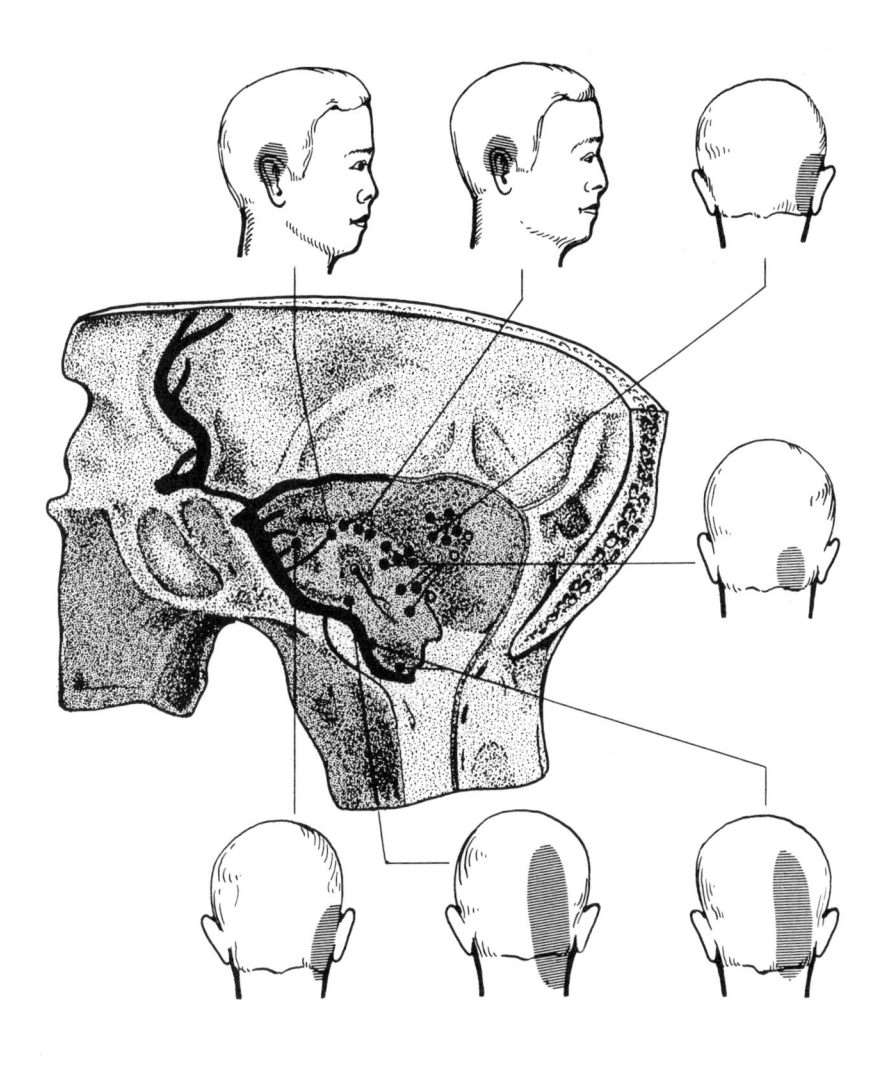

Lokalisation von Schmerzpunkten der Arterien der Dura und der hinteren Schädelgrube.

Tafel 59: Schmerzpunkte an den Arterien der Dura und der Schädelgrube, mit Schmerzsensation im Kopfbereich, entnommen aus: „AUBERGER, Regionale Schmerztherapie" [174].

197

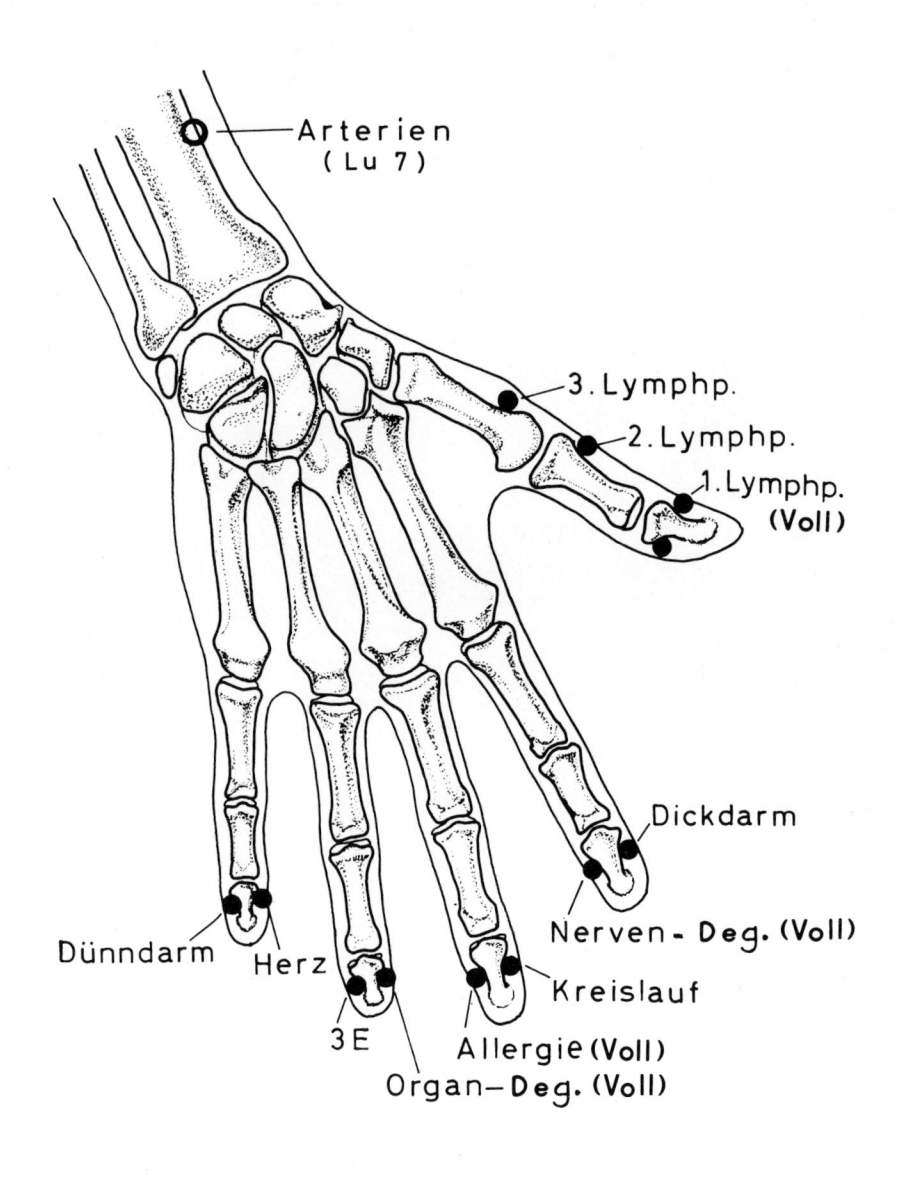

Tafel 60: Akupunktur-Meßpunkte der Hand, entnommen aus: „VILL, Moderne Siechtumsgefahren und ihre Behandlung" [146].

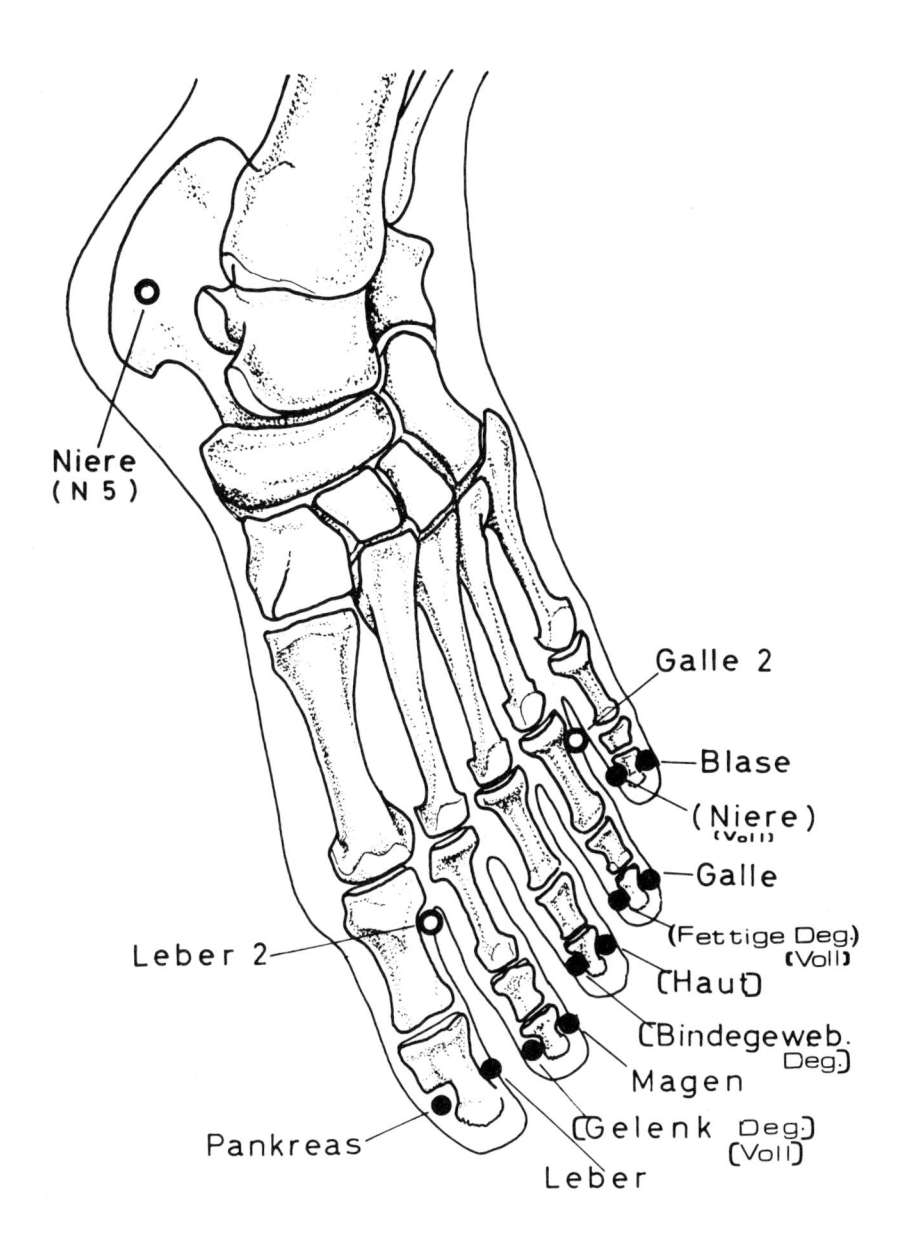

Tafel 61: Akupunkturpunkte des Fußes, entnommen aus: „VILL, Moderne Siechtumsgefahren und ihre Behandlung" [146].

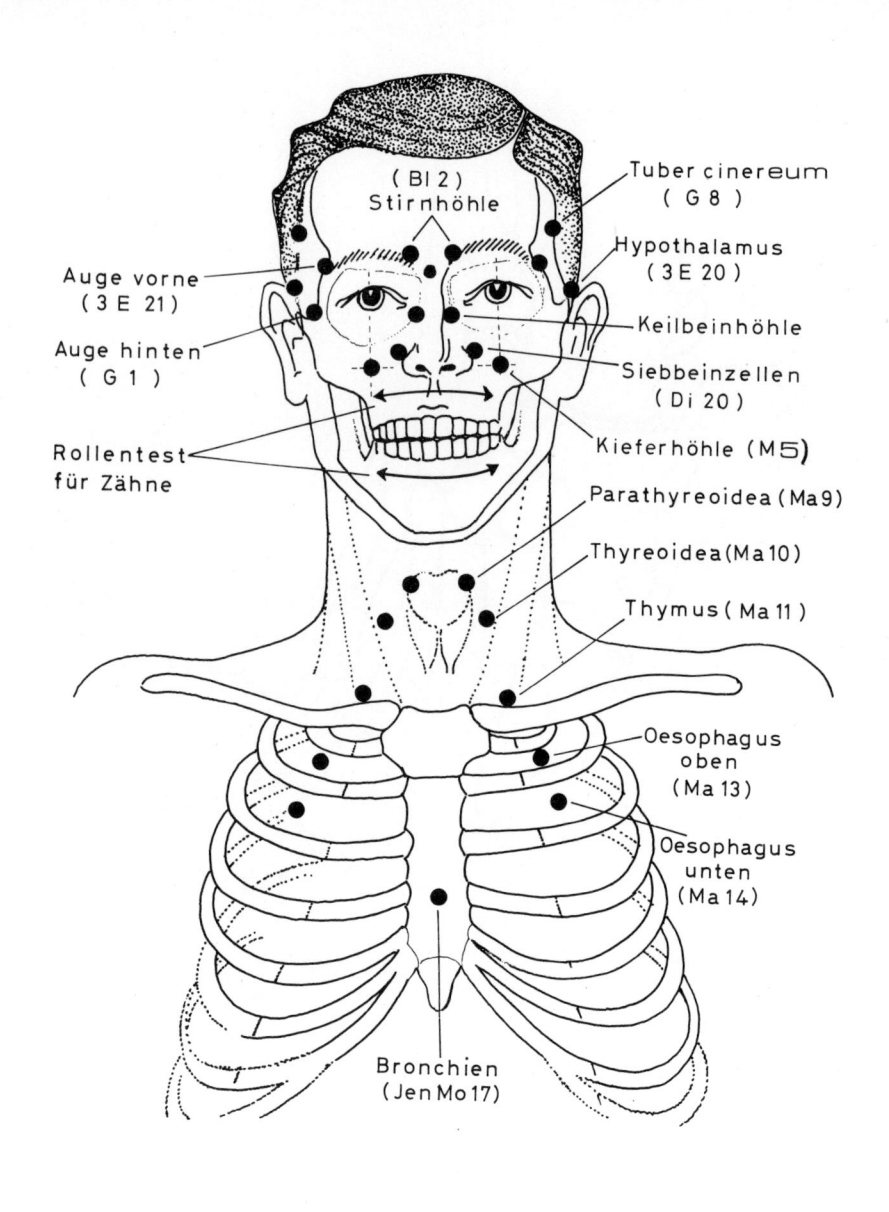

Tafel 62: Akupunkturpunkte des Kopfes und der Brust (frontal).

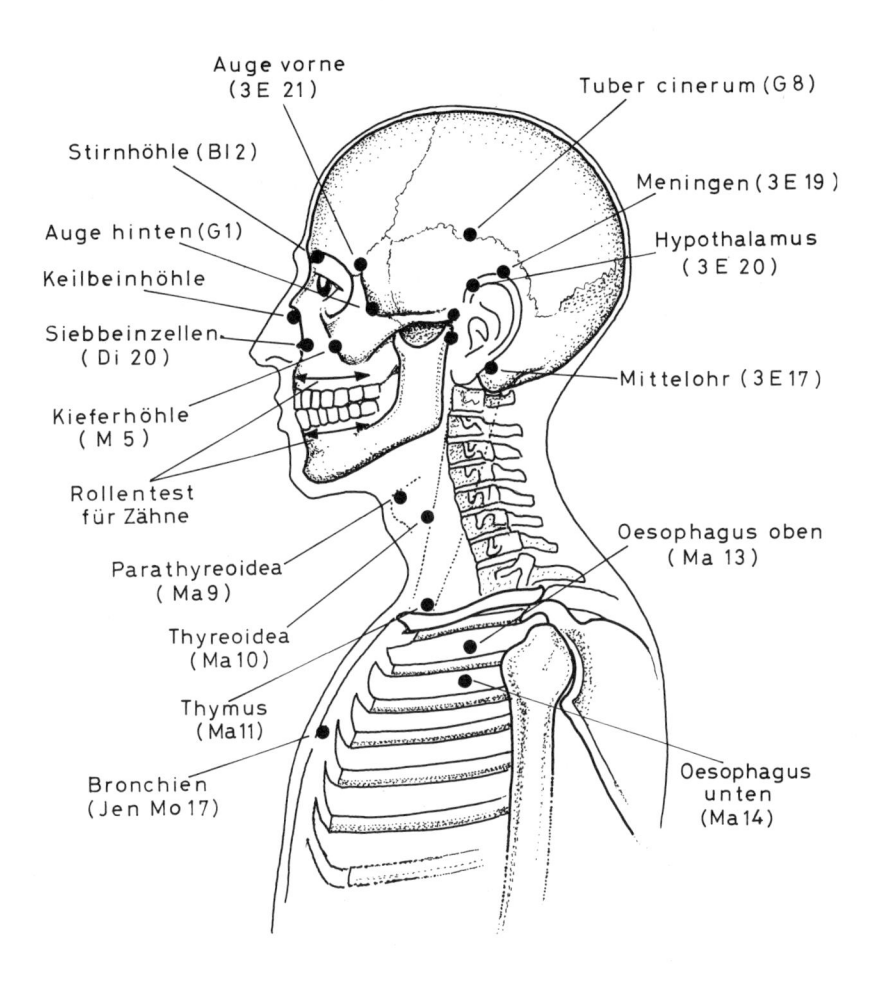

Tafel 63: Akupunkturpunkte des Kopfes und der Brust (seitlich), entnommen aus: „PFLAUM, Praktikum der Bioelektronischen Funktions- und Regulationsdiagnostik (BFD)" [142].

Die Auffindung des ersten Meßpunktes an Fingern und Zehen wird an 3 Darstellungen veranschaulicht:

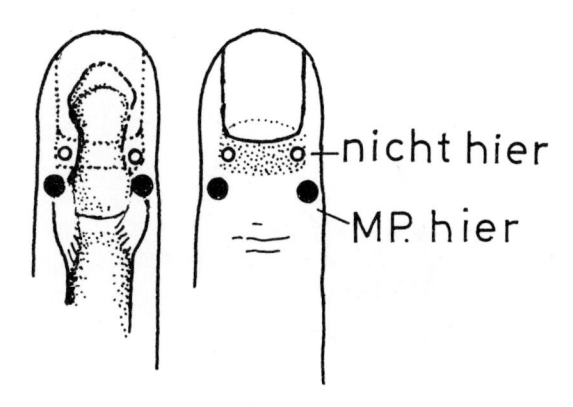

Angabe nach VILL, „Fortschritte des IDG", entnommen aus: Ehk, Heft 11 (1976).

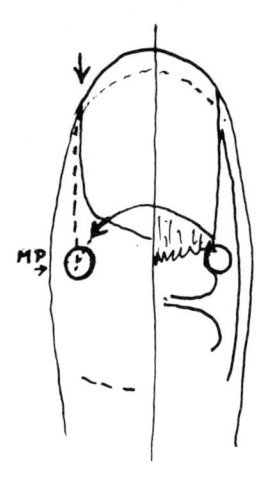

(nach MARSCHNER)

Der Meßpunkt ist zu finden am Schnittpunkt des verlängerten Lunula-Bogens und der margo lateralis.

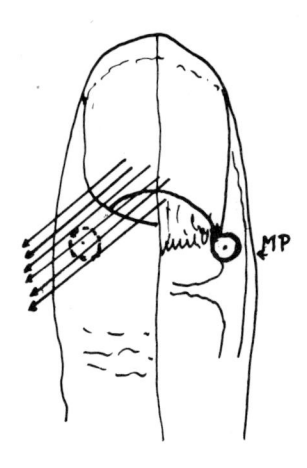

(nach PFLAUM)

Der Schnittpunkt ist zu finden in mehrfacher Strichführung der Punktelektrode entsprechend der Darstellung.

Beide Anschauungen decken sich in der Praxis.

Tafel 64: Meßpunktfindung.

Das Ringgefäß

Von K. HÖPFNER

Eine besondere Beachtung verdient in der Akupunktur- und Meridianlehre das Ringgefäß im Bereiche des Musculus orbicularis oris. Um den Mund herum haben wir (wie um *jedes Sinnesorgan in toto*) eine enorme Energiekonzentration. Dieser Umstand muß bei diagnostischen und therapeutischen Maßnahmen einkalkuliert werden.

Die energetische Beziehungen von Odontonen zu Organen und Gewebssystemen sind bereits von VOLL herausgearbeitet worden (vgl. Tafel 49–51, S. 188–190, siehe: „VOLL, Wechselbeziehungen, Odontone, Tonsillen," ML-Verlag).

Hier sei vermerkt, daß die odontogenen Störfelder nur homolateral auf den Bahnen der chinesischen Meridiane ihre Wirkung entfalten. Das tonsillogene Störfeld hingegen hat multilaterale Störmöglichkeiten.

Ni-Meridian

Nehmen wir die Tabelle von Kramer zur Hand, so sind Beziehungen der Inzisivi zum urogenitalen Bereich deklariert. Allerdings ist es ein sogenanntes Sekundärgefäß des Ni-Meridianes, der am Ni 27, oberhalb des 1. Interkostalraumes dicht unterhalb des Sternoklavikulargelenkes endet.

Das Sekundärgefäß der Ni kommt zwischen den unteren $\overline{21 \mid 12}$ heraus. Es bringt somit die Beziehung der unteren beiden Schneidezähne zu den Nieren.

Dieses Sekundärgefäß zieht nun auf dem energetischen Plateau des Musculus orbicularis oris um den Mund herum und verläßt ebenfalls über die oberen Inzisivi ($21 \mid 12$) das Ringgefäß und zieht dann zu Bl 1 am inneren Augenwinkel.

Die Bedeutung der oberen beiden Schneidezähne für das Urogenitalsystem ist damit erkennbar.

Praktisch ist eine Sekundärgefäßverbindung von Ni 27 zu Bl 1 über das große Ringgefäß um den Mund herum hergestellt.

Le-Meridian

Auch die Beziehungen des Eckzahnes zur Leber werden durch ein Sekundärgefäß hergestellt.

Dieses tritt über die unteren Eckzähne in Beziehung zum Ringgefäß, das es auch über die oberen Eckzähne wieder verläßt. Es stellt eine Verbindung zu Gbl. 1 am Orbicularis oculi her.

Ma-Meridian

Ein direkter Meridian, der Ma-Meridian, beginnend am Schnittpunkt der Linea temporalis inferior mit der Sutura coronalis, schneidet von seinem 3. Meßpunkt am UK-Rand heraufkommend das Gebiet $\overline{54 \mid 45}$ unten und zum Oberkiefer aufsteigend das Gebiet der oberen 6er und 7er.

Er überquert in seinem Verlauf den 3 E zwischen 3 E 21 und 3 E 20, dem Hypothalamusmeßpunkt, weiter die energetische Strecke zwischen Gbl. 1 und Gbl 2. Nach Überwindung des Dü-Meridians und Überschreitung eines Sek.-Gefäßes Le-Gbl erreicht es das Ringgefäß in Höhe der beiden Molaren, das es nach Durchwanderung zwischen den unteren Prämolaren verläßt.

Tafel 65

Di-Meridian

Der Di-Meridian beendet seinen Verlauf ebenfalls in der Regio oronasalis. Er tritt über das untere Molarengebiet in den Circulus energeticus oris ein, um über die oberen Prämolaren am Di 20 in der Nasolabialfalte distal des Nasenflügels zu enden.

Dü-Meridian

Nachdem der Dü-Meridian im seitlichen Halsdreieck mit Gbl, Di und 3 E (MP: Hypophyse) sich gekreuzt hat, zieht er in die Kieferwinkelregion und zur Régio parotideomasseterica. Dorthin kreuzt er zweimal den Ma-Meridian.

Der Dü-Meridian berührt die energetischen Bereiche der Weisheitszähne und wird damit zu einer wichtigen Energiequelle für den Gesamtenergiehaushalt, das ZNS, das Herz und andere.

Ich verweise auf eine Zusammenstellung von PFLAUM, die neben den energetischen Beziehungen von VOLL auch andere, wie die von SOLLMANN und ANGERER, enthält (Tafel 48 – 50).

Es gilt der Satz: „Ohne Dü-Darmschwäche kein Herzinfarkt!" oder „Ohne beherdeten Weisheitszahn kein Herzinfarkt!"

Man kann auch sagen: Die pathoenergetisch-kybernetischen Verquickungen des Dünndarms und des Weisheitszahnes sind sehr oft folgenschwer.

Der Dü-Meridian endet als Dü 19 genau dort, wo den jungen Mädchen die Ohrläppchen zur Anbringung von Ohrringen durchstochen werden.

Konz. Gefäß (KG)

Es handelt sich hier um eine Energieleitbahn, die, vor dem Anus beginnend, über die Symphyse (und damit über das Genitale) und Nabel auf dem KG 24 wiederum das energetische Areal des Ringgefäßes am unteren Rand des Musculus orbicularis oris zwischen den $\overline{1\,|\,1}$ erreicht.

Von seinem Ausgangspunkt her hat das Konz.-Gefäß seine pathognomonische Bedeutung für den sexuellen (z. B. Impotentia coeundi), urogenitalen (Prostata) und gynäkologischen (Dysmenorrhö und Adnexitis) Bereich.

Beispiel I (HUNEKE): Nach Anspritzen der $\overline{21\,|\,12}$ mit Impletol verschwand eine Impotentia als Sekundenphänomen und bewirkte das Wunder der Wiederkehr der Flitterwochen.

Beispiel II: Nach Anspritzung einer Unterlippennarbe verschwanden die Adnexitis-Schmerzen. Ein HUNEKE-Phänomen war aufgetreten.

Beispiel III: Nach Extraktion der gelockerten $\overline{1\,|\,1}$ erfolgte ein Sekundenphänomen!

Das Schulterarmsyndrom verschwand auf der Stelle.

Es beginnt mit GG 1 knapp hinter und proximal der Analöffnung und endet als GG 27 in der Mediane durch das Zahnfleisch des Oberkiefers im Vestibulum oris.

Tafel 65

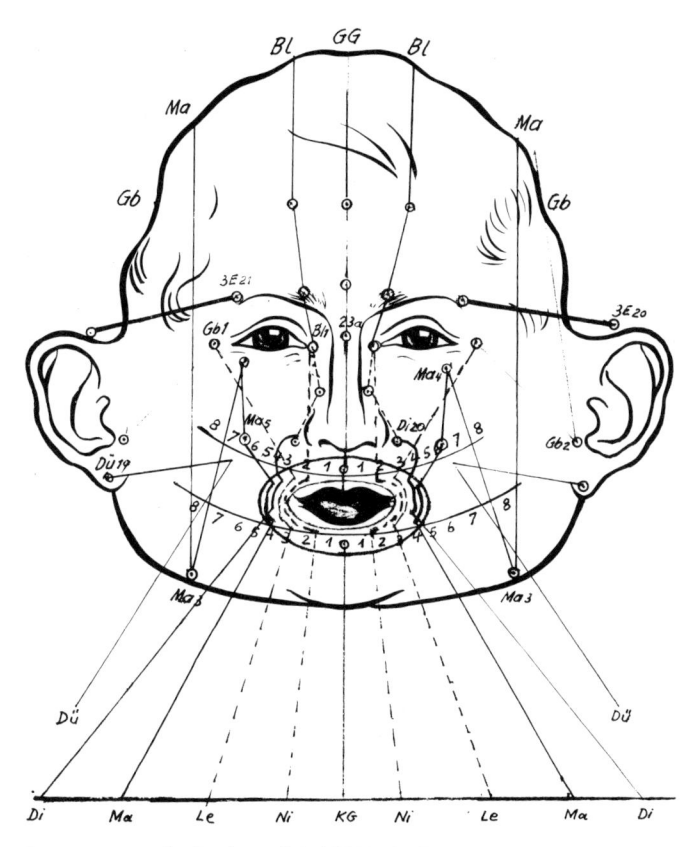

GG = Gouverneurs- oder Lenkergefäß (TOU – MO)

Abbildung: Darstellung des Ringgefäßes im Bereich des Musculus orbicularis oris (Original HÖPFNER).

Der GG 25 liegt in der Mitte zwischen Nasenwurzel und Lippenrot und somit zentral auf dem Plateau des Circulus energeticus oris und ermöglicht differential-diagnostische Messungen des odontogenen Herdgeschehens (s. PFLAUM, Seite 160/161) [142].

Da dieser Meridian in seinem Verlauf (siehe BISCHKO I, S. 119) von unten nach oben sowohl Sexual- und Analpunkte wie Wirbelpunkte und Kopfpunkte durchläuft, ist eine Störung odontogener Herde auf diesem Meridian sehr vielfältig, zumal eine Unterstützung über das Sek.-Gefäß der Ni zum Bl 1 sicher angenommen werden kann.

Beispiel I: Bei 1.: Sekund.-Phänomen nach segmentaler Anspritzung mit Impletol bei Adnexitis (dolorosa!).
1.: Wurzelbehandelt mit Überfüllung durch N 2.

(Anschrift des Verfassers: Dr. med dent. Kurt HÖPFNER, 8203 Oberaudorf).

Tafel 65: Artikel von: „HÖPFNER, Das Ringgefäß".

1. Das Standardprogramm

1 = li. Hand — re. Hand
2 = li. Hand — Stirn
3 = li. Hand — li. Fuß
4 = li. Fuß — re. Fuß
5 = re. Fuß — re. Hand
6 = re. Hand — Stirn
7 = li. Hand — re. Hand

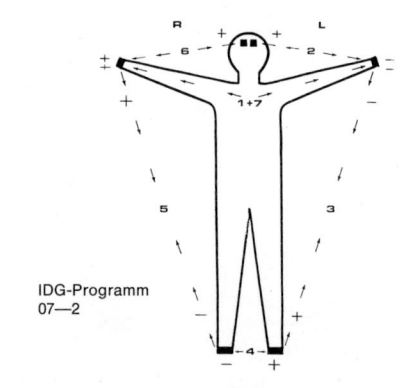

IDG-Programm 07—2

2. Das Symmetrieprogramm

1 = Stirn links — Nacken links
2 = Stirn rechts — Nacken rechts
3 = Hand links — Nacken links
4 = Hand rechts — Nacken rechts
5 = Nacken links — Kreuzbein links
6 = Nacken rechts — Kreuzbein rechts
7 = Kreuzbein links — Fuß links
8 = Kreuzbein rechts — Fuß rechts

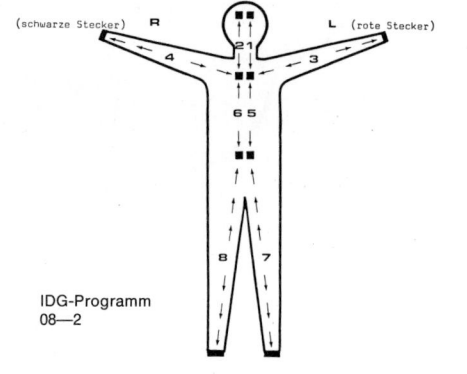

(schwarze Stecker)   (rote Stecker)

IDG-Programm 08—2

Das Standardprogramm ab 1978

Ableitungen: 1 - Hand li - Kopf li
2 - Hand li - Fuß li
3 - Hand re - Kopf re
4 - Hand re - Fuß re
5 - Stirn   - Stirn
6 - Hand   - Hand
7 - Fuß   - Fuß

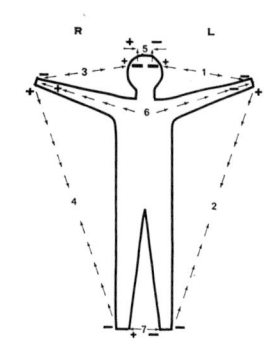

Tafel 66: Meßstrecken (zu beachten ist die Polung!).

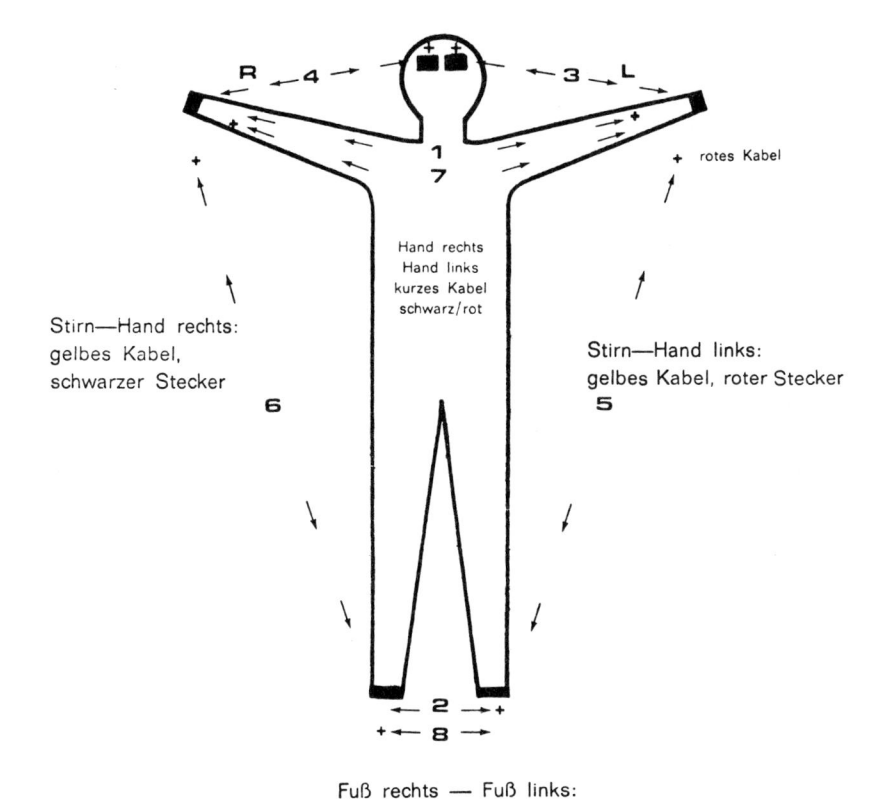

Stirn—Hand rechts:
gelbes Kabel,
schwarzer Stecker

Hand rechts
Hand links
kurzes Kabel
schwarz/rot

rotes Kabel

Stirn—Hand links:
gelbes Kabel, roter Stecker

Fuß rechts — Fuß links:
langes Kabel schwarz/rot

Tafel 67: Programm Multitest 08 – 3, entnommen aus: „PFLAUM, Praktikum der Bioelektronischen Funktions- und Regulationsdiagnostik (BFD)" [142].

Übersicht der Listen

Liste 1: Nosoden der Deutschen Homöopathie Union (DHU), Karlsruhe ... 209
Liste 2: Nosoden der Stauffen-Pharma, Göppingen 210
Liste 3: Nosoden-Komplexe nach SCHIMMEL, von Fa. Pascoe, Gießen ... 217
Liste 4: Organpräparate der Fa. Wala, Eckwälden (Bad Boll) 219
Liste 5: Organ comp.-Präparate von Fa. Wala, Eckwälden (Bad Boll) 223
Liste 6: Revitorgan-Trockensubstanzen der Fa. vitOrgan, Stuttgart 228
Liste 7: Organ-Composita der Fa. Heel, Baden-Baden 229
Liste 8: Homoeopathica der Deutschen Homöopathie Union (DHU), Karlsruhe 231
Liste 9: Testsätze 232

Anthracinum
Aviara —
Bacillinum Burnett = Tuberculinum Burnett = Bacillinum
Carcinominum = Cancerinum
Colibacillinum
Denys Bouillon filtré = Tuberculinum Denys
Diphtherinum
Eberthinum
Enterococcinum
Hydrophobinum
Influenzinum
Luesinum = Syphilinum
Malandrium
Malleinum
Medorrhinum
Morbillinum
Parathyphoidinum
Pertussinum
Psorinum
Scarlatinum
Scirrhinum
Spenglers Immunkörper
Streptococcinum
Syphilinum = Luesinum
Tuberculinum Koch alt
Tuberculinum Koch neu
Rest Tuberculinum
Tuberculinum bovinum
Tuberculinum Burnett = Bacillinum Burnett = Bacillinum
Tuberculinum Denys = Denys Bouillon filtré
Tuberculinum Klebs
Tuberculinum Marmorek
Tuberculinum Spengler
Tuberculocidinum
Variola bovina
Vaccininum
Variolinum

Liste 1: Nosoden der Deutschen Homöopathie Union (DHU), Karlsruhe.

Kennziffer	Name	Kennziffer	Name

A
1 Pyrogenium
2 Psorinum**
3 Medorrhinum**
4 Staphylococcinum
5 Streptococcinum
6
7
8 Nos. Osteomyelitis
9 „ Tonsillarabszeß
10 „ Tonsilla palatina
11 „ Tonsilla pharyngea
12 „ Drüsenabszeß
13 „ Cholesteatom
14 „ Hidradenitis
15 Pyrogenium suis
16 Pyrogenium ex ovo
17 Nos. Staphylococcus koag. pos.
18 „ Fischpyrogenium (Salzwasser)
19 „ Fischpyrogenium (Süßwasser)
20 „ Pyrog. Crustaceen
21 „ Lymphorrhoe
22 „ Elephantiasis
23 „ infizierte Lymphe
24 „ Erysipel
25
26 „ Staphylococcus aureus
27
28 Staphylo-Streptococcinum
29 Nos. Streptococcus viridans
30 „ Streptococcus haemolyt.
31 „ Pasteurellose
32 Pyrogenium avis
33 Nos. Osteomyelosklerose
34 „ Bacteroides
35 „ Peptostreptococcus anaerob.
36 „ Gynäkomastasie
37 Aflatoxin**

B
1 Bac. Coli
2 „ Proteus
3 Nos. Typhinum
4 Bac. Morgan*
5 „ Gärtner*
6 Shiga Kruse*
7 Nos. Strong*
8 „ Botulismus
9 Bac. Dysenteriae*
10 Thermibacterium bifidus*
11 Bac. faec. alk.*
12 Nos. Oxyuren
13 „ Ascariden
14 „ Taenia
15 „ Lamblia intestinalis
16 „ chron. Colitis
17 „ Polyposis recti
18 „ Stomatitis
19 Enterococcinum*
20 Nos. Trichinose
21 Bac. Subtilis
22 Thermibact. instestinalis
23 Nos. Diverticulose
24 „ Appendicitis
25 „ Paratyphus
26 „ Abdominallymphom
27 „ Peritonitis
28 „ V-Darmkatarrh
29 „ Cholera*
30 „ Aerobacter. c. Coli
31 „ Salmonella TP
32 „ Appendicitis necroticans
33 „ Periproktitischer Abszeß
34 „ Lymphangitis mesenteria
35 „ Coeliacia
36 „ Rectumpolyp
37 Bac. Acidophilus
38 Nos. Meckel'scher Divertikel
39 „ chronische Appendicitis
40 „ chronische Proctitis
41 „ Amöben
42 „ Amöbenleberabszeß
43 „ Morbus Crohn

C
1 Influencinum
2 Nos. Influencinum vesiculos.
3 Pneumococcinum
4 Pertussinum*
5 Nos. V-Grippe**
6 „ Lungenabszeß
7 „ V2-Grippe
8 „ V3-Grippe
9 „ V4-Grippe
10 „ Bronchitis fibrinosa
11 „ Influencinum vesicul. SW
12 „ Influencinum vesicul. NW
13 „ V5-Grippe

Liste 2: Nosoden der Stauffen-Pharma, Göppingen.

Kennziffer	Name	Kennziffer	Name

C 14 Nos. Influencinum toxicum
15 „ Katarrhalische Mischflora
16 Pneumococcinum M
17 Influencinum AB
18 Nos. Pleuritis
19 „ Pleuritis H
20 „ Polyserositis
21 „ Bronchiektasie
22 „ Lungenabszeß S
23 „ Asiengrippe A
24 „ VA2-Grippe
25 „ Asthma bronchiale
26 „ Rhinopneumonitis
27 „ VA 2L-Grippe*
28 „ VAPCH-Grippe
29 „ V 75-Grippe
30 „ V 76-Grippe (Victoria)

DA 1 Nos. Herpes zoster*
2 Meningococcinum***
3 Nos. Poliomyelitis*
4 „ Tetanus
5 „ Hydrocephalus
6 „ Gliom
7 Lyssinum*
8 Vaccininum**
9 Nos. Toxoplasmose
10 „ Tularämie
11 „ Encephalomyelomalacie
12 „ Neurogener Decubitus
13 „ Friedreichsche Ataxie*
14 „ Bulbärparalyse
15 „ Leucoencephalitis
16 „ Encephalitis
17
18 „ Meningeom
19 „ hereditärer Tremor**
20 „ Kleinhirnrinden-Atrophie
21 „ PMD complicata
22 „ MS
23 „ Lateralsklerose
24 „ Syringomyelie
25 „ PMD
26 „ BNS
27 „ Meningitis
28 „ Morbus Fölling
29 „ Neuralgie
30 „ Coxsackie
31 „ Herpes progenitalis
32 „ Herpes simplex

E 1 Luesinum**
2 Gonococcinum**
3 Tuberculinum*
4 Tuberculinum Burnett***
5 Tuberculocidinum Klebs*
6 Tuberculinum Marmoreck**
7 Tuberculinum avis*
8 Tuberculinum bovinum*

F 1 Diphtherinum
2 Scarlatinum*
3 Bac. Pyocyaneus*
4 Morbillinum*
5 Nos. Bang*
6 „ Malaria*
7 „ Hepatitis**
8 „ Parotitis
9 „ Pfeiffersches Drüsenfieber
10 „ Leptospirosis ict.-hae.
11 „ Nephritis
12 „ Uraemie
13 „ Pyelitis
14 „ Fleckfieber
15 „ Gasödem
16 „ Gelbfieber*
17 „ Rubeolae
18 „ Malaria tropica*
19 „ Listeriose
20 „ Cholecystitis
21 „ Banti*
22 „ Wilson
23 „ Wolhynisches Fieber
24 Calculi biliarii*
25 Nos. Nephrose
26 „ Porphyrie
27 „ Ulcus duodeni
28 „ Leptospirosis p. c. gt. W.
29 „ MKS
30 „ Struma-Cyste
31 „ Leberzirrhose
32 „ Struma
33 „ Magenpolyposis
34 „ Brucella melitense
35 „ Leptospirosis canicola
36 Variola*
37 Anthracinum*
38 Echinococcinum*
39 Nos. SPS
40 „ Struma retrosternalis
41 „ Ulcus ventriculi
42 „ Lymphogranul. inguinale
43 „ Struma parenchymatosa

Liste 2: Nosoden der Stauffen-Pharma, Göppingen.

Kennziffer	Name	Kennziffer	Name
F 44	Gastroduodenitis	16	
45	Ascites	17	Teratom
46	Erysipelas suum	18	mycot. Fluor
47	Ornithose	19	Mamma-Adenom
48	Varicellen	20	Mastopathia cystica
49	Struma nodosa (Adenom)	21	Mamma fibromatosis
50		22	Mamma haemorrhagica
51	Nos. Q-Fieber	23	Mastitis
52	Isosthenurie	24	chron. Cystitis
53	Pyelonephritis		und Endometriose
54	Glomerulonephritis	L 1	Nos. Perniciosa
55	Zeckenbißfieber	2	Perniciosa Schleimhaut
		3	Polycythaemie
G 1	Nos. Polyarthritis	4	Werlhof
2	Arthritis urica	5	Haemophilie
3	Arthritis urica forte	6	Rhesusgravidität
4	Sepsis lenta**	7	Ikterus haemolyt. f.
5	Dupuytren	8	Aplastische Anämie
6			
7	chronische Myositis	M 1	Nos. Nierenpapillom
8	Rheuma *	2	Blasenpolyp
9	Seröser Kniegelenkerguß	3	Prostata-Adenom
10	Tonsillitis-Polyarthritis	4	Cystopyelitis
		5	Calculi renales*
		6	Calculi vesicales*
H 1	Nos. Kieferhöhlenpolyp	7	Nos. Korallenausgußstein
2	Sinusitis front.	8	Blasen-Tbc*
3	Mastoiditis*	9	Hodenfistel-Tbc
4	Ohrenpolyp	10	Bilharziosis
5	Sinusitis max.	11	Calculi prostatae*
6	chron. Tonsillitis	12	Nos. Oxalaturie
7	Angina Plaut Vincent	13	
8	Angina follicularis	14	Calculi renales, oxalsäurehaltig*
9	Cerumen	15	Nos. nodul. Prostatahypertrophie
10	Osteo-Sinusitis max.	16	Blasenbilharziosis
11	Siebbeinpolypen	17	Periorchitis
12	chron. hyperpl. Tonsillitis	18	Solitärcyste (Niere)
13	Lymphplaques	19	Urethritis post. masc.
14	Kieferhöhlencyste		
		N 1	
K 1	Nos. Trichomonadenfluor	2	Nos. L-Ekzem
2	Fluor alb.	3	Hautfibrom
3	Bartholinitis	4	Hautproliferation
4	Cervixpolyp	5	Lupus erythematodes
5	Stauungsmetritis	6	Lipom
6	Uteruspolyp	7	Molluscum contag.
7	Kystadenom pseudom.	8	Mycosis fungoides
8	Fibromyom	9	Neurofibrom
9	Subseröses Myom	10	Quallentoxin
10	Myom	11	Pemphigus
11	Fibromyom S	12	Psoriasis
12	Endometritis tuberculosa	13	Psoriasinum*
13	Ovarialkystom	14	Nos. Trichophytie
14	Adnexitis	15	Lupus
15	cyst. Ovar.-Uteruspolyp	16	

Liste 2: Nosoden der Stauffen-Pharma, Göppingen.

Kennziffer	Name	Kennziffer	Name
O 1	Nos. Cataracta brunescens	42	„ Parulis (Staph. aur.)
2	„ Cataracta complicata	43	„ nekrotisierende Gingivitis
3	„ Cataracta senilis	44	„ Zahnfleischfibrom
4	„ Chalazion	45	„ Plattenepithelcyste
5	„ Conjunctivitis	46	„ fettige Kieferostitis
6	„ Conjunctivitis follicularis	47	„ destr. Granulat. Gewebe
7		48	„ Epulis
8		49	„ Corynebacterium anaerob.

P
Q
R   siehe Merkblatt
S   hom. Einzelmittel-Ampullen
Sto
ZW

Z 1	Nos. Mundpapillom
2	„ Gingivitis
3	„ Zahnfleischtasche
4	„ odontogener Fundusabszeß
5	„ Parodontose
6	
7	„ Karies
8	„ gangränöse Pulpa
9	„ Gangrän-Granulom
10	„ Zahnwurzelgranulom
11	„ Kieferostitis
12	
13	„ radiculäre Cyste
14	„ Zahnsteinkonkremente
15	„ akute Pulpitis
23	„ Zahnfistel
24	„ wurzelbeh. Zahn
25	„ folliculäre Cyste
26	„ Zahnsäckchen
28	„ chronische Pulpitis
29	„ Periodontitis
30	„ exsudative Ostitis
31	„ ulceröse Gingivitis
32	„ Sclerosierende Ostitis
33	„ Zahnfleischtasche (Mikrokokken)
34	„ Parulis (Streptoc. muc.)
35	„ Osteosclerose des Kiefers
36	„ Parotis-Zahnstein
37	„ akute bakterielle Kieferostitis
38	„ chronische bakterielle Kieferostitis
39	

Liste 2: Nosoden der Stauffen-Pharma, Göppingen.

Kennziffer	Name	Kennziffer	Name
P 1	Penicillinum*	51	Cyclophosphamid
2	Phenacetinum	52	Sc-Phenylendiamin
3	Streptomycinum*	53	Noradrenalinum
4	Sulfanilamidum		
5	Cortison*		
6	Tetracyclin*		
7	Chlortetracyclin*	Q 1	Benzpyren**
8	Tetrahydro-oxazin*	2	Aethylenoxyd
9	Vitamin D**	3	Benzolum
10	Insulinum	4	Buttergelb*
11	Chloromycetinum*	5	Diacetylaminoazotoluol*
12	Jodoformium*	6	Follikelhormon, synth.
13	Phenyldimethylpyrazolonum	7	Kongorot*
14	Acid. phenylaethylbarbituricum	8	Paraffinum*
15	mod. Barbitursäure	9	Thioacetamid
16	Propylthiouracil*	10	Thioharnstoff
17	Isonicotinsäurehydrazid*	11	Pix crudum*
18	p-Aminosalicylsäure	12	Gonadenhormon, synth. comb.
19	Diphenylhydantoin*	13	Carboneum tetrachloratum
20	Hexamethylentetramin	14	Trichloraethylen
21	Formaldehyd sol.*	15	Anilinum
22	Naphthalinum*	16	Chromium oxydatum*
23	Alcohol methylicus	17	Chlorum
24	Chloroform.	18	Benzinum crudum
25	Chlorkampfermenthol*	19	Mangan. peroxydatum*
26	Adrenalinum	20	Plumbum bromatum*
27	ACTH	21	Plumbum sulfuricum*
28	Anthrachinonum*	22	HSP
29	Cresolum	23	Methylaethylketon
30	Diazepan	24	Aethylenglykol
31	Dijodthyrosinum	25	Dimethylterephthalat
32	Parathyreoidinum	28	Polyester*
33	Thiosinaminum	29	Hexametyhlendiamin
34	Chondroitin-Schwefelsäure-Na*	30	Perchloraethylen
35	Nitrofurantoin	31	Alcohol isopropylicus
36	Resorcinum	32	Alcohol amylicus
37	Phenothiazin A	33	p-Dichlorbenzol*
38	Phenothiazin M	34	Cyclohexanol*
39	Levomepromazin	35	Polystyrol*
40	Narkosemittel Hal	36	DSP
41	Östro/Gesta-Comb.*	37	Hexachlorophen
42	Urethanum	38	PCB*
43	Polypeptid AKa	39	Per 70
44	Polypeptid AGä	40	Acid. sulfuros.
45	Vinblastinsulfat*	41	Morpholinum*
46	Vincristinsulfat*	42	Anthracenum*
47	Ornithin-aspartat	43	Methylcholanthren**
48	Griseofulvin	44	Hydrazinsulfat**
49	Dicumarol	45	Toluol
50	Hydrogenium peroxydatum	46	Xylol

Liste 2: Nosoden der Stauffen-Pharma, Göppingen.

Kennziffer	Name	Kennziffer	Name
R 1	Kl 1 (Dichlorvos u. Methoxychlor)	Sto 1	Cholesterinum*
2	Kl 2 (HCC)*	2	Glycerinum
3	Kl 3 (Phosphorsäure E)*	3	Acetessigsäureäthylester
4	Kl 4 (HCC comb. A)*	4	Harnsäure (Acid. uric.)*
5	Kl 5 (HCC comb. B)*	5	Glutaminum
6	Kl 6 (Dinitrokresol)*	6	Hypoxanthinum
7	Kl 7 (HCl-Naphthalin)*	7	Urea pura
8	Acid. sorbicum	8	Histaminum
9	Natr. pyrophosphoricum	9	Histidinum
10	Natr. sulfurosum	10	Acetylcholinchlorid
11	Thomasmehl*	11	Peptonum
12	Superphosphat*	12	Glycocollum
13	Calciumcyanamid*	13	Asparaginsäure
14	Diphenyl*		(Acid. asparagin.)
15	Antikeimmittel A*	14	Kreatinum
	(Isopropyl-N-phenylcarbamat)	15	Bilirubinum**
16	PHB Ester	16	Acetonum
17	Natr. o-phenylphenolat	17	Acid. pyrouvicum
18	Kl 8 (Diazinon)	18	Acid. succinicum
19	Kl 9 (DDVP-Dichlorvos)	19	Acid. fumaricum
20	Kl 10 (Malathion)	20	Indolum
21	Kl 11 (Pentachlorphenol)	21	Adeps suillus*
22	Kl 12 (Trichphim)*	22	Acid. citricum
23	Kl 13 (Dorphosina)*	23	Indikan
24	Kl 14 (2,4,5-T-Ester)	24	Cystinum*
25	Kl 15 (Paraquat)	25	Tryptophanum
26	Kl 16 (Toxa)	26	Phenylalanin
27	Kl 17 (Aminotriazol)	27	Acid. cis-aconitum
28	Kl 18 (Hexachlorbenzol)	28	Acid. alpha-ketoglutaricum
		29	Acid. malicum
S 1	Extractum Carnis	30	Bar. oxalsuccinicum*
2	Lac condens.*	31	Cysteinum
3	Farina tritic. vulg.	32	Scatolum
4	Farina secalis cerealis	33	Acid. glutaminicum
5	Rinderplasma	34	Glyoxal
6	Hammelplasma	35	Ubichinon*
7	Pferdeplasma	36	Benzochinon*
8	Hyaluronidase	37	Naphthochinon
9	Bogomoletz-Serum	38	Pflanzenfett I*
10	Glycogen	39	Pflanzenfett II*
11	Hirudinum	40	Pflanzenfett III*
12	Natriumcyclamat	41	Guanidin*
13	Serotonin	42	Methylguanidin*
14	Blütenpollen I	43	Oxalessigsäure-
15	Blütenpollen II		diaethylester-Na*
16	Gräserpollen	44	Acid. oxalacetic.*
17	Getreidepollen	45	Trichinoyl
18	Unkrautpollen	46	Methylglyoxal
19	Apfelsinen-All.	47	Hydrochinonum
20	Zitronen-All.	48	Kreatininum
21	Interferon*	49	ATP (Adenosintriphosphorsäure)

Liste 2: Nosoden der Stauffen-Pharma, Göppingen.

Kennziffer	Name	Kennziffer	Name
Sto 50	Chinhydron	**ZW** 16	Polymerisat* (Acrylat)
51	Heparinum	17	Autopolymerisat* (Autoacrylat)
52	Mercaptan (Thioglycol)	18	Venylpolymerisat*
53	Methylenblau	19	Zahngold*
54	Thioaether	20	Kupferamalgam*
55	Xanthinum*	21	Silberamalgam*
		22	Chrom-Kobalt-Molybdänlegierung*
		27	Palladium-Silberlegierung*
		40	Zincum oxydatum*
		41	Phosphat-Zement*
		42	Carboxylat-Zement *
		43	Comp. Füllmaterial*

Liste 2: Nosoden der Stauffen-Pharma, Göppingen.

Acidum nitricum comp.	enthält potenzierte Stoffe aus der chemischen Industrie.
Acidum phosphoricum comp.	enthält potenzierte Insektizide.
Acidum sorbicum comp.	enthält potenzierte Konservierungsmittel.
Adnexitis comp$_1$	enthält vor allem die verschiedenen Arten von Fluor in potenzierter Form.
Angina comp.	enthält potenzierte Bakterien der Stapylokokken und Streptokokkenreihe.
Appendicitis comp.	enthält die potenzierten Aufbereitungen von Entzündungsformen des Darmes.
Arsenicum album comp.	enthält potenzierte Insektizide und Pestizide.
Bilirubin comp.	enthält potenzierte Aufbereitungen aus dem Bereich von Leber- und Galleerkrankungen.
Chloromycetin comp.	enthält potenzierte Antibiotika.
Diacepan comp.	enthält potenzierte Chemotherapeutika.
Gliom comp.	enthält potenzierte Aufbereitungen aus dem Bereich degenerativer Erkrankungsformen des NS.
Grippe comp.	enthält zusätzlich zu den verschiedenen Grippetoxinen Diphterinum und Influenzinum in mittlerer Potenzlage.
Lympangitis comp.	enthält Nosoden der verschiedenen Lymphintoxikationen.
Medorrhinum comp.	enthält die Erbnosoden und Nos. Toxoplasmose.

Liste 3: Nosoden-Komplexe nach SCHIMMEL von Fa. Pascoe, Gießen.

Mercurius solubilis comp.	enthält potenziertes Zahnfüllungsmaterial neben Mercurius.
Methanol comp.	enthält potenzierte Lösungsmittel aus der Industrie.
Myositis comp.	enthält Nosoden der Erkrankungsformen des ZNS und NS.
Nephritis comp.	enthält Nosoden aus Erkrankungsformen der Niere.
Neuralgie comp.	enthält Nosoden aus entzündlichen Erkrankungsformen des ZNS und NS.
Ostitis comp.	enthält potenzierte Aufbereitungen aus dem erkrankten Zahn-Kieferbereich.
Plumbum metallicum comp.	enthält potenzierte Aufbereitungen aus Stoffen der petrochemischen Industrie.
Prostata comp.	enthält mehrere Potenzen aufbereitet aus dem Adenoma prostatae.
Pyelitis comp.	enthält Nosoden der Bact. coli, protens, pyoceaneus u. a.
Salmonella comp.	enthält Nosoden aus Darmbakterien.
Sinusitis comp.	enthält neben den Aufbereitungen der verschiedenen Entzündungsstadien der Schleimhäute und der Nasennebenhöhlen die des Mittelohres und der Parotis.
Variola comp.	enthält neben den Nosoden Bruc. ab. Bang und Variola die der Impfvakzinen.
Zincum metallicum comp.	enthält potenzierte Aufbereitungen von Stoffen der Farbindustrie.

Liste 3: Nosoden-Komplexe nach SCHIMMEL von Fa. Pascoe, Gießen.

Kennziffer	Präparat	Kennziffer	Präparat
A 1	Bindegewebe	D 1	Medulla spin. (cervicalis)
A 2	Thymus	D 2	Medulla spin. (lumbalis)
A 3	Medulla ossium	D 3	Medulla spin. (sacralis)
A 4	Nodi lymphatici	D 4	Medulla spin. (thoracica)
A 5	Mesenchym	D 5	Medulla spin. (tota)
A 6	Funiculus umbilicalis	D 6	Plexus brachialis
A 7	Folliculi lymphatici aggregati	D 7	Nervus ischiadicus
A 8	Reticuloendotheliales System	D 8	Nervus facialis
A 9	Ductus thoracicus	D 9	Nervus femoralis
A 10	Cisterna chyli	D 10	Nervus peronaeus
		D 11	Nervus medianus
B 1	Appendix vermiformis	D 12	Nervus radialis
B 2	Colon	D 13	Nervus tibialis
B 3	Colon, ansa distalis	D 14	Nervus trigeminus
B 4	Duodenum	D 15	Nervus ulnaris
B 5	Jejunum	D 16	Columna anterior (cervicalis)
B 6	Ileum	D 17	Columna anterior (lumbalis)
B 7	Peritonaeum	D 18	Columna posterior
B 8	Rectum	D 19	Nervus accessorius
B 9	Papillae duodeni	D 20	Nervus hypoglossus
B 10	Anus	D 21	Nervi intercostales
B 11	Duodenum, pars horizontalis	D 22	Nervus phrenicus
B 12	Duodenum, pars descendens	D 23	Nervus splanchnicus major
B 13	Duodenum, pars ascendens	D 24	Nervus splanchnicus minor
C 1	Bronchi	D 25	Nervus vagus
C 2	Pulmo	D 26	Plexus lumbalis
C 3	Pleura	D 27	Plexus coeliacus
C 4	Trachea	D 28	Sympathicus
C 5	Pulmo dexter	D 29	Cerebellum
C 6	Pulmo sinister	D 30	Corpora quadrigemina
C 7	Bronchioli	D 31	Dura mater encephali

Liste 4: Organpräparate der Fa. Wala, Eckwälden (Bad Boll).

D 32	Medulla oblongata (Ventriculus quartus)	F 14	Ductus cysticus
D 33	Pia mater encephali	F 15	Ductus hepaticus
D 34	Diencephalon	F 16	Ductus pancreaticus
D 35	Hypothalamus	F 17	Omentum majus
D 36	Mesencephalon	F 18	Cardia
D 37	Hirnstamm	F 19	Tunica mucosa ventriculi
D 38	Pons	F 20	Valvula mitralis
D 39	Tuber cinereum	F 21	Valva trunci pulmonalis
D 40	Liquor cerebrospinalis	F 22	Valvula tricuspidalis
D 41	Formatio reticularis	F 23	Valvula aortae
D 42	Nervus trochlearis	F 24	Cor (sinistrum)
D 43	Nervus glossopharyngeus	F 25	Cor (dextrum)
D 44	Nervus pudendus	F 26	Ventriculus cordis (dexter)
D 45	Plexus pelvinus	F 27	Ventriculus cordis (sinister)
D 46	Nervus laryngeus superior	F 28	Fasciculus atrioventricularis
D 47	Nervus laryngeus recurrens	G 1	Cartilago articularis (coxae)
D 48	Nucleus ruber	G 2	Cartilago articularis (genus)
E 1	Adenohypophysis	G 3	Cartilago articularis (humeri
E 2	Epiphysis	G 4	Disci intervert. (cervicales)
E 3	Glandulae parathyreoideae	G 5	Disci intervert. (lumbales)
E 4	Glandulae suprarenales	G 6	Disci intervert. (thoracici)
E 5	Glandula suprarenalis (cortex)	G 7	Vertebra cervicalis
E 6	Glandula suprarenalis dextra	G 8	Vertebra lumbalis
E 7	Glandula suprarenalis (medulla)	G 9	Vertebra thoracica
E 8	Glandula suprarenalis sinistra	G 10	Ligamentum long. posterius
E 9	Glandula thyreoidea	G 11	Ligamentum long. anterius
E 10	Hypophysis	G 12	Meniscus
E 11	Neurohypophysis	G 13	Periosteum
F 1	Cor	G 14	Musculus deltoideus-Komplex
F 2	Endocardium	G 15	Musculi glutaei
F 3	Hepar	G 16	Musculus iliopsoas
F 4	Lien	G 17	Musculus pectoralis-Komplex
F 5	Myocardium	G 18	Vertebra coccygea
F 6	Oesophagus	G 19	Vertebra sacralis
	Glandula parotis siehe Z 6	G 20	Musculus soleus-Komplex
F 8	Pancreas	**G 21**	Musculus sternocleidomastoideus
F 9	Pylorus	G 22	Diaphragma
F 10	Pericardium	G 23	Tendo
F 11	Ventriculus	G 24	Articulatio humeri
F 12	Vesica fellea	G 25	Articulatio cubiti
F 13	Ductus choledochus	G 26	Articulatio coxae

Liste 4: Organpräparate der Fa. Wala, Eckwälden (Bad Boll).

G 27	Articulatio genus	K 1	Cervix uteri
G 28	Articulatio radiocarpea	K 2	Diaphragma pelvis
G 29	Articulationes intercarpeae	K 3	Ovaria
G 30	Articulatio talocruralis	K 4	Tuba uterina
G 31	Articulatio subtalaris	K 5	Parametrium (dextrum)
G 32	Articulatio talocalcaneonavicularis	K 6	Parametrium (sinistrum)
G 33	Atlas	K 7	Portio vaginalis
G 34	Axis	K 8	Uterus
G 35	Articulationes intervert. cervicales	K 9	Ligamentum latum uteri
G 36	Articulationes intervert. lumbales	K 10	Mamma (dextra)
G 37	Bursa subcutanea olecrani	K 11	Mamma (sinistra)
G 38	Bursae praepatellares	K 12	Placenta
G 39	Membrana synovialis	K 13	Glandula vestibularis major
G 40	Musculus rectus abdominis	K 14	Ovarium (dextrum)
G 41	Musculus sacrospinalis	K 15	Ovarium (sinistrum)
G 42	Myosin	K 16	Vagina
		K 17	Urethra feminina
H 1	Larynx	K 18	Corpus luteum
H 2	Membrana sinus frontalis	K 19	Endometrium
H 3	Membrana sinus maxillaris		
H 4	Membrana sinuum paranasalium	M 1	Ductus deferens
H 5	Pharynx	M 2	Pelvis renalis
H 6	Tonsilla palatina (dextra)	M 3	Prostata
H 7	Tuba auditiva	M 4	Renes
H 8	Tonsilla palatina (sinistra)	M 5	Ureter
H 9	Tonsilla pharyngea	M 6	Testes
H 10	Tonsilla lingualis	M 7	Vesica urinaria
H 11	Tonsilla tubaria	M 8	Vesiculae seminales
H 12	Nervus et ductus cochlearis	M 9	Epididymis (dextra)
H 13	Nervus statoacusticus	M 10	Epididymis (sinistra)
H 14	Cochlea	M 11	Penis
H 15	Labyrinthus	M 12	Ren (dexter)
H 16	Ligamentum vocale	M 13	Ren (sinister)
H 17	Membrana labyrinthi ethmoidalis	M 14	Urethra masculina (anterior)
H 18	Membrana sinus sphenoidalis	M 15	Urethra masculina (posterior)
H 19	Ossicula auditus	M 16	Colliculus seminalis
H 20	Folliculi lymphatici laryngei	M 17	Trigonum vesicae et Musc. sphincter
H 21	Tonsillae palatinae		
H 22	Tunica mucosa nasi	M 18	Corpora cavernosa
H 23	Processus mastoideus	M 19	Diaphragma urogenitale
H 24	Cavum tympani	M 20	Renes, regio pyelorenalis

Liste 4: Organpräparate der Fa. Wala, Eckwälden (Bad Boll).

N 1 Cutis (feti)
N 2 Cutis (feti femin.)
N 3 Cutis (feti masculin.)
O 1 Cornea
O 2 Lens cristallina
O 3 Iris (bovis)
O 4 Corpus vitreum
O 5 Retina et Chorioidea
O 6 Nervus opticus
O 7 Arteria et Vena ophthalmica
O 8 Nervus abducens
O 9 Nervus oculomotorius
O 10 Nervus ophthalmicus
O 11 Sclera
O 12 Thalamus
O 13 Conjunctiva
O 14 Radiatio optica

P 1 Arteria basilaris
P 2 Arteria brachialis
P 3 Arteria coronaria
P 4 Arteria femoralis
P 5 Arteriae pancreaticoduodenales
P 6 Arteria poplitea
P 7 Arteria pulmonalis
P 8 Circulus arteriosus cerebri
P 9 Aorta abdominalis
P 10 Aorta thoracica
P 11 Aorta (tota)
P 12 Truncus coeliacus
P 13 Arteria lienalis
P 14 Arteria mesenterica superior
P 15 Arteria vertebralis
P 16 Arteria cerebri media
P 17 Arteria carotis interna
P 18 Arteria renalis
P 19 Sinus Aortae

Q 1 Vena cava
Q 2 Vena femoralis
Q 3 Vena iliaca communis
Q 4 Vena lienalis
Q 5 Vena poplitea
Q 6 Vena portae
Q 7 Vena saphena magna
Q 8 Plexus uterovaginalis
Q 9 Plexus rectalis
Q 10 Vena brachialis
Q 11 Vena jugularis externa
Q 12 Vena renalis
Q 13 Vena tibialis anterior
Q 14 Vena tibialis posterior
Q 15 Plexus venosus prostaticus

Z 1 Alveoli dentales
Z 2 Gingiva
Z 3 Mandibula (feti)
Z 4 Maxilla (feti)
Z 5 Periodontium
Z 6 Glandula parotis
Z 7 Glandula sublingualis
Z 8 Glandula submandibularis
Z 9 Lingua
Z 10 Articulatio temporomandibularis
Z 11 Dens
Z 12 Pulpa dentis

Liste 4: Organpräparate der Fa. Wala, Eckwälden (Bad Boll).

Apis regina comp.
Apis regina
- Hirnstamm

Aristolochia/Ovaria comp.
Aristolochia ex herba
Argentum
- Ovaria
- Uterus

Aristolochia/Testes comp.
Aristolochia ex herba
Argentum
- Testes

Arnica/Plumbum comp. A
Arnica e pl. tota
Plumbum metallic.
Mel
Betula e cort., Decoct.
- Nervus opticus
- Hypophysis
- Corpora quadrigemina
- Medulla oblongata
    (Ventriculus quartus)
- Thalamus
- Cerebellum
- Retina et Chorioidea
Iris (bovis)

Arnica/Plumbum comp. B
Arnica e pl. tota
Plumbum metallic.
Mel
Betula e cort., Decoct.
- Nervus stato-acusticus
- Epiphysis
- Corpora quadrigemina
- Medulla oblongat
    (Ventriculus quartus)
- Cerebellum
- Labyrinthus

Articulatio talocruralis comp.
- Articulatio talocruralis
- Articulatio talocruralis
- Articulatio subtalaris

- Articulatio subtalaris
- Tendo
- Nervus ischiadicus
Stannum
Allium Cepa e bulbo
Arnica e pl. tota
Symphytum e rad.
- Periosteum

Berberis/Prostata comp.
Berberis e pl. tota
Urtica urens ex herba
Viscum Abietis e pl. tota
- Prostata
Magnes. sulfuric.
Oxalis e pl. tota
Granit

Berberis/Uterus comp.
Berberis e pl. tota
Urtica urens ex herba
Viscum Mali e pl. tota
- Uterus
- Ovaria
Magnes. sulfuric.
Oxalis e pl. tota
Granit

Bronchi/Plantago comp.
Tunica mucosa nasi
- Larynx
Bronchi
Eupator. cannab. ex herba
Bryonia e rad.
Pyrit
Plantago e fol.

Bryophyllum comp.
Bryophyllum e fol.
Argentum
- Uterus

Cantharis comp.
Cantharis ex anim.
- Vesica urinaria
Equisetum ex herba
Achillea ex herba

Liste 5: Organ comp.-Präparate von Fa. Wala, Eckwälden (Bad Boll).

**Carduus marianus/
Viscum Mali comp.**
    Carduus mar. e fruct.
    Viscum Mali e pl. tota
- Hepar

Cartilago comp.
- Cartilago articularis
    Aurum
    Stannum
    Formica ex anim.
    Betula e fol.
    Allium Cepa e bulbo

Cartilago/Echinacea comp.
- Articulatio interphalangea
    Echinacea e pl. tota
    Quarz

Cartilago/Mandragora comp.
- Cartilago articularis
    Mandragora off. e rad.
    Betula e fol.
    Argentum
    Antimonit

Cerebellum comp.
- Cerebellum
    Orchis (tubus), Decoct.
    Arnica e pl. tota
    Skorodit
    Conchae
    Levisticum e rad.
    Natrium carb.
    Apatit

Cerebrum comp. A
- Nervus opticus
- Hypophysis
- Corpora quadrig.
- Medulla oblongata (Ventric. quart.)
- Thalamus
- Cerebellum
- Retina et Chorioidea
- Iris (bovis)

Cerebrum comp. A cum Auro comp.
- Nervus opticus
- Hypophysis
- Corpora quadrig.
- Medulla oblongata (Ventric. quart.)
- Thalamus
- Cerebellum
- Retina et Chorioidea
- Iris (bovis)
    Olibanum
    Myrrha
    Aurum

Cerebrum comp. B
- Nervus stato-acust.
- Epiphysis
- Corpora quadrig.
- Medulla oblongata (Ventric. quart.)
- Cerebellum
- Labyrinthus

Cerebrum comp. B cum Auro comp.
- Nervus stato-acusticus
- Epiphysis
- Corpora quadrig.
- Medulla oblong. (Ventric. quart.)
- Cerebellum
- Labyrinthus
    Olibanum
    Myrrha
    Aurum

Cichorium/Pancreas comp.
    Cichorium e pl. tota
- Pancreas
    Stibium

Cor/Aurum D 4/10
- Cor
    Aurum

Cornea/Levisticum comp.
- Nerv. optic.
- Cornea
- Lens cristall.
- Corpus vitreum
    Calc. carbon. e cin. Querc.
    Querc. (cort.) Decoct.
    Levistic. e rad.

Crataegus/Cor comp.
    Crataeg. e fol. et fruct.
- Cor
    Cerit
    Magnes. phosphor. c. cinere Avenae
    Nicotiana e fol.

Liste 5: Organ comp.-Präparate von Fa. Wala, Eckwälden (Bad Boll).

Cuprum aceticum comp.
  Cuprum acetic.
  Nicotiana e fol.
- Renes

Disci comp. cum Aesculo
- Disci intervertebr.
  (cervic., thorac. et lumb.)
  Bambusa e nodo
  Aesculus e sem.
  Formica ex anim.
  Arnica e pl. tota

Disci comp. cum Argento
- Disci intervertebr.
  (cervic., thorac. et lumb.)
  Bambusa e nodo
  Formica ex anim.
  Argentum
  Arnica e pl. tota

Disci comp. cum Auro
Disci comp. cum Nicotiana
Disci comp. cum Pulsatilla
- Disci intervertebr.
  (cervic., thorac. et lumb.)
  Bambusa e nodo
  Stannum
  Equisetum ex herba
  Formica ex anim.
  Viscum Mali e pl. tota
  Pulsatilla e flor.
  Vivianit

Disci/Viscum comp. cum Stanno
- Disci intervertebr.
  (cervic., thorac. et lumb.)
  Bambusa e nodo
  Formica ex anim.
  Stannum
  Equisetum ex herba
  Viscum Mali e pl. tota

Glandulae suprarenales comp.
- Glandulae supraren.
- Fel
- Lien

**Glandula suprarenalis
sinistra cum Cupro coll.
dextra cum Cupro coll.**
- Gland. supraren. sinistra dext.
  Cuprum colloid.

**Glandula suprarenalis
sinistra/Mercurius**
- Gland. supraren. sinistra
  Mercurius vivus

Gnaphalium comp.
- Nervus stato-acusticus
- Epiphysis
- Corpora quadrig.
- Medulla oblong. (Ventric. quart.)
- Cerebellum
- Labyrinthus
  Gnaphal. leont. e pl. tota
  Stannum
  Onyx

Hepar/Stannum D 4/10
Hornerz/Cartilago comp.
  Silberhornerz
  Viscum Mali e pl. tota
- Cartilago articularis

Hornerz/Corpus vitreum comp.
- Silberhornerz
- Viscum Mali e pl. tota
- Lens cristallina
- Corpus vitreum

Hypophysis/Stannum
Larynx comp.
- Nervus laryngeus superior
- Nervus laryngeus recurrens
- Nervus vagus
- Larynx
  Levisticum e rad.

Larynx/Apis comp.
- Nervus laryngeus superior
- Nervus laryngeus recurrens
- Nervus vagus
- Larynx
  Levisticum e rad.
  Bryonia e rad.
  Apis ex anim.

Liste 5: Organ comp.-Präparate von Fa. Wala, Eckwälden (Bad Boll).

**Lens cristallina/
Viscum comp. cum Stanno**
- Lens cristallina
  Bambusa e nodo
  Formica ex animale
  Stannum
  Equisetum ex herba
  Viscum Mali e pl. tota

Lien/Plumbum
- Lien
  Plumb. metall.

Magnesit/Mamma comp.
- Mamma
- Hypophysis
- Funiculus umbilic.
  Viscum Mali e pl. tota
  Apis ex anim.
  Magnesit

Magnesium sulfuric./Ovaria comp.
- Hypophysis
  Stannum
- Ovaria
  Bryonia e rad.
  Apis ex anim.
  Arnica e pl. tota
  Vespa Crabro ex anim.
  Magnes. sulfuric.
- Funiculus umbilic.
  Viscum Mali e pl. tota

Medulla comp.
- Medulla spinalis (tota)
  Arnica e pl. tota
  Aurum
  Stibium
  Cornu cervi
  Betula e cort.

Mesenchym/Calcium carbon. comp.
  Calcium carbon. e cinere Quercus
  Quercus (cort.), Decoct.
- Mesenchym
- Pancreas
- Pulmo
- Cor
- Hepar
- Renes

Organum quadruplex
- Pulmo
- Cor
- Hepar
- Renes

Ovaria comp.
  Apis regina
  Argentum
- Ovaria

**Ovaria/Argentum
Pancreas/Argentum
Pancreas/Equisetum
Pancreas/Meteoreisen
Parametrium/Echinacea comp.**
  Antimonit
  Echinacea e planta tota
- Parametrium
- Parametrium
- Ovaria
- Ovaria
- Tuba uterina
- Tuba uterina

Parathyreoidea comp.
  Skorodit
- Glandulae parathyreoideae
  Sacch. Sacchari

Parathyreoidea/Aurum
- Glandulae parathyreoideae
  Aurum

Periodontium/Silicea comp.
- Maxilla (feti)
- Mandibula (feti)
- Gingiva
- Periodontium
  Quarz
  Argent. nitric.
  Atr. Belladonna ex herba

Platinum chloratum
  Platinum chloratum
- Pancreas
  Cichorium e pl. tota
  Oxalis e pl. tota
  Carbo Betulae

Liste 5: Organ comp.-Präparate von Fa. Wala, Eckwälden (Bad Boll).

Primula/Convallaria comp.
Primula e flor.
Hyoscyam. ex herba
Onopordon e flor.
Scilla e bulbo
Convall. e pl. tota
- Cor
- Conchae

Pulmo/Ferrum
Pulmo/Tartarus stibiatus D 4/8
Renes/Argentum nitricum
Renes/Cuprum
- Renes
- Cuprum

Retina comp.
Bleiglanz
Terebinth. laricina
- Retina et Chorioidea

Secale/Retina comp.
Betula e cort., Decoct.
Bleiglanz
Nicotiana e fol.
Secale cornut. e grano
- Retina et Chorioidea

Skorodit comp.
Skorodit
Prunus spin. e flor. et summit.
Veratrum e rad.
- Hypophysis
Camphora

Tendo/Allium Cepa comp.
- Vaginae synoviales tendinum
- Tendo
Symphytum e rad.
Allium Cepa e bulbo
Arnica e pl. tota
- Periosteum
Stannum

Testes comp.
Apis regina
Argentum
- Testes

Testes/Argentum
Thymus/Mercurius
Thyreoidea comp.
- Gland. thyreoidea
Atropa Bellad. ex herba
- Conchae
Chalkosin

Thyreoidea/Ferrum
Thyreoidea/Thymus comp.
- Gland. thyreoidea
- Hypophysis
- Thymus (glandula)
Vespa Crabro ex anim.
Melissa ex herba
Lycopus virg. e pl. tota
Cuprum sulfuric.
Arsenicum alb.

Triticum comp. I
Triticum e fruct. germinatum
- Hirnstamm

Vesica fellea/Ferrum D 4/8 D 15/20
- Vesica fellea
Ferrum met.

Liste 5: Organ comp.-Präparate von Fa. Wala, Eckwälden (Bad Boll).

REVITORGAN-TROCKENSUBSTANZEN
Organ-Vollpräparate zur zytoplasmatischen Therapie

Organe von Foeten
1 Leber
2 Lunge
3 Skelettmuskulatur
4 Bindegewebe
5 Haut
6 Herz
7 Niere
8 Milz
9 Periost (Osteoblasten)
10 Zahnleiste (Odontoblasten)
11 Gehirnrinde – Großhirn
12 Zwischenhirn
13 Medulla spinalis – Medulla oblongata
14 Pankreas

Präparate aus Plazenta
15 totale Plazenta v. 1. und 2. Trimester
70 Materner Anteil der Plazenta
71 Foetaler Anteil der Plazenta

Organe von Jungtieren
16 Testes mit Spermatogenese
17 Ovar total
18 Ovar Follikel
19 Testes ohne Spermatogenese
20 Nebenniere
21 Ovar corpus luteum
22a Hypophyse total
22b Hypophyse Vorderlappen
23 Epiphyse
24 Hypophyse Hinterlappen
25 Parathyreoidea

Organe von Foeten und Jungtieren gemischt
26 Leber
27 Niere
28 Milz
29f Thymus foetal
29k Thymus (Kalb)
29 Thymus f+k

30 Thyreoidea
31 Magenschleimhaut
32 Dünndarmschleimhaut
33 Dickdarmschleimhaut
34 Blasenschleimhaut
35 Prostata
36 Zwischenhirn
37 Cornea
38 Innenohr
39 Knochenmark
40 Lens
41 Gefäßintima (Aorta)

Organe von verschiedener Herkunft gemischt
42 Herz – Niere – Aorta
43 Gelenkkapsel – Knorpel – Synovia
44 Thymus – Lunge
45 Leber – Milz
46 Arachnoidea – Plexus chorioideus – Liquor cerebro-spinalis
47 Dünndarm-Dickdarmschleimhaut
48 Ovar Follikel – Corpus luteum
49 Ovar corpus luteum – Testes ohne Spermatogenese
50 Corpus cavernosus – Samenblase – Nebenhoden
51 Hypophyse – Zwischenhirn
52 Retina – Chorioidea n. opticus
53 Gallenblase
54 Kleinhirn
55 Kombination verschiedener Schleimhautarten
56 Mamma lact.
58 foetales Auge
59 foetale Gefäße

70 Materner Anteil der Plazenta
71 Foetaler Anteil der Plazenta
72 Nabelschnur human und vom Rind
73 Materner Anteil der Plazenta, Thymus (Kalb), Nabelschnur
74 Amnion
76 Lymphknoten vom Rind und Schwein

Liste 6: Revitorgan-Trockensubstanzen der Fa. vitOrgan, Stuttgart.

Cerebrum compositum
(Injektionslösung)

Zusammensetzung:
100 ml enth.: Cerebrum D 8, Embryo D 10, Hepar D 10, Placenta D 10, Kalium phosphoricum D 6, Selenium D 10, Thuja D 6, Ignatia D 8, Bothrops lanc. D 10, Acid. phosphoric. D 10, China D 4, Mangan. phosphoric. D 8, Magnes. phosphoric. D 10, Anacardium D 6, Conium D 4, Luesinum D 13, Medorrhinum D 13, Hyoscyamus D 6, Aconitum D 6, Cocculus D 4, Ambra D 10, Sulfur D 10, Kalium bichromic. D 8, Gelsemium D 4, Ruta D 4, Arnica D 28, Aesculus D 4 ana 1 ml.

Cutis compositum
(Injektionslösung)

Zusammensetzung:
100 ml enth.: Cutis D 8, Hepar D 10, Splen D 10, Placenta D 10, Glandula suprarenalis D 10, Funiculus umbilicalis D 10, Thuja D 8, Galium Aparine D 6, Selenium D 10, Thallium sulfuricum D 13, Ignatia D 6, Sulfur D 10, Cortison D 28, Urtica urens D 4, Acid. phosphoric. D 6, Calcium fluoric. D 13, Mercur. solub. D 13, Aesculus D 6, Ammoniumbituminosulfonat D 28, Sanguinarinum nitric. D 6, Ledum D 4, Arctium Lappa D 6, Acid. formicic. D 198, Pyrogenium D 198, Acid. α-ketoglutaric. D 10, Acid. fumaric. D 10, Natrium oxalacetic. D 10 ana 1 ml.

Cor compositum
(Injektionslösung)

Zusammensetzung:
100 ml enth.: Cor D 8, Hepar D 8, Crataegus D 6, Arnica D 4, Ignatia D 6, Arsenicum album D 8, g-Strophanthinum D 8, Naja tripudians D 10, Ranunculus bulbosus D 6, Cactus D 3, Glonoinum D 4, Kalium carbonicum D 4, Kalmia D 4, Spigelia D 10, Carbo vegetabilis D 18, Natrium oxalaceticum D 8, Acid. α-ketoglutaric. D 8, Acid. fumaric. D 8, Acid. malic. D 8, Acid L (+) lacticum D 6 ana 1 ml.

Discus compositum
(Injektionslösung)

Zusammensetzung:
100 ml enth.: Vitamin C 50 mg, Vit. B 1, Vit. B 2, Vit. B 6 ana 10 mg, Nicotinsäureamid 30 mg; Discus intervertebralis D 8, Funiculus umbilicalis D 10, Cartilago D 8, Medulla ossis D 10, Embryo D 10, Glandula suprarenalis D 10, Pulsatilla D 6, Mercur. praec. rub. D 10, Sulfur D 28, Cimicifuga D 4, Ledum D 4, Gnaphalium D 3, Colocynthis D 4, Secale corn. D 6, Argent. metallic. D 10, Zincum metallic. D 10, Cuprum acetic. D 6, Aesculus D 6, Medorrhinum D 18, Ranunculus bulbos. D 4, Ammon. muriat. D 8, China D 4, Kalium carbon. D 6, Sepia D 10, Acidum picrin. D 6, Berberis D 4, Silicea D 4, Calcium phosphoric. D 10, α-Liponsäure D 8, Natrium oxalaceticum D 6, NAD (Nicotinamid-adenin-dinucleotid) D 6, Coenzym A D 10 ana 1 ml.

Hepar compositum
(Injektionslösung)

Zusammensetzung:
100 ml enth.: Vitamin B 12 0,1 mg; Hepar D 8, Duodenum D 10, Thymus D 10, Colon D 10, Vesica fellea D 10, Pankreas D 10, China D 4, Lycopodium D 4, Chelidonium D 4, Carduus marianus D 3, Histamin D 10, Sulfur D 13, Avena sativa D 6, Fel Tauri D 8, Natrium oxalacetic. D 10, Acid. α-ketoglutaric. D 10, Acid. malic. D 10, Acid. fumaric. D 10, α-Liponsäure D 8, Orotsäure D 6, Cholesterinum D 10, Calcium carbon. D 28, Taraxacum D 4, Cynara Scolymus D 6, Veratrum D 4 ana 1 ml.

Mucosa compositum
(Injektionslösung)

Zusammensetzung:
100 ml enth.: Ventriculus D 8, Mucosa naris, oris, pulmonis, oculi, vesicae felleae et urinariae, pylori, duodeni, oesophagi, jejuni, ilei, coli, recti, ductus choledochi D 8, Pankreas D 10, Argent. nitric. D 6, Belladonna D 10, Oxalis Acetosella D 6, Anacardium D 6, Phosphorus D 8, Lachesis D 10, Ipecacuanha D 8, Nux vomica D 13, Veratrum D 4, Pulsatilla D 6, Kreosot. D 10, Sulfur D 8, Natrium oxalacetic. D 8, Colibazillinum D 28, Condurango D 6, Kalium bichromic. D 8, Hydrastis D 4, Mandragora D 10, Momordica D 6, Ceanothus D 4 ana 1 ml.

Liste 7: Organ-Composita der Fa. Heel, Baden-Baden.

Ovarium *compositum*
(Injektionslösung)

Zusammensetzung:
100 ml enth.: Ovarium D 8, Placenta D 10, Uterus D 10, Salpinx D 10, Hypophysis D 13, Cypripedium D 6, Lilium tigrinum D 4, Pulsatilla D 18, Aquilegia vulg. D 4, Sepia D 10, Lachesis D 10, Apisinum D 8, Kreosot. D 8, Bovista D 6, Ipecacuanha D 6, Mercur. solub. Hahnem. D 10, Hydrastis D 4, Acid. cisaconitic. D 10, Magnesium phosphoric. D 10 ana 1 ml.

Placenta *compositum*
(Injektionslösung)

Zusammensetzung:
100 ml enth.: Placenta D 6, Embryo D 8, Vena D 8, Arteria D 10, Funiculus umbilicalis D 10, Hypophysis D 10, Secale D 4, Acidum L (+) lacticum D 4, Tabacum D 10, Strophanthus D 6, Aesculus D 4, Melilot off. D 6, Cupr. sulfuric. D 6, Natrium pyruvic. D 8, Baryum carbonic. D 13, Plumbum jodat. D 18, Vipera Berus D 10, Solanum nigr. D 6 ana 1 ml.

Testis *compositum*
(Injektionslösung)

Zusammensetzung:
100 ml enth.: Testis D 4, Embryo D 8, Glandula suprarenalis D 13, Kalium picrinicum D 6, Ginseng D 4, Damiana D 8, Caladium Seguinum D 6, Cor D 8, Cortison D 13, Agnus castus D 6, Selenium D 10, Strychnin. phosphoric. D 6, Cantharis D 8, Curare D 8, Conium D 28, Lycopodium D 28, Phosphorus D 8, Diencephalon D 10, Magnesium phosphoricum D 10, Ferrum phosphoric. D 10, Manganum phosphoric. D 8, Zincum. metallic. D 10 ana 1 ml; Vitamin C (Ascorbinsäure) 50 mg.

Thyreoidea *compositum*
(Injektionslösung)

Zusammensetzung:
100 ml enth.: Thyreoidea D 8, Thymus D 10, Corpus pineale D 8, Splen D 10, Medulla ossis D 10, Funiculus umbilicalis D 10, Hepar D 10, Galium Aparine D 4, Sedum acre D 6, Sempervivum tectorum D 6, Conium D 4, Spongia D 8, Acidum L (+) lacticum D 3, Fucus vesiculosus D 6, Calcium fluoricum D 10, Colchicum D 4, Viscum album D 3, Cortison D 28, Pulsatilla D 8, Sulfur D 10, Natrium oxalaceticum D 8, Acidum fumaricum D 8, Acidum malicum D 8, Acidum α-ketoglutaricum D 8, ATP (Adenosintriphosphat D 8 ana 1 ml.

Tonsilla *compositum*
(Injektionslösung)

Zusammensetzung:
100 ml enth.: Vitamin C (Ascorbinsäure) 50 mg; Glandula lymphatica D 8, Tonsilla D 28, Medulla ossis D 10, Funiculus umbilicalis D 10, Splen D 10, Hypothalamus D 10, Hepar D 10, Embryo D 13, Cortex Gland. suprarenalis D 13, Pyrogenium D 198, Cortison D 13, Pulsatilla D 6, Acidum L (+) lacticum D 6, Echinacea angustifolia D 4, Calcium phosphoric. D 10, Aesculus D 6, Tartarus stibiatus D 6, Dulcamara D 4, Thyroxinum D 13, Coccus cacti D 6, Ferrum phosphoricum D 10, Gentiana D 6, Geranium Robertian. D 6, Mercur. solub. D 13, Baryum carbon. D 28, Conium D 4, Galium Aparine D 6, Sulfur D 8, Psorinum D 28 ana 1 ml.

Liste 7: Organ-Composita der Fa. Heel, Baden-Baden.

1. Aconitum	D 4		37. Glonoinum	D 4	
2. Agaricus	D 4		38. Gnaphalium	D 3	
3. Anacardium	D 4		39. Hepar sulfuris	D 4	Tabl.
4. Apis	D 3		40. Hydrastis	D 4	
5. Apocynum	D 2		41. Hyoscyamus	D 4	
6. Arnica	D 3		42. Ignatia	D 4	
7. Arsenicum album	D 4 Tabl.		43. Ipecacuanha	D 4	
8. Asa foetida	D 4		44. Kalmia	D 3	
9. Avena sativa	∅		45. Ledum	D 2	
10. Baptisia	D 2		46. Luffa operculata	D 6	
11. Belladonna	D 4		47. Luffa operculata	D 12	
12. Berberis	D 3		48. Lycopodium	D 3	
13. Bryonia	D 3		49. Magnesium phosphoricum	D 6 Tabl.	
14. Calcium carbonicum Hahnemanni	D 12 Tabl.		50. Mandragora e radice	D 4	
15. Camphora	∅		51. Mercurius solubilis	D 6 Tabl.	
16. Cantharis	D 4		52. Millefolium	∅	
17. Carbo vegetabilis	D 6 Tabl.		53. Nux vomica	D 4	
18. Carduus marianus	∅		54. Phosphorus	D 6	
19. Chamomilla	D 2		55. Podophyllum	D 4	
20. Chelidonium	D 2		56. Pulsatilla	D 4	
21. China	D 2		57. Ranunculus bulbosus	D 3	
22. Cimicifuga	D 3		58. Rhododendron	D 4	
23. Cocculus	D 6		59. Rhus Toxicodendron	D 4	
24. Coffea	D 4		60. Sanguinaria	D 3	
25. Colchicum	D 4		61. Secale cornutum	D 4	
26. Colocynthis	D 4		62. Sepia	D 4 Tabl.	
27. Crataegus	∅		63. Silicea	D 6 Tabl.	
28. Cuprum aceticum	D 4 Tabl.		64. Spigelia	D 3	
29. Cyclamen	D 3		65. Spongia	D 3	
30. Drosera	D 2		66. Staphisagria	D 4	
31. Dulcamara	D 3		67. Sulfur	D 4 Tabl.	
32. Echinacea	∅		68. Symphytum	D 2	
33. Eupatorium perfoliatum	D 2		69. Tartarus emeticus	D 4 Tabl.	
34. Ferrum phosphoricum	D 6 Tabl.		70. Thuja	D 6	
35. Flor de Piedra	D 4		71. Veratrum album	D 4	
36. Gelsemium	D 4		72. Viburnum Opulus	∅	

Liste 8: Homoeopathica der Deutschen Homöopathie Union (DHU), Karlsruhe.

Die Zusammenstellung von Medikamenten in Ampullen oder kleinen Gläsern werden mannigfaltig angeboten von nachstehenden Firmen:

Firma	für Nr.
Deutsche Homöopathische Union	1, 3, 4*
Elha	4
Cefak	4
Famitra	5
Heel	1, 2, 3, 4
Madaus	3, 4
Müller-Göppingen	2, 3, 4
Nestmann	4
Pascoe	1, 4
Rödler	4
Phönix	4
Schuck	4
Staufen-Pharma	1, 3
Steigerwald	4
Vogel u. Weber	3, 4
Wala	2, 3, 4

* *Bemerkung:* Nr. 1 = Nosoden
　　　　　　　Nr. 2 = Organpräparate
　　　　　　　Nr. 3 = Einzel-Homöopathika
　　　　　　　Nr. 4 = Komposita, Mischungen verschiedener Art
　　　　　　　Nr. 5 = Tees

Weitere biologische Heilmittel, die nicht in Testsätzen zusammengefaßt sind, lassen sich entnehmen aus einer Liste von Phytotherapeutika, die jährlich im Heft 6 der Ehk veröffentlicht wird und als Sonderdruck zu bestellen ist.

Liste 9: Testsätze

Übersicht der Formblätter zur BFD*

Formblatt 1: Fragebogen des Instituts für bioelektronische Herddiagnostik und biofunktionelle Therapie von Dr. med. Wolfgang MÜLLER (Vorderseite) 235

Formblatt 2: Fragebogen des Instituts für bioelektronische Herddiagnostik und biofunktionelle Therapie von Dr. med. Wolfgang MÜLLER (Rückseite) 236

Formblatt 3: Wartezimmer-Fragebogen von Dr. med. P. HIPP und Dr. med. B. HÖFLER, Köln (Vorderseite), mit freundlicher Genehmigung der Fa. Gemeda, Köln 237

Formblatt 4: Wartezimmer-Fragebogen von Dr. med. P. HIPP und Dr. med. B. HÖFLER, Köln (Rückseite), mit freundlicher Genehmigung der Fa. Gemeda, Köln 238

Formblatt 5: Kurzbericht des Patienten 239

Formblatt 6: Informationsblatt für zukünftige Patienten 240

Formblatt 7: Erklärung zum Einverständnis des Patienten 241

Formblatt 8: Befundbericht 242

Formblatt 9: Empfohlene Behandlungsmaßnahmen 243

Formblatt 10: Herdbefundbericht von Dr. med. Wolfgang MÜLLER . . 244

Formblatt 11: Karteikarte nach Dr. med. Wolfgang MÜLLER (Vorderseite) 245

Formblatt 12: Karteikarte nach Dr. med. Wolfgang MÜLLER (Rückseite) 246

Formblatt 13: Karteikarte für den „BFD-Regulations-Test", nach Dr. med. dent. Heinz PFLAUM (Vorderseite) 247

Formblatt 14: Karteikarte für den „BFD-Regulations-Test", nach Dr. med. dent. Heinz PFLAUM (Rückseite) 248

Formblatt 15: Meßstreifen für BFD-Regulationstest 249

Formblatt 16: Meßblatt für Decoder-Dermograph 249

---

* Weitere Formblätter finden Sie im Buch von Dr. Heinz PFLAUM, „Praktikum der Bioelektronischen Funktions- und Regulationsdiagnostik (BFD)".
 Diese Hinweise mögen genügen für die jeweils individuelle Gestaltung der Formblätter je nach Art der Praxisführung.

Formblatt 17: Beurteilungskriterien des Impulsdermogramms (IDG) nach VILL 250

Formblatt 18: Rückstromformen des IDGs nach VILL 251

Formblatt 19: Erfassung der Organe durch die Ableitungen nach MARESCH 251

Formblatt 20: Einfluß der verschiedenen Metalle als Elektroden nach JAHNKE 252

Formblatt 21: Schaltbild zum „Sympathischen Medikamententest", aus: „MARESCH, Wissenschaftliche Grundlagen zum Verständnis des Impulsdermogrammes" 252

```
Institut für bioelektronische                    Karlsruhe,........
Herddiagnostik und biofunktionelle Therapie
Dr.med.Wolfgang Müller                           Karlstr.123
        -----                  ----              Tel.:0721/3o222

Patient: Name: ........ Vorname: ........ geb,:........
         Adresse:........... Straße:........Überwiesen von
         Beruf:........                    Dr,..........
```

Jetzige Beschwerden:

_____

_____

_____

_____

_____

Hatten Sie Unfälle gehabt? Wo?............ Wann?..........
                              ....
Haben Sie Operationsnarben? Wo? ,,,,,,,,,,,,,,,,, Wann war die OP?...
                                ,,,,,,,,,,,,,,,,   ...

Leiden oder litten Sie an Folgenden Krankheiten ?
  a.) Rheumatismus?   seit wann
  b.) Bronchits ,Asthma? ..... Seit wann?.......
  c.) Nierenerkrankungen? ... Seit wann?.......
  d.) Adnexitis oder Prostatitis? .....
  e.) Veget.Dystonie?....... Allergie?....... Ekzeme?........
  f.) Nachtschweiße?........ andere chron.Erkrankungen?......
  g.) An welchen Zähnen haben Sie Zahnschmerzen?
                              8 7 6 5 4 3 2 1 | 1 2 3 4 5 6 7 8
                              8 7 6 5 4 3 2 1 | 1 2 3 4 5 6 7 8
      Täglich -- gelegentlich -- auf Wärme- oder Kältereiz --
      bei Reisen(Gebirge,See,Kur)
  h.) Haben Sie öfter Mandelentzündungen oder wurden die Mandeln
      entfernt?...... Wann?......
  i.) Druckschmerz im li.Leberlappen? .... re.Kieferwinkel?.... li?,,,,

Dü.	Ma.	Di.	Gbl.	Bl.	Bl.	Gbl.	Di.	Ma.	Dü.
8	7	6	5 4	3	2 1	1 2	3	4 5	6 7	8
8	7	6	5 4	3	2 1	1 2	3	4 5	6 7	8
Dü.	Di.	Ma.	Gbl.	Bl.	Bl.	Gbl.	Ma.	Di.	Dü.

Formblatt 1: Fragebogen des Instituts für bioelektronische Herddiagnostik und biofunktionelle Therapie von Dr. med. Wolfgang MÜLLER (Vorderseite).

Testreaktionen:

1. Was reagierte nach Einreibung mit Spenglersan D oder Dx spontan?:

2. Petechientest: Wieviel Punkte? ..... Ort? ....

3. Bindehauttest: Reaktion re. Auge: .... li. Auge: .....

4. Blutsenkung ../..   Costa-Reaktion: .....   Thymol: .....

5. Potentialmessung: ...yA zwischen ↓▼▼---/----- und zwischen -----/-----

6. Vitalitätsmessung: Folgende Zähne sind avital: 8 7 6 5 4 3 2 1 | 1 2 3 4 5 6 7 8
 8 7 6 5 4 3 2 1 | 1 2 3 4 5 6 7 8

7. Elektronische Teste:

Kopf

Hand re ← → Hand li

Meßpunkt	Rechts	Links
Ly 1		
Ly 2		
Ly 3		
Tonsillen		
palat		
ling		
tub.		
laryn		
pharyn		
Nase		
Nebenhöhlen		
Stirn-H		
Keilb.-H		
Siebb.-Z		
Kiefer-H		

8 7 6 5 4 3 2 1 | 1 2 3 4 5 6 7 8
8 7 6 5 4 3 2 1 | 1 2 3 4 5 6 7 8

● (rot) = Störzone I. Grades
    Hautrötung mit Hyperalgesie

◯ (rot) = Störzone II. Grades
    Hautrötung ohne Hyperalgesie

▩ (rot) = Störzone III. Grades
    Hyperalgesie ohne Hautrötung

Formblatt 2: Fragebogen des Instituts für bioelektronische Herddiagnostik und biofunktionelle Therapie von Dr. med. Wolfgang MÜLLER (Rückseite).

Wartezimmer - Fragebogen

(Bitte in Druckbuchstaben ausfüllen)

Name, Vorname	GebDatum
Postleitzahl, Wohnort, Straße/Nr.	

Sehr geehrter Patient!

Vor jeder ersten Untersuchung muß der Arzt nach früheren Krankheiten und gegenwärtigen Beschwerden fragen. Bitte nutzen Sie die Wartezeit zur Beantwortung der nachstehenden Fragen.

Die **gewissenhafte und sorgfältige** Ausfüllung dieses Fragebogens wird unser anschließendes Gespräch erleichtern. Soweit Kästchen vorhanden sind, beantworten Sie die Fragen bitte durch Ankreuzen.

Zum Beispiel: ja   ich weiß nicht   nein
Heuschnupfen   ☒   ☐   ☐

Das Kästchen "ich weiß nicht" sollten Sie nur dann ankreuzen, wenn Sie sich auch nach reiflicher Überlegung nicht zwischen "ja" und "nein" entscheiden können.

A. Familienvorgeschichte

Gab es in Ihrer Familie eine der folgenden Krankheiten (als Familienangehörige gelten hier Großeltern, Eltern, Geschwister und Kinder):

	ja	ich weiß nicht	nein
1. Hoher Blutdruck oder Schlaganfall	☐	☐	☐
2. Herzinfarkt	☐	☐	☐
3. Diabetes (Zuckerkrankheit)	☐	☐	☐
4. Gicht	☐	☐	☐
5. Asthma	☐	☐	☐
6. Lungentuberkulose	☐	☐	☐
7. Geisteskrankheiten	☐	☐	☐

B. Eigene Vorerkrankungen

Hatten Sie selbst schon eine der folgenden Krankheiten:

	ja	ich weiß nicht	nein
1. Stirnhöhlen- oder Kieferhöhlenentzündung	☐	☐	☐
2. Mandelentzündungen	☐	☐	☐
3. Heuschnupfen	☐	☐	☐
4. Asthma	☐	☐	☐
5. Lungen- oder Rippenfellentzündung	☐	☐	☐
6. Lungentuberkulose	☐	☐	☐
7. Niedriger Blutdruck	☐	☐	☐
8. Hoher Blutdruck	☐	☐	☐

	ja	ich weiß nicht	nein
9. Angina pectoris (Engegefühl in der Brust)	☐	☐	☐
10. Herzinfarkt	☐	☐	☐
11. Sonstige Herzerkrankungen	☐	☐	☐
12. Magen- oder Zwölffingerdarmgeschwür	☐	☐	☐
13. Diabetes (Zuckerkrankheit)	☐	☐	☐
14. Gelbsucht oder Lebererkrankungen	☐	☐	☐
15. Gallensteine	☐	☐	☐
16. Nierensteine	☐	☐	☐
17. Nieren- oder Nierenbeckenentzündung, Blasenentzündung	☐	☐	☐
18. Häufige Kreuzschmerzen oder Ischias	☐	☐	☐
19. Gelenkerkrankungen	☐	☐	☐
20. Rheumatisches Fieber	☐	☐	☐
21. Gicht	☐	☐	☐
22. Krampfadern	☐	☐	☐
23. Thrombose, Venenentzündung oder Embolie	☐	☐	☐
24. Hauterkrankungen	☐	☐	☐
25. Geschlechtskrankheiten	☐	☐	☐
26. **Bei Männern:** Vergrößerung der Vorsteherdrüse (Prostatahypertrophie)	☐	☐	☐
27. **Bei Frauen:** Gebärmutter- oder Eileiterentzündung	☐	☐	☐

X 152 (5.73)   bitte wenden!

Formblatt 3: Wartezimmer-Fragebogen von Dr. med P. HIPP und Dr. med. B. HÖFLER, Köln (Vorderseite), mit freundlicher Genehmigung der Fa. Gemeda, Köln.

Hatten Sie schon einmal einen Knochenbruch? ja ☐ nein ☐
Wenn ja, welcher Art? _____
_____
_____
_____

Wurden Sie schon einmal operiert? ja ☐ nein ☐
Wenn ja, woran? _____
_____
_____
_____

Hatten Sie Krankheiten, nach denen vorstehend nicht gefragt wird? ja ☐ nein ☐
Wenn ja, welche? _____
_____
_____
_____

Nehmen Sie in letzter Zeit Medikamente ein? ja ☐ nein ☐
Wenn ja, welche? _____
_____
_____
_____
_____

C. Gegenwärtige Beschwerden

Suchen Sie die Praxis auf wegen:

	ja	nein
1. Kopfschmerzen	☐	☐
2. Schwindelgefühlen	☐	☐
3. Augenbeschwerden	☐	☐
4. Hals-, Nasen- oder Ohrenbeschwerden	☐	☐
5. Beschwerden an Mund, Zähnen oder Wangen	☐	☐
6. Atemnot oder Husten	☐	☐
7. Beschwerden in der Brust oder Herzbeschwerden	☐	☐
8. Beschwerden im Rücken	☐	☐
9. Beschwerden in Armen oder Händen	☐	☐
10. Beschwerden in Beinen oder Füßen	☐	☐
11. Beschwerden beim Essen	☐	☐
12. Brechreiz, Erbrechen	☐	☐
13. Beschwerden im Bauch	☐	☐
14. Beschwerden oder Veränderungen beim Stuhlgang	☐	☐
15. Beschwerden in der Nierengegend	☐	☐
16. Beschwerden oder Veränderungen beim Wasserlassen	☐	☐
17. Beschwerden im Bereich der Geschlechtsorgane	☐	☐
18. Hautveränderungen	☐	☐

Haben Sie sonstige Beschwerden?
Wenn ja, welche? _____
_____
_____
_____
_____

....
Unterschrift

An der Herstellung dieses Fragebogens haben beratend mitgewirkt: Dr. med. P. Hipp und Dr. med. B. Höfler, Köln
Nachdruck verboten! Gemeda · Gesellschaft für medizinische Datenerfassung und Auswertung mbH, Köln 1973

Formblatt 4: Wartezimmer-Fragebogen von Dr. med. P. HIPP und Dr. med. B. HÖF-LER, Köln (Rückseite), mit freundlicher Genehmigung der Fa. Gemeda, Köln.

KURZBERICHT DES PATIENTEN

Name:

Seit .... Wochen, ... Monaten, ... Jahren habe ich folgende Beschwerden:
(Bitte notieren Sie in Stichworten, z. B. Schmerz im linken Knie, im rechten Oberbauch) ....

(Raum für weitere Angaben auf der Rückseite)

Bisher bin ich ohne Erfolg – mit zeitweiser Besserung behandelt worden

durch
Allopathie
Homöopathie
Biochemie
Akupunktur
Elektroakupunktur
Elektroneuraltherapie (nach CROON)
Neuraltherapie
Infrarot (nach SCHWAMM)
Bestrahlungen: Kurzwelle
                Radium
                Kobalt
                Röntgen
                u. a.

in Klinikum
Krankenhaus
Kur (Bäder, Massagen)

Sonstiges:
Psychotherapie
Hypnose
Elektroschock
Yoga
Meditation
Autogenes Training
u. ä.

Operationen: wann:
Impfungen: wann:

Unfälle:
wann?

Auslandsaufenthalte:
wann?

Ernährungsweisen (Diät):

Unverträglichkeiten:

Welche Medikamente oder Drogen wurden längere Zeit genommen:
(z. B. Valium, Librium, Antibabypille, Nikotin, Alkohol ....)

Welche Medikamente oder Drogen werden jetzt genommen:

Werden Empfängnisverhütungsmittel verwandt?   Spirale?

Sonstige Ihnen wichtig erscheinende Angaben:

Datum: überwiesen durch:
Unterschrift: empfohlen durch:

Formblatt 5: Kurzbericht des Patienten.

Sehr geehrte Frau
Sehr geehrter Herr

Wenn Sie als Patient unsere Untersuchungen über bioenergetische Therapien oder andere nicht-schulmedizinische Verfahren in Anspruch nehmen wollen, bitten wir, dazu folgende Voraussetzungen zu erfüllen:

1. beiliegende Erklärung rechtsgültig zu unterschreiben.
2. den Kurzbericht und die Erklärung ausgefüllt zurückzusenden.
3. den vereinbarten – zu vereinbarenden Untersuchungstermin und die weiteren Behandlungstermine der Kur mit den gegebenen Anweisungen einzuhalten.
4. zur Erstuntersuchung gegebenenfalls Laborbefunde, Röntgenaufnahmen und sonstige Unterlagen zuzuleiten.
5. Es sind zur einwandfreien Untersuchung vorher abzusetzen: Antibabypille, Cortison, Penicilline, Valium, Librium möglichst 4 Wochen vorher nicht nehmen.
6. Für die Untersuchung sind alle z. Zt. angewandten Medikamente (nicht die Anweisungszettel!) zwecks Überprüfung auf Nebenwirkungen mitzubringen.
7. Am Tage der Messung bitten wir, keine Kosmetika, auch keine Hautcreme oder Haarspray zu benutzen. Diese Mittel sind zum Test ebenfalls mitzubringen.
8. Rasuren bitte möglichst 12 Stunden zuvor vornehmen.
9. Am Tage der Messung möglichst Naturtextilien statt synthetischer Bekleidung tragen.
10. 3 Stunden vorher bitte keinen schwarzen Tee oder Bohnenkaffee trinken.
11. Die Untersuchungsgrundgebühren für Erstuntersuchung pro Person von z. Zt. .... DM sind entweder in bar oder per Scheck am Untersuchungstage zu begleichen.

Bei den Untersuchungen geht es nicht um symptomatische Diagnostik und Therapie, sondern um eine ganzheitliche. Das Ziel der Behandlung ist es, Ursachen von Krankheitszuständen oder Beschwerden zu erfassen und weitgehendst auszuschalten. Dabei sind notwendigerweise verschiedene Verfahrensweisen anzuwenden.

Zur Erfassung der Reaktionsfähigkeit sind 2 Vormittage (mit anschließender Auswertung) für die Erstuntersuchung erforderlich. Wir bitten Sie, den jeweils vereinbarten Termin einzuhalten, gegebenenfalls 2 Tage vorher abzusagen und einen neuen Termin zu vereinbaren. Nach den Allgemeinen Grundsätzen der Gebührenordnung würde die Ausfallzeit berechnet werden müssen.

Akute Erkrankung, soweit sie nicht zur Bettlägerigkeit zwingt, sollte kein Grund sein, den vereinbarten Termin nicht wahrzunehmen.

Wir werden unsererseits für Sie keine Untersuchungs- oder Behandlungsmethode anwenden, die meßmäßig nachweislich für Sie nicht angebracht oder indiziert ist, wobei die Befolgung der Anweisungen selbstredend Voraussetzung ist.

Sprechstunde: montags – freitags, nur vormittags, nach Vereinbarung
Terminvorschläge:

Formblatt 6: Informationsblatt für zukünftige Patienten.

ERKLÄRUNG

Ich wünsche von ....
als Privatpatient untersucht und behandelt zu werden.
Dabei sollen bioenergetisch-elektronische Meßmethoden berücksichtigt werden. Die sich daraus ergebende Ganzheitsbehandlung wird von mir akzeptiert, auch wenn diese Methoden von der deutschen klinischen Medizin bisher noch nicht wissenschaftlich anerkannt sind.
Ich werde hierfür das der Gebührenordnung entsprechende Honorar bezahlen, unabhängig davon, ob und inwieweit mir Aufwendungen von einer Kasse oder staatlichen Beihilfestelle erstattet werden.
Diese Erklärung ist vor Beginn der Behandlung von mir unterzeichnet worden. Eine Durchschrift habe ich erhalten.

...., den ....

....
Unterschrift

ZUSATZ
Ich bin in jedem Fall — nicht — damit einverstanden, daß ich oder einer meiner Angehörigen über meinen Gesundheitszustand informiert würde. (Nichtzutreffendes bitte durchstreichen)

....
Unterschrift

Formblatt 7: Erklärung zum Einverständnis des Patienten.

BEFUNDBERICHT   Datum:

betrifft: Patient/in Herrn/Frau ....
              wohnhaft in ....
              geb.: ....   Beruf: ....

Nach den vorliegenden Befundunterlagen
I.   1. Klinische Untersuchung und Laborbefunde
     2. Bioelektronische Funktions- und Regulationsdiagnostik vollständig durchgeführt – in begrenztem Rahmen
     3. Impuls- bzw. Decoder-Dermogramm
     4. Thermoregulationstest
     5. Elektrohauttest
     6. Bioelektronik Prof. VINCENT (pH-, rH^2-, rHo-Messung)
     7. Potentialmessung im Zahn-Kieferbereich
     8. Kapillar-dynamische Untersuchung von Blut, Urin, Speichel
     9. Psychische Exploration
     10. ....
         noch durchzuführen: Nr.

bestehen Störfelder im Bereich
II. 1. HNO-System
     2. Zahn-Kiefer-System
     3. Atmungssystem
     4. Verdauungssystem
     5. Uro-Genital-Bereich
     6. Kreislaufsystem
     7. Endokrines System
     8. Zentralnervensystem
     9. Wirbelsäule
     10. Narben
     11. Psyche
     12. Umwelt
     13. noch zu klären: Nr.

Bemerkungen:

                                                                                      gezeichnet

O = durchgeführte Maßnahmen
X = vom Patienten vorgelegte Unterlagen

Formblatt 8: Befundbericht.

Empfohlene Behandlungsmaßnahmen

betrifft: Patient/in Herrn/Frau ....

wohnhaft in: ....

geboren: .... Beruf: ....

Nach dem Befundbericht, den durchgeführten Untersuchungen und der meßmäßigen Überprüfung von im speziellen Fall geeigneten Therapien wird zur weitgehenden Wiederherstellung der gestörten Funktion und Regulation folgende Behandlung bzw. Verhaltensweise vorgeschlagen:

1. Ernährungsumstellung lt. beigefügtem Plan oder Bemerkung (siehe unten)
2. Reaktivierung lt. Rezeptur und Plan (medikamentöse Behandlung)
3. Neuraltherapie
4. Narbenversorgung
5. Chirotherapie (Überweisung beigefügt)
6. örtliche Störfeldsanierung
   (Befundbericht bzw. Überweisung für Zahnarzt oder Facharzt beigefügt)
7. Ozontherapie
8. Fuß-, Nasenreflexmassage
9. Farblicht-, Eichotherm (Hellorange-Ultraviolett)-Therapie
10. Akupunktur/Laser-, Ohr-, BF-Therapie
11. Bäder .... Überwärmungsbad
12. Psychische Exploration und Beratung
13. Musiktherapie
14. Künstlerische Therapie
15. Bereinigung geopathischer Störzonen und anderer Umweltstörfaktoren

Bemerkung:

Zur Ernährungsumstellung und Reaktivierung gehört das Trinken von täglich 1—1½ Liter biologisch reinem Wasser.

Empfohlene Eigenlektüre:

a) „Schnitzerkost" (Programm)
b) Dr. SCHULTZ-FRIESE: „Rezepte für eine krebsfeindliche Vollwertkost", Bircher-Benner-Verlag, Bad Homburg/Zürich
c) Prof. Ries – Dr. Anemueller: „Anleitung zu einer stoffwechselaktiven Kost"
d) ....

x = Empfehlung gezeichnet

Formblatt 9: Empfohlene Behandlungsmaßnahmen.

Dr. med. Wolfgang Müller, 75 Karlsruhe, Karlstr. 123, Telefon 3 02 22

Sehr geehrter Herr Kollege...................... !

Besten Dank für die Überweisung Ihres Patienten. Ich habe folgende Herde (rot) bzw. herdverdächtige Stellen (blau) gefunden.

Es dürfte außerdem die Ausscheidung über Leber/Niere/Darm gestört sein und müßte angeregt werden.

Mit freundlichem Gruss

Ihr

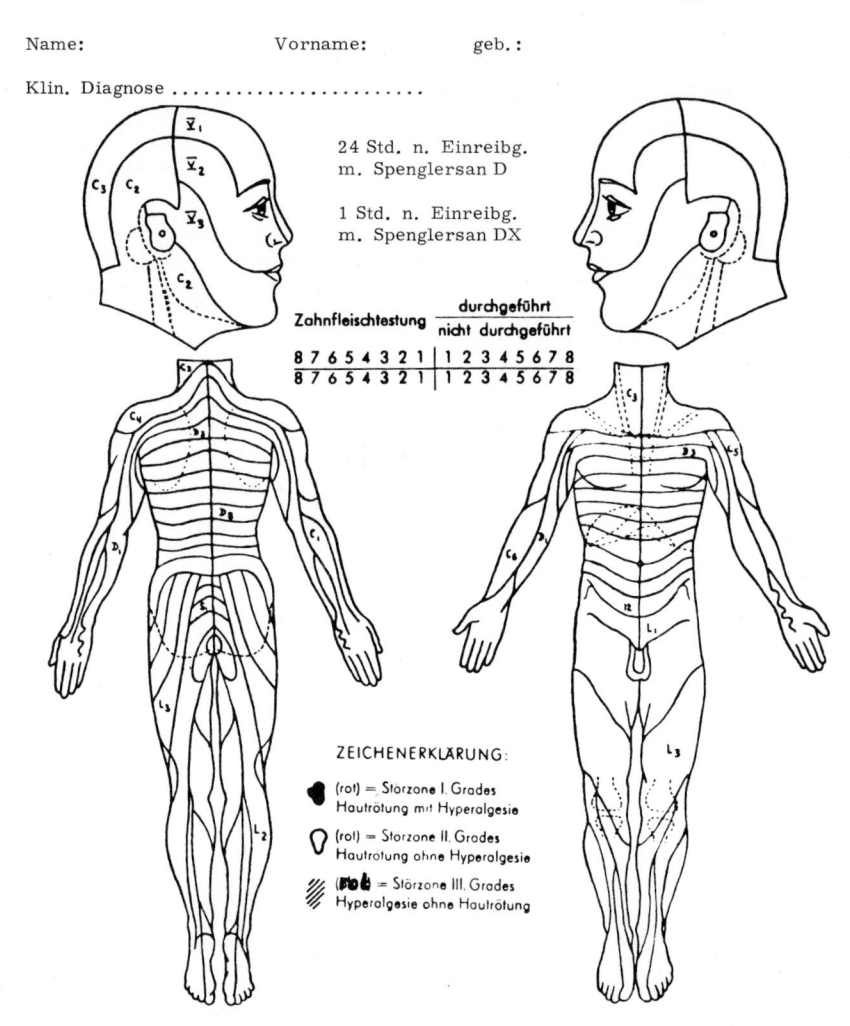

Name:			Vorname:			geb.:

Klin. Diagnose ....

24 Std. n. Einreibg. m. Spenglersan D

1 Std. n. Einreibg. m. Spenglersan DX

Zahnfleischtestung   durchgeführt / nicht durchgeführt

8 7 6 5 4 3 2 1 | 1 2 3 4 5 6 7 8
8 7 6 5 4 3 2 1 | 1 2 3 4 5 6 7 8

ZEICHENERKLÄRUNG:

● (rot) = Störzone I. Grades
Hautrötung mit Hyperalgesie

○ (rot) = Störzone II. Grades
Hautrötung ohne Hyperalgesie

▨ (rot) = Störzone III. Grades
Hyperalgesie ohne Hautrötung

Formblatt 10: Herdbefundbericht von Dr. med. Wolfgang MÜLLER.

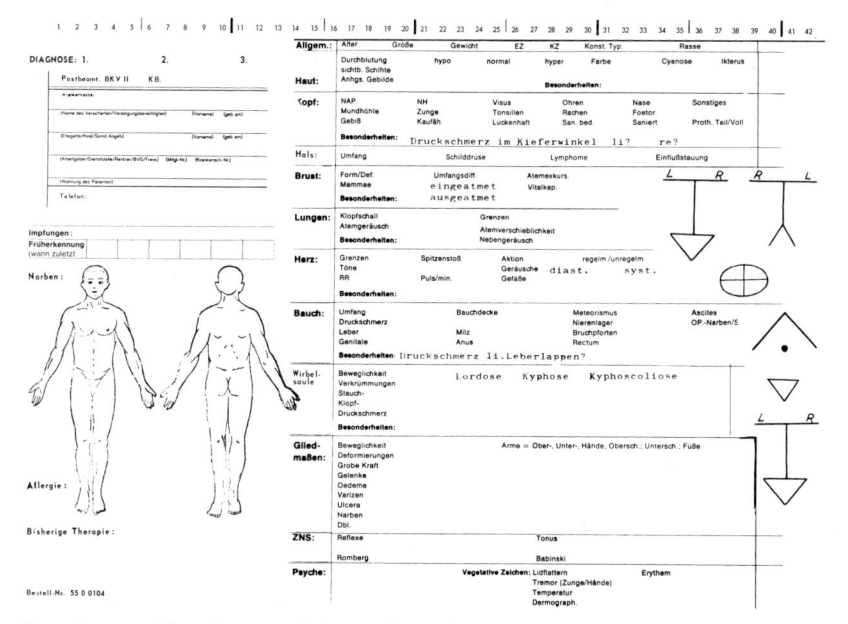

Formblatt 11: Karteikarte nach Dr. med. Wolfgang MÜLLER (Vorderseite).

245

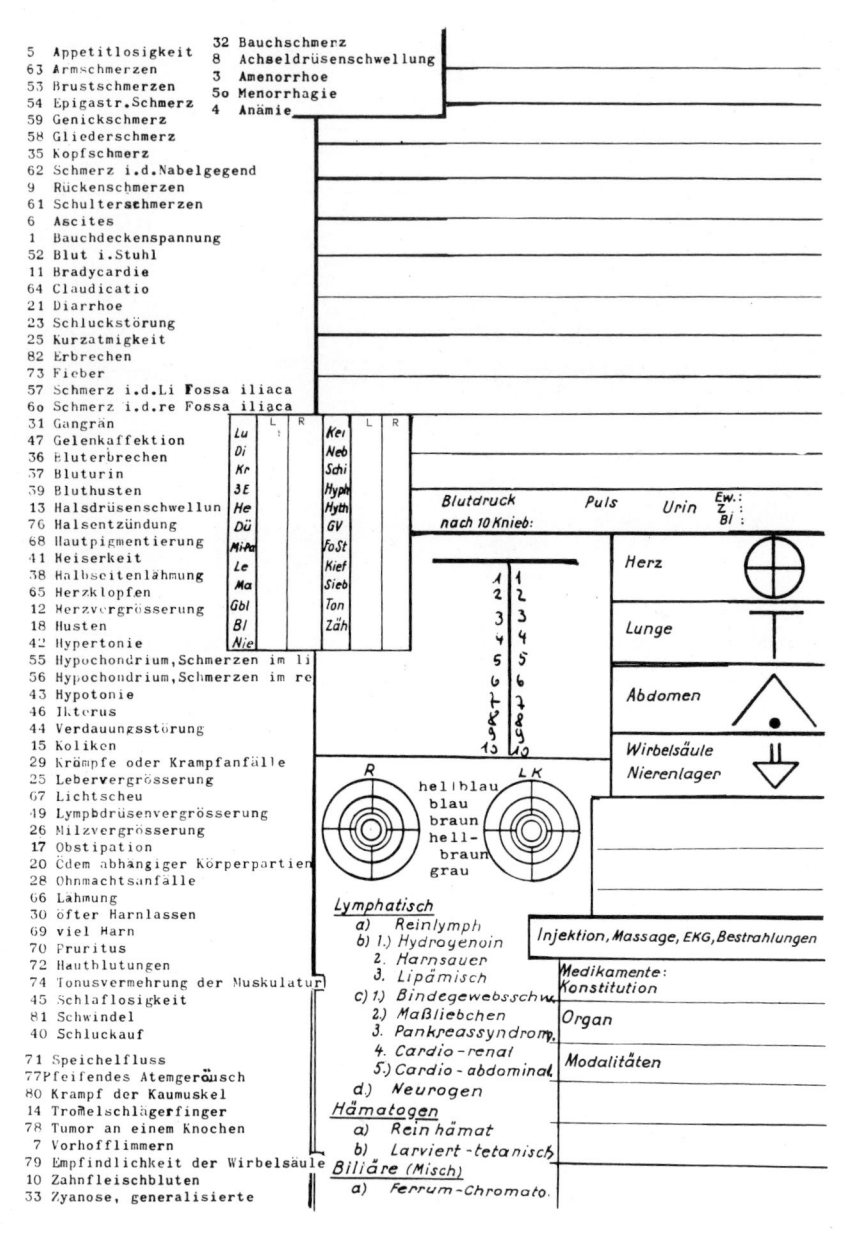

5 Appetitlosigkeit	32 Bauchschmerz
63 Armschmerzen	8 Achseldrüsenschwellung
53 Brustschmerzen	3 Amenorrhoe
54 Epigastr.Schmerz	5o Menorrhagie
59 Genickschmerz	4 Anämie

5 Appetitlosigkeit
63 Armschmerzen
53 Brustschmerzen
54 Epigastr.Schmerz
59 Genickschmerz
58 Gliederschmerz
35 Kopfschmerz
62 Schmerz i.d.Nabelgegend
9 Rückenschmerzen
61 Schulterschmerzen
6 Ascites
1 Bauchdeckenspannung
52 Blut i.Stuhl
11 Bradycardie
64 Claudicatio
21 Diarrhoe
23 Schluckstörung
25 Kurzatmigkeit
82 Erbrechen
73 Fieber
57 Schmerz i.d.Li Fossa iliaca
60 Schmerz i.d.re Fossa iliaca
31 Gangrän
47 Gelenkaffektion
36 Bluterbrechen
37 Bluturin
39 Bluthusten
13 Halsdrüsenschwellun
76 Halsentzündung
68 Hautpigmentierung
41 Heiserkeit
38 Halbseitenlähmung
65 Herzklopfen
12 Herzvergrösserung
18 Husten
42 Hypertonie
55 Hypochondrium,Schmerzen im li
56 Hypochondrium,Schmerzen im re
43 Hypotonie
46 Ikterus
44 Verdauungsstörung
15 Koliken
29 Krämpfe oder Krampfanfälle
25 Leververgrösserung
67 Lichtscheu
49 Lymphdrüsenvergrösserung
26 Milzvergrösserung
17 Obstipation
20 Ödem abhängiger körperpartien
28 Ohnmachtsanfälle
66 Lähmung
30 öfter Harnlassen
69 viel Harn
70 Pruritus
72 Hautblutungen
74 Tonusvermehrung der Muskulatur
45 Schlaflosigkeit
81 Schwindel
40 Schluckauf
71 Speichelfluss
77 Pfeifendes Atemgeräusch
80 Krampf der Kaumuskel
14 Trommelschlägerfinger
78 Tumor an einem Knochen
7 Vorhofflimmern
79 Empfindlichkeit der Wirbelsäule
10 Zahnfleischbluten
33 Zyanose, generalisierte

	L	R		L	R
Lu			Kei		
Di			Neb		
Kr			Schi		
3E			Hyph		
He			Hyth		
Dü			GV		
Mi-Pa			FoSt		
Le			Kief		
Ma			Sieb		
Gbl			Ton		
Bl			Zäh		
Nie					

Blutdruck   Puls   Urin   Ew.:
nach 10 Knieb: Z
                              Bl:

1 1	Herz
2 2	
3 3	Lunge
4 4	
5 5	Abdomen
6 6	
7 7	Wirbelsäule
8 8	Nierenlager
9 9	
10 10	

R   hellblau   L K
     blau
     braun
     hell-
     braun
     grau

Lymphatisch
a) Reinlymph
b) 1.) Hydrogenoin
   2. Harnsauer
   3. Lipämisch
c) 1.) Bindegewebsschw.
   2.) Maßliebchen
   3. Pankreassyndrom
   4. Cardio-renal
   5.) Cardio-abdominal
d.) Neurogen
Hämatogen
a) Reinhämat
b) Larviert-tetanisch
Biliäre (Misch)
a) Ferrum-Chromato

Injektion, Massage, EKG, Bestrahlungen

Medikamente:
Konstitution

Organ

Modalitäten

Formblatt 12: Karteikarte nach Dr. med. Wolfgang MÜLLER (Rückseite).

| A | B | C | D | E | F | G | H | I | J | K | L | M | N | O | P | Q | R | S | T | U | V | W | X | Y | Z | | | | |

Name
Wohnung
geboren am

BFD Regulations-Test

	Ly	Lu	Di	ND	Ks	AL	OD	3E	He	Dü	Mi Pa	Le	GD	Ma	Bgw	Ht	Fett	Gbl	Ni	BL
	R L	R L	R L	R L	R L	R L	R L	R L	R L	R L	R L	R L	R L	R L	R L	R L	R L	R L	R L	
80																				
75																				
70																				
65																				
60																				
55																				
50																				
45																				
40																				
35																				
30																				
25																				
20																				
15																				
10																				

Vor der Reizung schwarze Balken / Nach der Reizung rote Balken einzeichnen.
Es werden nur die Abweichungen von 40 nach oben u. unten durch Punkte markiert.

Impulsstromreiz 30 sec. mit 30 Mikroamp. Taste 7 auf Ly 1

Elektro-Fokal-Teste
nach d. Regeln der BFD.

Vitalitätsprobe: neg. Zä.
Strommessungen: pos.

Ly. Pkt. Mssg.

Tons
Ohren
Zähne
Nebenh.

Zahntestung   durchgeführt / nicht durchgeführt   beherdete Zähne angekreuzt

8 7 6 5 4 3 2 1 | 1 2 3 4 5 6 7 8
8 7 6 5 4 3 2 1 | 1 2 3 4 5 6 7 8

Kopfherddiagnostik
durch EHT + Fahrlinientest
mit Theratest
(Trockenpinsel)

Formblatt 13: Karteikarte für den „BFD-Regulations-Test" nach Dr. med. dent. Heinz PFLAUM (Vorderseite).

Anamnese / Übersichtsdiagnose

Name

Zu beziehen durch: Firma Herbert Jahnke · D-8955 Aitrang, Breitenbergstr. 4 · Tel. 0 83 43 / 434

Multitest-Werte

vor ◯ der Reizung
nach

in Kreis eintragen

Theratest Taste 2 drücken
über 85 hypererger Bereich
unter 80 hyperger Bereich

**ZEICHENERKLÄRUNG
für E-Hauttest:**

● (rot) = Störzone I. Grades
Hautrötung mit Hyperalgesie

◊ (rot) = Störzone II. Grades
Hautrötung ohne Hyperalgesie

▨ (blau) = Störzone III. Grades
Hyperalgesie ohne Hautrötung

Formblatt 14: Karteikarte für den „BFD-Regulations-Test" nach Dr. med. dent. Heinz PFLAUM (Rückseite).

Formblatt 15: Meßstreifen für BFD-Regulationstest.

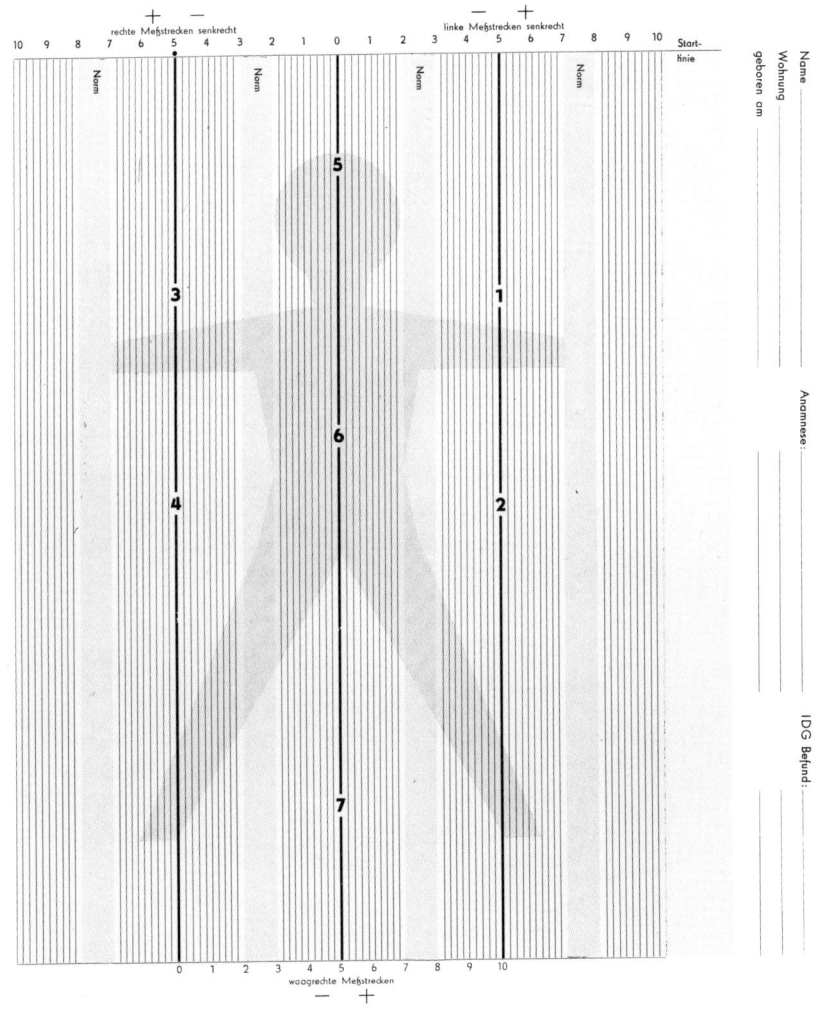

Formblatt 16: Meßblatt für Decoder-Dermograph.

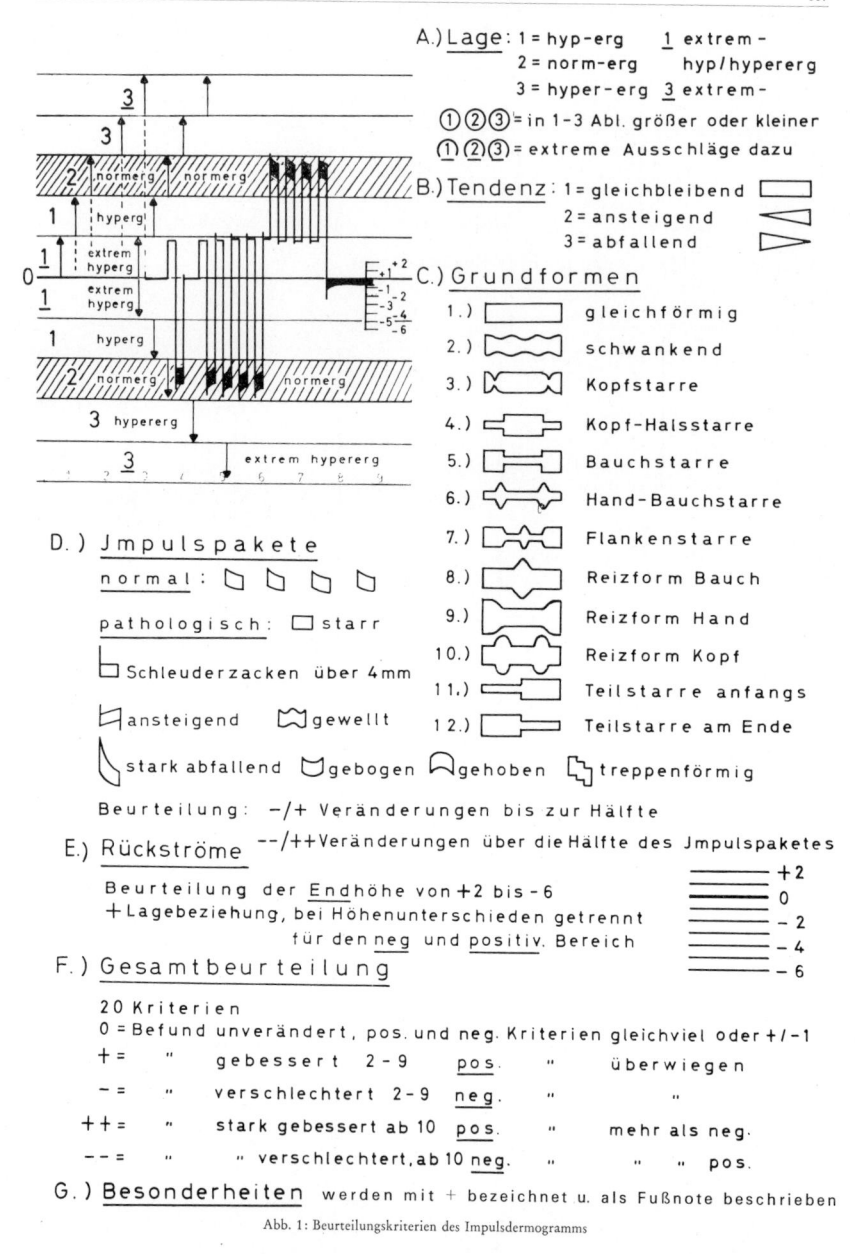

A.) Lage: 1 = hyp-erg   1 extrem-
           2 = norm-erg   hyp/hypererg
           3 = hyper-erg 3 extrem-

①②③ = in 1-3 Abl. größer oder kleiner
⑴⑵⑶ = extreme Ausschläge dazu

B.) Tendenz: 1 = gleichbleibend
              2 = ansteigend
              3 = abfallend

C.) Grundformen

1.) gleichförmig
2.) schwankend
3.) Kopfstarre
4.) Kopf-Halsstarre
5.) Bauchstarre
6.) Hand-Bauchstarre
7.) Flankenstarre
8.) Reizform Bauch
9.) Reizform Hand
10.) Reizform Kopf
11.) Teilstarre anfangs
12.) Teilstarre am Ende

D.) Jmpulspakete

normal:

pathologisch: ☐ starr

⌴ Schleuderzacken über 4mm

⌐ ansteigend   ⌒ gewellt

⌠ stark abfallend ⌢ gebogen ⌒ gehoben ⌐⌙ treppenförmig

Beurteilung: -/+ Veränderungen bis zur Hälfte

E.) Rückströme --/++ Veränderungen über die Hälfte des Jmpulspaketes

Beurteilung der Endhöhe von +2 bis -6
+ Lagebeziehung, bei Höhenunterschieden getrennt
für den neg und positiv. Bereich

+2
 0
-2
-4
-6

F.) Gesamtbeurteilung

20 Kriterien
0 = Befund unverändert, pos. und neg. Kriterien gleichviel oder +/-1
+ = " gebessert 2-9 pos. " überwiegen
- = " verschlechtert 2-9 neg. " "
++ = " stark gebessert ab 10 pos. " mehr als neg.
-- = " " verschlechtert, ab 10 neg. " " " pos.

G.) Besonderheiten werden mit + bezeichnet u. als Fußnote beschrieben

Abb. 1: Beurteilungskriterien des Impulsdermogramms

Formblatt 17: Beurteilungskriterien des Impulsdermogramms (IDG) nach VILL.

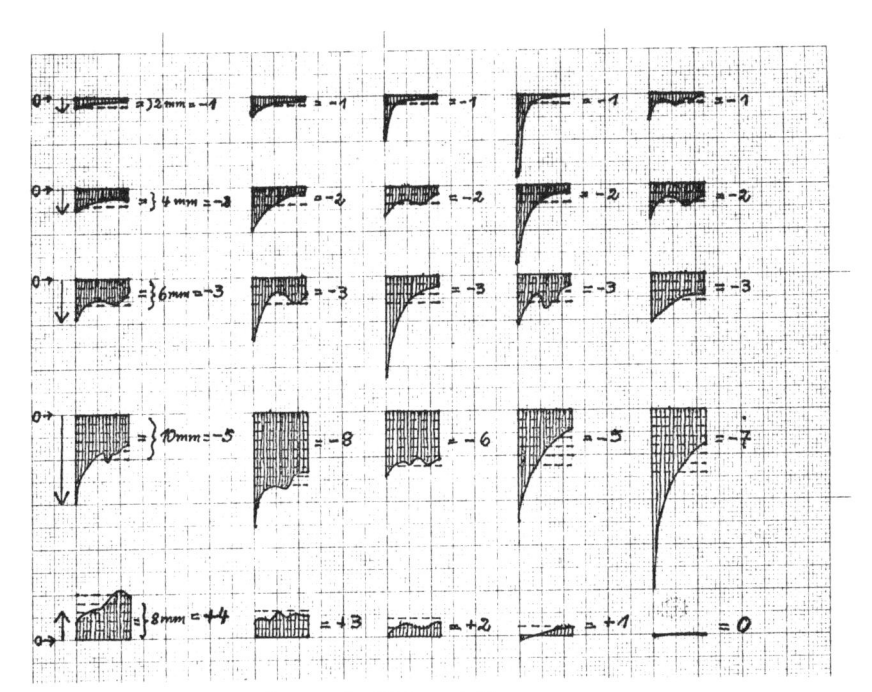

Formblatt 18: Rückstromformen des IDGs nach VILL.

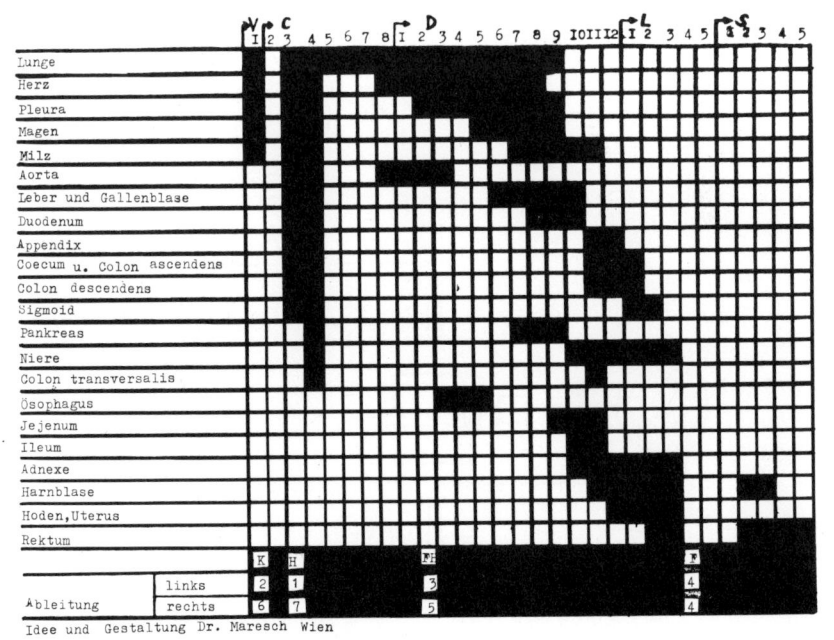

Formblatt 19: Erfassung der Organe durch die Ableitungen nach MARESCH.

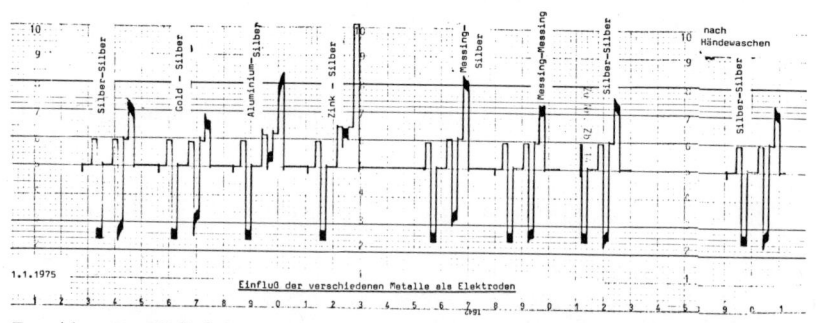

Formblatt 20: Einfluß der verschiedenen Metalle als Elektroden nach JAHNKE.

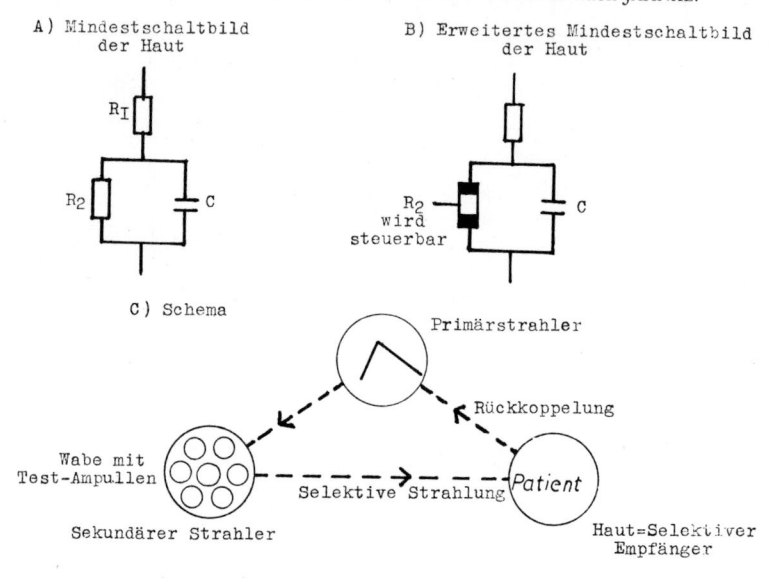

A) Mindestschaltbild der Haut

B) Erweitertes Mindestschaltbild der Haut
R_2 wird steuerbar

C) Schema

D) Technisches Analogon

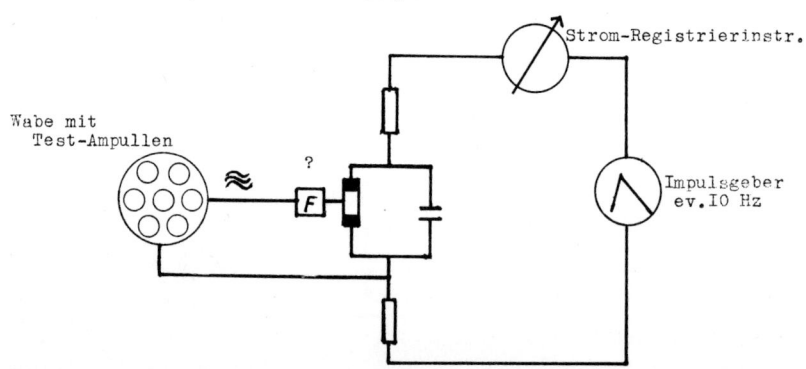

Formblatt 21: Schaltbild zum „Sympathischen Medikamententest" (Arbeitshypothese Dr. MARESCH), aus: „MARESCH, Wissenschaftliche Grundlagen zum Verständnis des Impulsdermogrammes".

Fachausdrücke, Abkürzungen, Symbole und deren Erklärung

A

A
Abkürzung für Akupunktur

Å
Angström = Maßeinheit für höchstfrequente elektromagnetische Schwingungen, 1 Å = 10^{-10} m

Aerosole
Feinste Ladungsträger in der Atmosphäre, die mit Luftströmungen weit transportiert werden

Akkomodation
Schwellenwanderung, Wanderung der Anpassung der Reaktionsgröße auf einen Reiz

Aktionspotential
Momentanwert des Potentials (elektr.) zwischen erregten und ruhenden Teilen erregungsfähigen lebenden Gewebes

Akupunktur
Die Behandlung von krankhaften Zuständen oder Schmerzen, das Einstechen (Punktura) mit Nadeln (Acus) im Unterhautbindegewebe an bestimmten, festgelegten Punkten (nach FÖRSTEL, Ehk (1977) 11)

Akuton
Akustisches Anzeigegerät, das parallel zur visuellen Meßanzeige geschaltet ist. Es dient zur Arbeitserleichterung bes. bei der Punktsuche. Im Teratest-Super ist es bereits eingebaut

All
Allergie-Meridian

Almine
Biogene, entstehend durch Dekarboxylierung von Aminosäuren, sind Teile von Coenzymen oder Vorstufen von Hormonen (z. B. 5-Hydroxy-tryptophan — Serotonin)

Amplitude
Maximale Strecke einer Welle in Ablenkung von der Ruhelage

Anergie
Mangelzustand des Energiehaushaltes im menschlichen Körper

Anion
Negativ geladenes Atom

Anode
Positive Elektrode eines Systems

Antroskop
Radarähnliches Meßinstrument für diagnostische Zwecke

AP
Akupunkturpunkte

aperiodische Entartung
Zu starkes Spielen der Rückkopplung

Ataxie
Unordnung, Verwirrung

Atmospherics
Elektromagnetische Vorgänge mit Blitzen, aufgrund der SCHUMANN-Resonanz ergibt sich eine gute Ausbreitung im ELF-Bereich bei 10 Hz

ATP
Adenosin-Triphosphat

B

Begleittherapie
Zusätzlich notwendige Behandlungsmaßnahmen bei der Herd- und Störfeldsanierung zwecks Ausscheidung von Toxinen und Salzen

BFD
Bioelektronische Funktionsdiagnostik

Bgw
Bindegewebs-Degenerations-Meridian auch nur Bi

Bioelektronik
Technische Anwendung elektrischer Strom- und Schaltkreise im lebenden Organismus

Bioelektrisches Grundgesetz
Eine bioelektrische Aktionsspannung zwischen einer erregten und einer nicht erregten Muskelstelle, die erregte verhält sich zur nicht erregten negativ elektrisch

Bioenergetik
Wissenschaft und Lehre von den energetischen Vorgängen im lebenden Organismus

Bioresonator
Biologische Stoffe oder deren Aufbereitungen, die mit dem Körper oder Teilen von ihm in Übereinstimmung bei einem bioelektronischen Meßvorgang geraten, vergl. Sympathischer Medikamententest

Biorhythmogramm
Der W-, M- und I-Rhythmus einer Person werden aufgrund des Geburtsdatums sowie der Stichzahl für den Monatsersten, von dem ab das Rhythmogramm gelten soll, errechnet

Biotropie
Wetterbedingte Empfindlichkeit des Organismus

Bl
Blasen-Meridian

C

C
Kapazität (Abkg) = das Verhältnis der Elektrizitätsmenge, die einem Leiter zugeführt wird und der Spannung, die der Leiter durch diese Elektrizitätsmenge gegenüber der Umgebung erhält.
Die Einheit der Kapazität ist Amperesekunde/Volt oder Farad

Chronaxie
Notwendige Reizdauer (elektr. Gleichstrom) für doppelten Reobasemeßwert

circadian
Zirkadian aus lat.: circa = ungefähr, und: dies = Tag, tagesrhythmisch

D

DAH
Deutsche Arbeitsgemeinschaft für Herdforschung

DH
Darm- und Herdgeschehen. In der BFD nach einem Reiz erkennbar, welches Gebiet im Vordergrund steht

Di
Dickdarm-Meridian

Dielektrizitätskonstante
Meßzahl, die angibt, um wieviel sich die Kapazität eines Kondensators erhöht, wenn anstatt Luft ein anderes Dielektrikum auftritt

Decoderdermograph
Weiterentwicklung des Impulsdermographen mit zusätzlicher Anzeige der am Körper vorhandenen Stromspannungen vor und nach den Impulsreizen

Dissoziation
a) (chem.) Zerfall von Molekülen in einfachere Bestandteile

b) Störung des geordneten Zusammenspiels von Muskeln, Organteilen oder Empfindungen

Differentialpotential
Elektropotential, das entsteht oder sich verändert bei der allmählichen selbständigen Vermischung von gasförmigen, flüssigen oder festen Stoffen

Dü
Dünndarm-Meridian

DW
Differenzwerte

3E
Dreifacherwärmer-Meridian

E

E
Erholungsphase, die verlängerte Erholungsphase (Werte nach 15 Min. noch nicht zurückgestellt, sind ebenfalls Zeichen der Erschöpfung eines Organs, bei chron. Kranken gehäuft auftretend)

EH
ErHolungsphase, sie läßt sich aus der 3. Messung, die nach Ablauf einer eingegebenen Zeit vorgenommen wird, beurteilen. Der Gesunde „erholt sich" auf den Reiz hin in ca. 15 Minuten, der Kranke hat eine verlängerte Erholungsphase. Es läßt sich differenzieren, welche Organe dann jeweils eine verlängerte EH haben, also besonders belastet oder erschöpft sind hier in der Gesamtheit, aber auch in der Einzelbeurteilung

Elektrisches Feld (EF)
Besteht zwischen 2 entgegengesetzt geladenen Leitern

EHT
Elektrohauttest, durch den Fahrlinientest wird dieser ebenfalls zum bioelektronischen Test, die Lage von „hautprojizierten Wurzelpunkten", die Lage dentogener Foci innerhalb von Störfeldern kann genau ermittelt werden. Diese Punkte werden meßbar wie A-Punkte. (Herdsuchtest)

Einfachmessung
Eine einmal durchgeführte Messung, die Einsicht in die Regulation nicht erlaubt. Im Gegensatz dazu steht die Mehrfachmessung mit dazwischenliegendem Reiz

Einschwingvorgang
Sichtbarmachung des Aufbaues eines körpereigenen Stromes auf einen einwirkenden E-Reiz

Elektrizität
„Ist eine unstoffliche Naturkraft, die sinnlich nicht wahrgenommen werden kann. Sie zu erklären ist daher nicht möglich" (HAHN [100]); (griech.) ruhende oder bewegte elektrische Ladung (elekt. Strom) oder die mit Ladungen und Strömen verbundene elektrische Energie (Brockhaus); ([weder ein Hinweis, noch eine Erklärung zum Verstehen, trotzdem arbeiten wir „wissenschaftlich" damit. d. Verf.]) „Elektrizität ist Licht in untermateriellem Zustand. Da ist das Licht in der schwersten Weise zusammengepreßt" (R. STEINER)

Elektrode
Aktive Elektrode = Abnahmeelektrode zu einem Nullpunkt, z. B. Erde, in der BFD Nabelgebiet (VILL); inaktive, wirkt nicht auf das Gewebe ein

Elektrodermatonometrie
Methode nach REGELSBERGER, einer sog. Widerstandsmessung an der Haut zu diagnostischen Zwecken

Elektrolyt
Flüssigkeit, die beim Durchgang eines elektrischen Stromes an den Elektroden Ionen (Ionenleiter) abscheidet

Elektromagnetische Wellen
Transversale Schwingungserscheinung, die nicht an Materie gebunden ist

ELF-Bereich
= Extremly low frequency = Frequenz von 1 Hz – 1 000 Hz

Energieverteilung
= Verteilung der (elektromagnetischen) Energie im Organismus je nach Organaktivität entsprechend der chinesischen Organuhr

Entropie
(physik.) Zustandsgröße der Thermodynamik

extrazelluläre Flüssigkeit
Ist Träger der Zellnährstoffe, der Stoffwechselprodukte, enthält neben Wasser, Salze, Toxine, Proteine, ionisierte Ladungen

F

Fahrlinientest
Zur Erfassung beherdeter Odonten, spez. BFD-Test

Fe
Fettige Degeneration-Meridian

Feld, elektrisches (EF)
Besteht zwischen 2 entgegengesetzt geladenen Leitern

Feldsonde
Gerät zur Erfassung von Gleich- und Wechselfeldern im elektrischen Bereich

Feldstärke
Die Stärke eines elektrisch oder magnetisch geladenen Raumes um einen Körper

FR
Fehlregulation, die Werte gehen nach dem Reiz weiter weg von der Norm evtl. auch noch nach Erlöschen des Reizes in der Erholungsphase beim 3. Wert (Entgleisung) = Verschlimmerungstendenz, die Ri ist abhängig von der Ausgangslage (Degenerierung oder Entzündung)

Frequenz
Die Zahl der Ereignisse in der Zeiteinheit bei einem periodischen Vorgang. Die Einheit ist sec^{-1} oder Hertz (Hz)

G

Ga = Gbl
Gallenblasen-Meridian

Gbl
Ga

GD = Ge
Gelenkdegenerations-Meridian

Ge = GD

Gegenspannung
Zur Aufrechterhaltung der Homöostasie baut der Körper am Ort der Einwirkung eines Fremdstromes eine polar entgegengerichtete Spannung auf (vergl. Einschwingvorgang)

Gel
Gallertiger Niederschlag aus einer kolloiden Lösung

Gel-Zustand
Zusammenschluß größerer Partikel im Dispersionsmittel. Beispiel am Körper: Narben, Gelosen in Muskeln

Genom
Alle im haploiden (= nur einfachen Chromosomensatz enthaltenden) Kern vereinigten Gene

Genone
Modulation der Infrarot-Trägerwelle durch UV-Biosignale

Georhythmogramm = GRG
(Hartmann)
Graphische Darstellung der jeweiligen Reaktionslage eines Menschen auf geopathische Zonen mit einem GT-Gerät oder UKW-Gerät

Gewebeleitfähigkeit
Frequenzabhängigkeit der Gewebe, es besteht Dispersion

Grenzfläche
Membran oder dünne Haut

Grenzflächenspannung
Oberflächenspannung

H

Halbleiter
Stoffe, deren elektrischer Widerstand zwischen dem der Metalle und dem der Isolatoren liegt, zumeist kristalline Verbindungen

Hallspannung
Die Hallspannung ist gegenüber der induzierten Spannung um 90° phasenverschoben. Im elektrischen Feld driftende Ionen verändern die Ionenkonzentration, also das Diffusionsgefälle, wobei wiederum die Beweglichkeit der Ionen bestimmend ist. Dies bedeutet aber Ansteuerung eines neuen thermodynamischen Gleichgewichtszustandes (im abgeschlossenen System). Physiologische Folgeprozesse können in Gang gebracht werden

Haptonomie
Lehre von der Bezogenheit des Menschen auf den ergreifbaren und ihn ergreifenden Umweltraum

He
Herz-Meridian

Herd
Vergl. Bd. I, S. 255

HF
Herdfernwirkung = Meßwertveränderung eines Organmeßpunktes nach Reiz eines anderen Meßpunktes, der mit einem Herd oder einer Störstelle korrespondiert

HFL
Hautflächen-Regulationstest. Er leitet jede BFD-Untersuchung ein und beendet die Untersuchung. Aus den Werten läßt sich eine erste Übersicht gewinnen (PFLAUM)

Höhenstrahlung
Kosmische Strahlung elektromagnetischer Natur

Holographie
Verfahren, das mittels Interferenz (Einwirkung zusammentreffender kohärenter [zusammenhängender]) Wellen von Laserlicht dreidimensionale Bilder (Hologramm) liefert

Homöostat
Der im funktionellen Gleichgewicht sich befindende Organismus oder der lebende sich in Funktion befindliche menschliche Körper

Homöostasie
Gleichgewicht der physiologischen Körperfunktionen

Ht
Haut-Meridian

HT-Test
Elektrische Reizung der Haut mittels Pinsel (physiologische Kochsalzlösung bzw. Metallpinsel), Auftreten von Erweiterung der Hautkapillaren über Herdbereiche

I

IA
Impuls-Antwort
Ausgangslage über oder unter 40 und rasche Rückkehr zur Ausgangslage nach Reizerlöschung. Die Wertverstellung bleibt im Bereich der Norm (nach unten bis 30, nach oben bis 60/70)

IDG
Impulsdermogramm: vollautomatische, standardisierte Registrierung von Hautflächenmessungen an Körperquadranten mit 10 Hz negativen u. positiven Impulsen und Erfassung der Gegenstromvorgänge

Impuls
Produkt aus Kraft und Zeit

Impulsfolgefrequenz
Anzahl der Wellenzüge pro Sekunde

Impulsfrequenz
Art der Wellenzüge pro Sekunde

Impulsstrom
Periodische Wiederkehr gleichartiger Stromimpulse

Intensität
Größe einer elektromagnetischen Energie, die je Zeiteinheit durch eine senkrecht zur Einfallsrichtung liegende Flächeneinheit hindurchtritt. Einheit = Watt/cm^2

Ion
Negativ oder positiv geladenes Atom

Ionisation
Auftreten überschüssiger negativer oder positiver Ladung an einem Atom

Iontophorese
Unter Anwendung von Gleichstrom Einführen von ionisierbaren Stoffen als Medikamentation in den Körper

J

Jodometrie
Maßanalytisches Verfahren zur quantitativen Bestimmung verschiedener Stoffe, die mit Jod reagieren oder Jod aus Verbindungen frei machen

K

Kation
Positiv geladenes Atom

Kohärenz
Interferenzfähige Wellenzüge, kohärente Wellen haben gleiche Frequenz

Kolloid
Stoff, der sich in feinster, mikroskopisch nicht mehr erkennbarer Verteilung in einem Lösungsmittel befindet

kompensatorisch
Negative Rückkopplung = stabiles System

kumulativ
Positive Rückkopplung = labiles System

Ks = Krs
Kreislauf-Meridian

KV
Kopf-Körperwerte, Verhalten im gleichen Sinne

Kybernetik
Vergl. Bd. I S. 16

L

L
Labilität, jeder der gemessenen Werte ist anders, Zeichen eines akuten Geschehens

Ladungskapazität
Fähigkeit, elektrische Ladungen zu speichern

Le
Lebermeridian

Leerkiefer
Zahnloses Kiefergebiet

Leitfähigkeit
Leitfähigkeit des Gewebes = Fähigkeit, elektrische Ladungen weiterzutragen, leitfähige Punkte entsprechen Akupunkturpunkten
Verringerte Leitfähigkeit = ergibt niedrigere Meßwerte
Gesteigerte Leitfähigkeit = ergibt höhere Meßwerte

Leitwert
Reziproker Wert des Widerstandes,
$L = \dfrac{1}{R}$

Lu
Lungen-Meridian

Ly
Lymph-Meridian

M

M
Maß der Reaktion heißt Grad oder Ausmaß der Abweichung von der Norm im Sinne der vorher bezeichneten Ri und Bedeutung.

Ma
Magen-Meridian

Me
Medikamententest – besser „Sympathischer" M. Die jeder Materie anhaftende Schwingung findet am Homöostaten Resonanz, die sich darin äußert, daß die Messung am A.-Punkt einen Ausgleich zum Mittelwert erfährt

Membranpotential
Potentialdifferenz beliebigen Ursprungs beidseitig einer Zellmembran

Membranschwelle
Membranpotential, das bei Erregungsvorgang an der Zelle in Gang kommt

Meßtakt
Automatischer oder gewählter Körperabschnitt im Meßvorgang des IDG oder Decoder vergl. unter Meßstrecken Bd. I S. 70

Mi/Pa
Milz-Pankreas-Meridian

Mikrovibration
Persönlicher Tremor des Menschen zwischen 7 – 18 Hz

mitogenetische Strahlung
UV-Strahlung von Zellen oder Zellverbänden

Modulation
Abwandlung und Aufprägung von Signalen auf eine Trägerwelle

MT
Medikamententest, die infolge Mehrfachmessungen nun vorliegenden „echten Werte" lassen die Schwerpunkte der Regulationsstörung viel besser erkennen und somit die Therapiebedürftigkeit der Organe, Testbeginn am meist gestörten Organ

Multitest
Gerät zur automatischen Umlauf-Leitwertmessung

N

NR
Norm-Reaktion heißt rasche Wertverstellung je nach Reiz

ND = Ne
Nervendegenerations-Meridian

Ni
Nierenmeridian

Nanometer
10 Å = Nanometer = 10^{-9} m

Normenergie
Ausgeglichenheit des Energiehaushaltes im menschlichen Organismus

O

OD
Organdegenerations-Meridian

Organuhr
Altes chinesisches System des Energieumlaufes von Organ zu Organ im 24-Stunden-Rhythmus mit Maxima- und Minima-Energiewerten vergl. Tafeln

Oxymetrie
Messung des Sauerstoffgehaltes des Blutes mit dem Oxymeter

P

Pa/Mi
Pankreas-Milz-Meridian

Pathergie
Pathologischer Zustand im Energiehaushalt des Homöostaten

Phonone
Schallwellen mit einer bestimmten Energie

Photone
Infrarotlichtwellen

Piezoeffekt
Elektrische Aufladung mancher Kristalle auf Druck

Polarisation
Verschiebung elektrischer Ladungen in einzelnen Molekülen

Potential
Elektrische Spannungsdifferenz zwischen 2 Körpern

Pyroeffekt
Elektrische Aufladung von Kristallen durch Wärme

Q

Queruntersuchung
Meßstrecken von spiegelbildlichen Körperstellen (z. B. H:H) werden vor und nach Reiz verglichen

R

Redoxreaktion
Reaktion im *Reduktions-Oxydations*-System H_2-Aufnahme oder Abgabe

Regulation
Reaktion im menschlichen Organismus in kybernetischem Sinn

Regulationsstarre
Der Homöostat ist nicht in der Lage, auf einen Reiz hin mit einer Gegenspannung zu antworten

Remanenz
Zustand der Restmagnetisierung nach Verschwinden der erzeugten Felder

Reobase
Eine als Reiz wirksame Stromstärke, die bei unendlich langer Reizdauer eben überschwellig wird, wobei De- und Hyperpolarisation beeinflußt wird

Resonanz
Mitschwingen eines angeregten Körpers, dem eine gleiche Frequenz zu eigen ist wie die des anregenden Körpers

Restostitis
Verbliebene chronische Entzündungsstellen im Kieferbereich nach früheren vorgenommenen Annulierungen von Zahn-Kieferprozessen

RI
Richtung der Reaktion. Sie ist abhängig von der Ausgangslage, die Werte können a) über 40 liegen und gehen dann in RI Irritation, verhaftete Schockphase = subacute Entzündung bis Entzündung oder b) unter 40 in RI, Hemmung, verhaftete Gegenschockphase = chron.proliferativer Entzündung bis Degeneration

RL
Reaktions-Lage, die 1. Messung (schwarze Balken) läßt die Ausgangslage erkennen in puncto Gesamtverhal-

ten der Punkte. (Wie verhält sich die Mehrzahl der Punkte Lage über 40, unter 40 im Normbereich, im Bereich erhöhter Krankheitsbereitschaft, wieviele Punkte reichen in den echten Krankheitsbereich, Reagibilität, Reaktionsstarre, Seitendifferenz, Gruppenverhalten etc.)

Rückstrom
Die nach Reiz an einer Meßstelle verbliebene Stromstärke in Verbindung zum Gegenstrom, der vom Körper aufgebaut wird

RW
Reaktions-Weise, sie ergibt sich aus den Werten der 2. Messung, die nach Reizsetzung (Elektroreiz, Stichreiz, medikam. Reiz) getätigt wird. Welche Werte verändern sich in welcher Weise gegenüber der 1. Messung in genannten Punkten und im Einzelverhalten entsprechend nachfolgend aufgeführter Meßkriterien an A-Punkten

S

SD
Seiten-Differenz, die Werte in ihrer Gesamtheit betrachtet, lassen besonders bei entsprechender Schreibweise und nach entsprechender Meßanordnung Unterschiede zwischen Meßwerten der linken und der rechten Seite erkennen, aber auch Unterschiede z. B. zwischen den Hand- und Fußorganen. Es lassen sich daraus bes. Schlüsse betr.: HF + St-H ziehen

SF
Sprung-Funktion – die Wertstellung erfolgt ebenso sprungartig wie bei NR bzw. IA, ist abhängig von der Reizstärke und/oder dem pathologischen Geschehen und bleibt solange der Reiz oder das pathologische Geschehen anhält. Die Werte liegen außerhalb der Norm, die Werte der 2. und 3. Messung sind gleich

Schutztherapie
Vorbereitende Behandlungsmaßnahmen vor Herd (Störfeld)-Sanierungen

Schwellenwanderung
Siehe Akkomodation

Schwingkreis
Elektrischer Schwingkreis besteht aus Kapazität (Kondensator) und Induktivität (Spule) evtl. noch OHMschen Widerständen

Schwingung
Periodisch ablaufender Vorgang

Sol
Kelloid im gelösten Zustand

Spannung
Potentialdifferenz, bei leitender Verbindung von 2 Punkten entsteht elektrischer Strom

ST
Starre der Regulation

T

Tansammetrie
Wechselstrompolarographie

Theratestgerät
Bioelektronisches netzunabhängiges Meßgerät der BFD entwickelt von JAHNKE im Auftrag von SCHMIDT

Thermoregulationsdiagnostik
Diagnostische Methode nach SCHWAMM, die Temperaturschwankungen an Hautarealen mißt und Rückschlüsse auf die mit der Körperoberfläche gekoppelten Organen zieht

Transmitter
Überträger oder Vermittlung

Transmitter-Stoffe
Tryptamin, Tyramin, Dopamin, Histamin, Seretonin, Noradrenalin, Acetylcholin

Turmalin
Säulenförmiger meist schwarzer, selten farbiger und farbloser Kristall aus Magnesium-Aluminium-Borsilikat, mit guten piezo- und pyroelektrischen Eigenschaften

V

VLF-Bereich
Größer als 1 000 Hz, günstige Ausbreitungs-Frequenz um 10 KHz

W

Wagephänomen nach Gorenfloss
Meßtechnisches Phänomen, das unter mehrfacher Druckveränderung den Einschwingvorgang verkürzt und bei richtiger Meßtechnik ein leichtes Zeigerpendeln erzeugt

Z

Z
Zeiger-Abfall, Begriff aus VOLL-EAP
= Absinken des Meßwertes, nach BFD
= Verhalten der Gegenspannung des Organismus an den Elektroden

zirkadian
= circadian

ZNS
Zentral-Nerven-System

Autorenverzeichnis

BERGSMANN, Doz. Dr. med. Otto, A-8962 Heilstätte Gröbning
EICKHORN, Dr. med. Claus, Schützenstr. 18, 7578 Baden-Baden
EVERTZ, Dr. med. U., Im Harl 12, 8133 Feldafing
GLASER, Dr. med. Volkmar, Straßburgerstr. 25, 7290 Freudenstadt
GRÜNBECK, Dr. med. Dr. med. dent. Wolfgang, Luidpoldstr. 33, 8600 Bamberg
HÖPFNER, Dr. med. dent. Kurt, Brünnsteinstr. 15, 8203 Niederaudorf
JAHNKE, Inj. Herbert, Breitenbergstr. 4, 8955 Aitrang
JENDRISSEK, Dr. med. dent. H., 8264 Waldkraiburg
KÖNIG, Prof. Dr. Herbert L., Techn. Universität, 8000 München
MARESCH, Dr. phil. O., Blechturmgasse 15/19, A-1019 Wien
MARSCHNER, Dr. med. dent. Gotthard, Krämergäßle 9, 7846 Schliengen 3
MAYER, Dr. med. dent. Alwin, St. Heinrichstr. 6/II, 8124 Seehaupt
MÜLLER, Dr. med. E. W., Merzentalstr. 15d, 7801 Au
PFLAUM, Dr. med. dent. Heinz, Dittelsbrunnerstr. 35, 8720 Schweinfurt
POPP, Doz. Dr. rer. nat. F. A., Lahnstr. 4a, 3550 Marburg/Lahn
PRINZ, Dr. med. Joachim, Große Allee 28, 3548 Arolsen
Von RAVANELLI, Dr. med. Oswald, Pradlerstr. 77/I, A-6020 Innsbruck
SCHÄFER, Dr. med. Hildegunde, Haldenerstr. 12, 5800 Hagen
SCHAMS, Prof. Dr., Dreisenfangstr. 31, 7980 Ravensburg
SCHLEBUSCH, Dr. med. Klaus-Peter, Rankestr. 10, 4300 Essen
SCHMIDT, Dr. med. Walter, Nürnberg
VEITH, Dr. med. H., Pfarrer-Nagler-Weg 1, D-8391 Wellberg
VILL, Dr. med. Hermann, Memelstr. 22, 8520 Erlangen

Literatur*

[1] SCHÄFER, Dr. med. Hildegunde: Bioelektronik-Vortrag, gehalten November 1977 in Baden-Baden auf der Tagung der Ges. f. Erfahrungsheilkunde. Veröffentlicht in Erfahr.hk. 1977.

[2] GRÜNBECK, Dr. med. Dr. med. dent. Wolfgang: Akupunktur in Deutschland. Verlag für Lehrmittel, Wissenschaft und Forschung, Erlangen 1975.

[3] ZACH, Dr. med. Franz Stefan: Die Möglichkeit der Darstellung vegetativer Funktionen auf elektrischem Weg. Wiener medizinische Wochenschrift 3/1952.

[4] MARTIN, U. und GRATZL, K.: Ein Versuch, den neurovegetativen Status graphisch darzustellen — Das Vegetonogramm. Med. Monatsschrift 7,2.

[5] GÜTH, V., HERTEL, E. und RUFFING, L.: Elektrotherapie in der orthopädischen Praxis. Orthopädische Praxis 6/IX.

[6] PISCHINGER, Prof. Dr. med. Alfred: Das System der Grundregulation. 2. verb. Auflage. Karl F. Haug Verlag, Heidelberg 1976.

[7] BAYR, Dr. med. Georg: Kybernetik und homöopathische Medizin. Karl F. Haug Verlag, Heidelberg (vergriffen).

[8] JENDRISSEK, Dr. med. dent. Heinz: „Wunder" der Regulation. Erfahr.hk. 6/1976.

[9] POPP, Doz., Dr. rer. nat. Fritz Albert: So könnte Krebs entstehen. Artikel in: Akzent, bild der wissenschaft 6/1973.

[10] POPP, Doz., Dr. rer. nat. Fritz Albert: Biophotonen, Verlag für Medizin Dr. Ewald Fischer, Heidelberg 1976.

[11] POPP, Doz., Dr. rer. nat. Fritz Albert: Aspekte der Informationsübertragung in biologischen Systemen. Vortrag anläßlich der Tagung der BFD innerhalb der Erfahrungsheilkunde in Baden-Baden November 1978.

[12] JENDRISSEK, Dr. med. dent. Heinz: Die Funktion bestimmter biogener Amine und ihre Auswirkungen auf das Impulsdermogramm. Erfahr.hk. 12/1977 und 3/1978.

[13] JAHNKE, Ing. Herbert: Beobachtungen mit der Impulsdermographie im Hinblick auf die Sauerstoffpräsenz in Blut und Geweben. Vortrag gehalten beim Kongreß der Gesellschaft der Ärzte für Erfahrungsheilkunde in Baden-Baden 1977 — Kurzfassung Erfahr.hk. 13/1977.

[14] JAHNKE, Ing. Herbert: Monitordarstellung der Meßwerte von Akupunkturpunkten. BFD-Bericht.

[15] VINCENT, Prof. Louis-Claude: Elektromagnetische Grundlagen des Universums. Vortrag anläßlich „Erster Kongreß der Internationalen Ges. f. Bioelektronik Vincent" v. 14.–15. II. 1976 in Königstein/Taunus, veröffentlicht durch SIBEV, D-5963 Wenden 4.

[16] SZENT-GYÖRGI, Prof. Dr. med., Dr. phil. A.: Wasser, Bewegung, Muskel, Evolution. Marinechemie, Wiley-Interscience New York, N. Y. 1969.

[17] VINCENT, Prof. Louis-Claude: Auffindung und Verhütung des Krebsterrains durch die Bio-Elektronimetrie. Vortrag anläßlich „Internationales Symposion für biologische Medizin", Lausanne, Palais de Beaulieu vom 28.-31. 5. 1971.

[18] VINCENT, Prof. Louis-Claude: Bioelektronik und Dynamik des Lebens. Vortrag vgl. [15].

---

* Angaben für Band 1 und 2.

[19] SCHLEBUSCH, Dr. Klaus-Peter: Grundlegende Betrachtungen zur bioelektronischen Funktionsdiagnostik und Therapie. Vortrag, gehalten beim Kongreß der Ärzte für Erfahrungsheilkunde, Baden-Baden — November 1977, veröffentlicht in Erfahr.hk. 6/1978.

[20] Chem. Fabrik Heyden: Fragment: Die Kolloide.

[21] STAUFF: Kolloidchemie. Springer Verlag, Berlin 1960.

[22] NIEPER, Dr. med. Hans: Die Therapie mit unterbrochenen Gleichfeldern und ihre membranphysiologischen Grundlagen. Vortrag anläßlich der Tagung des Forschungskreises für Geobiologie in Eberbach/Neckar am 16. 3. 1968.

[23] MARESCH, Dr. phil. Otto: Prinzipien der Homöopathie und Probleme der Grenzflächenwirkung. Vortrag anläßlich einer Arbeitstagung der BFD am 29./30. VI. 1974 in Baden/Wien.

[24] MARESCH, Dr. phil. Otto: Wissenschaftliche Grundlagen zum Verständnis des Impulsdermogramms. Vortrag anläßlich der Arbeitstagung der BFD v. 29./30. 6. 74 in Baden/Wien.

[25] MARESCH, Dr. phil. Otto: Das elektrische Verhalten der Haut. Vortrag anläßlich XIII. Internationaler Akupunkturkongreß 1965 in Wien. Dtsch. Zschr. Akup. 2/XV, Ulm 1966.

[26] JAHNKE, Ing. Herbert, JENDRISSEK, Dr. med. dent. Heinz und VILL, Dr. med. Hermann: Leitfaden für bioelektronische Funktionsdiagnostik und Therapie (Theratest II A, Theratest-Super, Impulsdermographie) Forschungslabor der BFD, Aitrang.

[27] VILL, Dr. med. Hermann: Reaktivierung der biologischen Grundfunktionen des gesamten Körpers. Erfahr.hk. 9/1974 – Abschnitt C.

[28] BERGSMANN, Univ. Doz. Dr. med. Otto: Klinisch-biophysikalische Studie zum Problem des Akupunkturpunktes. Erfahr.hk. 1976/Heft 3/5.

[29] BERGSMANN, Univ. Doz. Dr. med. Otto: Untersuchungen und Versuche mit dem Parallel-Längs-Impulsdermogramm. Erfahr.hk. 3/1977.

[30] BACHMANN, Dr. med. Gerhard†: Die Akupunktur eine Ordnungstherapie (2 Bände). 3. Auflage. Karl F. Haug Verlag, Heidelberg 1980.

[31] BUSSE, Ernst u. Paul: Akupunkturfibel. München 1966.

[32] FISCH, Dr. med. Guido: Akupunktur — Chinesische Heilkunde als Medizin der Zukunft. Deutsche Verlagsanstalt, Stuttgart 1973.

[33] KÖNIG, Dr. med. Georg und WANCURA, Dr. med. Ingrid: Punkte und Regeln der neuen chinesischen Akupunktur. 4 Tafeln und Erläuterungen. Verlag Wilhelm Maudrich, Wien 1976.

[34] YANAGIYA, Sorei: Familiengeheime Ein-Stich-Akupunktur. 6. Auflage, Karl F. Haug Verlag, Heidelberg 1976.

[35] VOLL, Dr. med. Reinhold: Topographische Lage der Meßpunkte der Elektroakupunktur. Medizinischer Literatur Verlag, Uelzen 1968.

[36] JAHNKE, Ing. Herbert: Vergleichende Betrachtung des Elektrodenproblems. BFD-Bericht, Erfahr.hk. 13/1978.

[37] KELLNER, Prof. Dr. med. Gottfried: Bau und Funktion der Haut. Dtsch. Zschr. Akup. 1964. Heft 1,2,3.

[38] JAHNKE, Ing. Herbert: BFD-Information über Decoder. 1978.

[39] BILZ: Moderne Naturheilverfahren. – Antiquarisch.

[40] JAHNKE, Ing. Herbert: Information über Elektro-Feldsonde. BFD-Labor, Aitrang.

[41] JAHNKE, Ing. Herbert: Über eine elektromechanische Ursache des Zeigerabfalles. BFD-Laborbericht vom 20. 10. 1971.

[42] JAHNKE, Ing. Herbert: Probleme der elektrischen Messung an der Haut.

[43] MARESCH, Dr. phil. Otto: Das Impulsdermogramm. Vortrag beim BFD-Symposion vom 8.–9. April 1973 in Waldkraiburg.

[44] JENDRISSEK, Dr. med. dent. Heinz: Das Prinzip des Impulsdermogramms. BFD-Bericht.

[45] SCHMIDT, Dr. med. Walter†: Impulsdermogramm. BFD-Vortrag, 1971.

[46] VILL, Dr. med. H., MARESCH, Dr. phil. O., JENDRISSEK, Dr. med. dent. H. und JAHNKE, Ing. H.: Das Impulsdermogramm. BFD-Bericht. Erfahr.hk. 8/1974.

[47] VILL, Dr. med. Hermann: Einführungsvortrag anläßlich der BFD-Tagung innerhalb der Baden-Badener Tagung für Erfahrungsheilkunde, November 1974.

[48] VILL, Dr. med. Hermann: Fortschritte in der Impulsdermographie sowie in der Medikamententestung aus der Sicht des Arztes. Vortrag anläßlich der BFD-Tagung innerhalb der Baden-Badener Tagung für Erfahrungsheilkunde November 1974.

[49] MARSCHNER, Dr. med. dent. Gotthard: Das Impulsdermogramm in der zahnärztlichen Praxis. Vortrag anläßlich der BFD-Tagung innerhalb der Baden-Badener Tagung für Erfahrungsheilkunde November 1974.

[50] MARESCH, Dr. phil. Otto: Physikalische Grundlagen des Störfeldes. Vortrag anläßlich der BFD-Tagung innerhalb der Baden-Badener Tagung für Erfahrungsheilkunde November 1974.

[51] PERGER, Dozent, Dr. med. Felix: Einführung in die chemischen Grundlagen des Störfeldes. Vortrag 1974, vgl. [50].

[52] JENDRISSEK, Dr. med. dent. Heinz: Der Einfluß grenzflächenaktiver Substanzen auf das Impulsdermogramm. Vortrag vgl. [50].

[53] BERGSMANN, Primarius Univ. Doz. Dr. med. Otto: Das Impulsdermogramm aus der Sicht des Pulmologen. Vortrag vgl. [50].

[54] MARESCH, Dr. phil. Otto: Medikamentenprüfung biologischer Heilmittel und ihr Wirkungsnachweis mittels Impulsdermographie. Vortrag vgl. [50].

[55] JENDRISSEK, Dr. med. dent. Heinz: Neue Vorstellungen über Signale des Impulsdermogramms. Vortrag anläßlich der BFD-Tagung innerhalb der Baden-Badener Tagung für Erfahrungsheilkunde November 1976.

[56] KÖNIG, Prof. Dr. Herbert L.: Die Wirkung elektromagnetischer Felder auf bioelektrische Meßwerte. Vortrag 1976, vgl. [55].

[57] SCHAMS, Prof. Dr. F.: Bioelektrische Phänomene an der Haut und ihre Messung. Vortrag 1976, vgl. [55].

[58] BERGSMANN, Prim. Univ. Doz. Dr. med. Otto: Grundlagen der bioelektrischen Reflexzonen-Diagnostik. Erfahr.hk. 7/1978.

[59] BERGSMANN, Prim. Univ. Doz. Dr. med. O. und JAHNKE, Ing. H.: Anlayse der bioelektrischen Funktion mit dem Decoder. Erfahr.hk. 11/1978.

[60] BERGSMANN, Prim. Univ. Doz. Dr. med. Otto: Klinisch-biologische Studie zum Problem des Akupunkturpunktes. Erfahr.hk. 3/1976.

[61] SCHMID, Dr. med. Alfred: Biologische Wirkungen der Luftelektrizität. P. Haupt Verlag, Bern — Leipzig 1936.

[62] FAUST, Dr. med. Volker: Biometeorologie. Hippokrates Verlag, Stuttgart 1976.

[63] KÖNIG, Prof. Dr. Ing. Herbert L.: Unsichtbare Umwelt. Heinz Moos Verlag, München 1975.

[64] SCHMIDT, Dr. med. Walter†: Ein Werkzeug sucht sein eigenes Gesetz. Selecta 1968, Nr. 52.

[65] HARTMANN, Dr. med. Ernst: Krankheit als Standortproblem. 3. Auflage, Karl F. Haug Verlag, Heidelberg 1976.

[66] PRINZ, Dr. med. Joachim: Ermittlung und Auswertung der extrem gestörten Akupunkte mittels eines Provokationstestes. BFD-Bericht, 1976.

[67] PERGER, Doz. Dr. med. Felix: Über den derzeitigen Stand der Herdforschung. DAH-Bericht, 1977.

[68] BERGSMANN, Prim. Univ. Doz. Dr. med. Otto: Der Herd als pathogenetischer Faktor. Physikalische Medizin und Rehabilitation, Mai 1977.

[69] PISCHINGER, Prof. Dr. med. A.: Grundlagen zu den Gesetzmäßigkeiten biologischer Regulationen. Aus: Biologische Regulationen, enthalten in: Jahresberichte der DAH 1969/70, Werk Verlag Dr. E. Banaschewski, München-Gräfelfing.

[70] EVERTZ, Dr. med. Ulf: Änderungen der IDG-Befunde unter Einfluß von pulsierenden Magnetfeldern. Erfahr.hk. 3/1978.

[71] GLASER-TÜRK, Dr. med. dent. Margarete: Grundlagenkenntnisse des Herdgeschehens. Zahnärztliche Praxis, Heft 12, 1972.

[72] GLASER-TÜRK, Dr. med. dent. Margarete: Spezielle lokale Teste zum Nachweis aktiver Herde im Kieferbereich. Österreichische Zeitschrift für Stomatologie, Heft 6, 1968.

[73] PERGER, Doz. Dr. med. Felix: Einführung in die blutchemischen Wirkungen des Störfeldes. Erfahr.hk. 6/1976.

[74] VOLL, Dr. med. Reinhold: Kopfherde. Medizinisch Literarischer Verlag, Uelzen 1974.

[75] KRAMER, Dr. med. dent. Fritz: Über die Herddiagnostik mit Hilfe der Elektroakupunktur. Zahnärztliche Praxis, Nr. 16, 1969.

[76] KRAMER, Dr. med. dent. Fritz: Die Elektroakupunktur-Diagnostik der Restostitis. 3. Sonderheft der Internationalen Gesellschaft für Elektroakupunktur. Med. Lit. Verlag, Uelzen 1964.

[77] SCHWARZ, Dr. med. dent. Erwin: Konsequente Herdtherapie als therapeutische Voraussetzung bei chronischen Krankheiten. Zahnärztliche Praxis 13/1973.

[78] SCHWAMM, Dr. med. E.: Tumordiagnostik durch Hauttemperaturmessung. Physikalische Medizin und Rehabilitation, Medizinischer Literatur Verlag, Uelzen, Heft 12, 1974.

[79] ROST, Prof. Dr. med. dent. A.: Thermoregulationsdiagnostik in der Zahn-Mund- und Kieferheilkunde. Zahnärztliche Praxis, Nr. 23, 1976.

[80] PFLAUM, Dr. med. dent. Heinz: Darstellung biologischer Phänomäne in der bioelektronischen Funktionsdiagnostik durch den Zahnarzt, erläutert an Testbögen. BFD-Vortrag.

[81] PFLAUM, Dr. med. dent. Heinz: Vereinfachte Schnelldiagnostik der Zahn- und Kiefer(befunde)herde. BFD-Vortrag.

[82] VILL, Dr. med. H.: Das Störfeld in der elektrischen Hautmessung. BFD-Vortrag.

[83] VILL, Dr. med. H.: Der chronische Tonsillenherd. BFD-Vortrag.

[84] JENDRISSEK, Dr. med. dent. Heinz: Die Funktionsdiagnostik. BFD-Vortrag.

[85] MAYER, Dr. med. dent. Alvin: Herdproblem heute noch aktuell. Vortrag vor zahnärztlichem Arbeitskreis in Kempten am 28. 11. 1973.

[86] SCHMIDT, Dr. med. Walter†: Das Narbenproblem. Erfahr.hk. 5/1969.

[87] KRACMAR, Prof. Dr. F.: Untersuchungen des Polarisationswiderstandes und der Polarisationskapazität der menschlichen Haut. Vortrag vom 28. 6. 1961. Österreichische Gesellschaft für physikal. Medizin.

[88] VAN DER ZYPEN, E.: Die Neuraltherapie der Narbe. Hippokrates Verlag, 16/1965.

[89] KELLNER, Prof. Dr. med. Gottfried: Funktionelle Morphologie der Haut und der Narbe. Vortrag 1960 anläßlich der Arbeitstagung der Internationalen Gesellschaft für Neuraltherapie nach HUNEKE.

[90] LANG, S.: Physiologische Einwirkmechanismen atmosphärisch-elektromagnetischer Schwingungen auf den Organismus. Vortrag anläßlich der Jahrestagung der BFD. Würzburg 1973, veröffentlicht in „Der praktische Arzt" Mai 74/9.

[91] UMSCHAU-Bericht: Experimentelle Heliobiologie. Umschau, Heft 15, S. 480, 1975.

[92] BERGSMANN, Prim. Univ. Doz. Dr. med. Otto: Arbeitsmedizinische Aspekte des Elektroklimas. Arbeitsmedizin Nr. 3, 1976.

[93] KÖNIG, Prof. Dr. Ing. Herbert L.: Die Wirkung elektromagnetischer Felder auf bioelektronische Meßwerte. Vortrag anläßlich der BFD-Tagung, Baden-Baden 1977. Erfahr.hk. Heft 2, 1978.

[94] WEVER, Rütger: Einfluß schwacher elektro-magnetischer Felder auf die zirkadiane Periodik des Menschen (8. 6. 1967).

[95] FISCHER, Dr. G.: Die bioklimatische Bedeutung des elektrostatischen Gleichfeldes. Zbl. Bakt. Hyg. I. Orig. B157, 115—130 (1973).

[96] MANNSTEIN, Doz. Dr. med. hab. Bodo: Umweltdisharmonie als existenzgefährdender Störfaktor für die innere und äußere Soziologie der Organismen. Vortrag anläßlich des Kongresses der Internationalen Ges. für Homotoxikologie zur antihomotoxischen Therapie am 28. und 29. 10. 1972 in Baden-Baden.

[97] RHEINWALD, Prof.Dr. Dr. med. U.: Zahnärztliche Materialien als Ursache sogenannter Herderkrankungen. Vortrag anläßlich der Tagung der Med.-Biologischen Arbeits- und Fortbildungsgemeinschaft Deutscher Zahnärzte Baden-Baden v. 28./29. 1. 1972, veröffentlicht in ZM 12/1973.

[98] HAHN, Dr. Ing. Fritz: Luftelektrizität. Albrecht Philler Verlag, Minden 1936.

[99] KELLNER, Gottfried: Zur Histopathologie des Störfeldes am Beispiel Narbe. Physikalische Medizin und Rehabilitation, Heft 4, Med. Lit. Verlag Uelzen 1969.

[100] VOSS, Dr. med. H. F.: Deshalb Neuraltherapie. Medizinisch Literarischer Verlag Dr. Blume und Co., 1968.

[101] STACHER, Dr. med. Univ. Doz. Alois: Über das Huneke-Sekundenphänomen und seine Objektivierung. Beitrag in: VOSS, Deshalb Neuraltherapie, 1968 a. a. O..

[102] EMRICH, Hella: Strahlende Gesundheit durch Bioelektrizität. Drei-Eichen-Verlag, München-Pasing 1968.

[103] MARTIN, H. und Dr. med. GRATZL, K.: Die quantitative Bestimmung des „neurovegetativen Gleichgewichtes" und „Tonus" aus den rhythmischen Schwankungen des komplexen Widerstandes der menschlichen Haut. Medizinische Monatszeitschrift, Heft 5, 1973. Tagungsbericht des 2. Österreichischen und 5. Süddeutschen Tbc-Kongresses Innsbruck v. 14.—15. Mai 1953.

[104] GLASER, Dr. med. Volkmar: Modifikation der Meßwerte im Impulsdermogramm durch emotionelle Faktoren. Vortrag anläßlich der BFD-Tagung im Rahmen der Tagung der Erfahrungsheilkunde Baden-Baden 1976, veröffentlicht in Erfahr.hk. 1977.

[105] RAVANELLI, Dr. med. Oswald Freiherr von: Nachweis gezielter Reize im Impulsdermogramm. Vortrag während der BFD-Tagung in Verbindung mit der Tagung der Erfahrungsheilkunde Baden-Baden, November 1978.

[106] SCHMIDT, Dr. med. Walter†: Der dentogene Merkurialismus. Vortrag vor der Arbeitsgemeinschaft für Herdforschung und Elektroakupunktur am 24. 11. 1962 (jetzige Forschungsgemeinschaft BFD).

[107] MÜLLER, Prof. Dr. med. Dr. phil. Hans: Metalle in der Therapie. Homotoxin-Journal, Heft 4, 1968. Vortrag auf dem 7. Kongreß der Int. Ges. für Homotoxikologie und antihomotoxische Therapie e. V. v. 24./25. Oktober 1964 in Baden-Baden.

[108] RUMMLER, Dr. med. Karl: Die Umweltverschmutzung durch Blei nur eine Gefahr? Österr. Ärztezeitung 29/11, 1974.

[109] GASSER, Priv.-Doz. Dr. med., Dr. med. dent. F.: Neben- und Fernwirkung zahnärztlicher Materialen und Nebenwirkungen zahnärztlicher Behandlungsstoffe. Fortschritte der Medizin, Nr. 10, 1968, Dr. Schwappach und Co., Gauting-München.

[110] HÖPFNER, Dr. med. dent. K.: Farbtonfilme: „Restostitis oder die primär chronische Osteomyelitis des Alveolarfortsatzes".

[111] HÖPFNER, Dr. med. dent. K.: Herd-Haut-Psyche. Vom genannten Autor in mehrjähriger Arbeit erstellt, vorgeführt auf Einführungskursen und Tagungen der BFD.

[112] COMBECHER, Dr. med. dent. Walter: Aspekte über das Amalgam aus der Sicht der Elektroakupunkturdiagnostik. Erfahr.hk 12/1977.

[113] HOLLWICH, Prof. Dr. med. Fritz: Der Lichteinfluß über das Auge als Stimulans hormonaler Vorgänge. Zeitschr. Medizinische Klinik Nr. 47, 1963 — Vortrag anläßlich des Winterseminars der BFD in Jungholz Januar 79.

[114] SCHNEIDER, Dr. med., Med. Dir. OA. S.: Lichttherapie. Physikalische Medizin und Rehabilitation Heft 10, ML-Verlag, 1973.

[115] VARGA, A.: Beschleunigung des Zellwachstums durch schwache Gleichströme. Zentralblatt für biologische Aerosolforschung, Heft 7, 1967.

[116] HAUSCHKA, Dr. Rudolf: Therapie mit potenzierten Organpräparaten. Der Freie Zahnarzt, XI/1972.

[117] WURMSER, L. Mme.: Die Entwicklung der homöopathischen Forschung (Übersetzer HOFFMANN, M. Th. und WALTER, H., Apotheker bei der DHU).

[118] KRACMAR, Prof. Dr. F.: Biophysik der Medikamententestung. Medizinisch-Literarischer Verlag 1965, 14. Bd. des Zentralverbandes der Ärzte für Naturheilverfahren e. V.

[119] BARTEL, Dr. med. H.: Homöopathie als Wissenschaft personaler Arzneitherapie. Erfahr.hk. 10/1978, S. 659.

[120] VEITH, Dr. med. H.: Kellberg, Kurklinik Dr. Schedel. Naturwissenschaftlicher Wirkungsnachweis homöopathischer Zubereitungen in Injeel-Form. Vortragsmanuskript anläßlich der BFD-Seminartagung Januar 1979 in Jungholz.

[121] MARESCH, Dr. phil. Otto.: Die Rangordnung der Hilfsmittel in homöopathischen Verdünnungen unter besonderer Berücksichtigung der Spurenelemente und biochemischer Salze. Vortrag anläßlich der BFD-Tagung 1975 am 30./31. Mai in Erlangen.

[122] SCHÄFER, Dr. med. Hildegunde: Nosoden, ihre Rangordnung und therapeutischen Möglichkeiten. Vortrag anläßlich der BFD-Tagung in Erlangen am 30./31. Mai 1975.

[123] MÜLLER, Dr. med. Wolfgang: Pflanzliche Homöopathika und ihre Rangordnung — Therapeutische Möglichkeiten. Vortrag anläßlich der BFD-Tagung am 30./31. Mai 1975 in Erlangen.

[124] BERGOLD, Dr. Dr. h.c. Orm: Der sogenannte Medikamententest in der Elektroakupunktur. Zeitschrift für Allgemeinmedizin. Heft 5, 1976.

[125] JAHNKE, Ing. Herbert: Sympathischer Medikamententest. Rundschreiben der BFD, 1975.

[126] BFD: Kommentar zur Arbeit Dr. BERGOLD. (Vgl. [124]).

[127] HAMBRECHT, Bodo: Unsichtbare Gewalten im Innern der Stoffeswelt. Verlag „Die Drei", Ausgabe 9. September 1978.

[128] BERGOLD, Dr. Dr. h.c. Orm: Zum Nachweis physiologisch wirksamer Substanzen am Beispiel von koreanischem Panax Ginseng CAM mit dem bioelektronischen Funktionstest. Erfahr.hk. 9/1977.

[129] JENDRISSEK, Dr. med. dent. Heinz: Das bioelektronische Potential als Ausdruck des Redoxsystems. BFD-Vortrag 1975.

[130] MAYER, Dr. med. dent. Alvin: Objektive Probleme der Metalle im Munde und bioelektronische Testverfahren. Erfahr.hk. 13/1975.

[131] VILL, Dr. med. Hermann: Das Herdgeschehen und seine Symptomatik in der internistischen Praxis. Vortrag anläßlich der BFD-Tagung am 9./10. Oktober 1971 in Würzburg.

[132] PFLAUM, Dr. med dent. Heinz: Thermoregulationsdiagnostische Untersuchungen verglichen mit Ergebnissen bioelektronischer Funktionstests und des Elektrohauttests, auch im Hinblick auf die Zähne. Vortrag Baden-Baden November 1978 anläßlich des Kongresses der Erfahrungsheilkunde.

[133] MARSCHNER, Dr. med. dent. Gotthard: Vergleich bioenergetischer Untersuchungen bei chronischen Erkrankungen. Vortrag anläßlich der BFD-Tagung Baden-Baden, November 1978 (vgl. [132]).

[134] VILL, Dr. med. Hermann: „Nosodentherapie bei Herzerkrankungen mit klinischen Belegen" Medizin.-Literarischer Verlag Hamburg 14. Bd., 2. Sonderheft der Internat. Ges. für Elektroakupunktur.

[135] EICKHORN, Dr. med. Claus: Zur Auffindung der auslösenden Ursache chronisch-degenerativer Erkrankungen und ihrer Therapie im Rahmen der BFD. Erfahr.hk. 3/1978.

[136] GRUNWALD, Mechthild und MARSCHNER, Dr. med. dent. Gotthard: Musik als Therapie oder Störfaktor. Vortrag, gehalten am 22. 1. 1979 in Jungholz/Tirol im Rahmen des Wochenseminars der Internationalen Forschungsgemeinschaft für Bioelektronische Funktionsdiagnostik und Therapie e. V., Karl F. Haug Verlag 1980, Bd. 9, Schriftenreihe der Erfahrungsheilkunde.

[137] MARSCHNER, Dr. med. dent. Gotthard: Bioelektronische Untersuchung von Duftstoffen. Vortrag vgl. [136], 1980 EHK, Heft 9.

[138] ISKRAUT, Dr. med. dent. Hans D.: Einkeilung des Implantats in den Kiefer gelingt bei Übereinstimmung der Atomgitter. Zahnärztliche Mitteilungen, Heft 7, S. 382, Köln 1976.

[139] KIRSCHNER, C. W. und SCHEETLAR: Kollagen und Mukopolysaccharide in der stark vergrößerten Narbe. Bindegewebsforschung 1974, Bd. 4, S. 205–213. Gordon und Breach Science Publishers Ltd. Printed in Birkenhead, England.

[140] VOGEL, Dr. med. Heinz Hartmut: Die Entwicklungsgeschichte, Physiologie und Pathologie der Wirbelsäule. Hrsg. Wala-Heilmittel Dr. Hauschka OHG 1976, 3.Auflage Eckwälden/Bad Boll.

[141] HOPF: Wirbelsäule und vegetatives Nervensystem. Orthopädische Praxis.

[142] PFLAUM, Dr. med. dent. Heinz: Praktikum der Bioelektronischen Funktions- und Regulationsdiagnostik. Karl F. Haug Verlag Heidelberg 1979.

[143] STIEFVATER, Dr. med. Erich W.: Die Organuhr. 5. Auflage, Karl F. Haug Verlag Heidelberg 1979.

[144] MEYER-WAARDEN, Prof. Dr. Ing. K.: Wie können Störsignale im EKG reduziert werden? Ärztliche Praxis, Oktober 1979.

[145] PALM, Dr. med. Hubert: Das gesunde Haus. Ordo Verlag, Dettingen 1975.

[146] VILL, Dr. med. Hermann: Moderne Siechtumsgefahren und ihre Behandlung. Karl F. Haug Verlag, Heidelberg 1979.

[147] RECKEWEG, Dr. med. Hans-Heinrich: Homotoxikologie. Aurelia Verlag Baden-Baden 1976.

[148] VOGEL, Dr. med. Heinz Hartmut: Therapie mit potenzierten Organpräparaten. Wala-Heilmittel Laboratorium Dr. R. HAUSCHKA, Eckwälden/Bad Boll.

[149] BEUCHELT, Dr. med. Hellmuth: Homöopathische Reaktionstypen. Karl F. Haug Verlag, Ulm/Donau.

[150] MEZGER, Dr. med. Julius: Gesichtete Homöopathische Arzneimittellehre. 4. verb. Auflage. Karl F. Haug Verlag, Heidelberg 1978.

[151] SCHIMMEL, Dr. med., Dr. med. dent. H.: Bewährte Therapierichtlinien bei chronischen Erkrankungen. Acta Biologica — Pascoe/Giessen, Eigenverlag.

[152] EVERTZ, Dr. med. Ulf: Die Krankheit aus bioenergetischer Sicht am Beispiel der Aktivierung und Sichtbarmachung von latenten Herdinfektionen unter Zuhilfenahme von IDG und Magnetotron. Erfahr.hk. 4/1977.

[153] BERGSMANN, Primarius Univ. Doz., Dr. med. Otto: Bioelektronische Funktionsdiagnostik. Karl F. Haug Verlag, Heidelberg 1979.

[154] VILL, Dr. med. Hermann: Impulsdermogramm und Biopotentialtest. Erfahr.hk. 1976/8.

[155] HARTMANN, Dr. med. Ernst: Über meßbare Rhythmen im Körpergeschehen. Erfahr.hk. 1964/12.

[156] WALB, Dr. med. Ludwig und WALB, Ilse: Die Haysche Trenn-Kost. 35. Auflage. Karl F. Haug Verlag, Heidelberg 1981.

[157] SWANTES, Dipl. met. H. K.: Medizinmeteorologische Aspekte bei Zahn- und Kiefererkrankungen. „Der Freie Zahnarzt", Heft 2/1979.

[158] VOLL, Dr. med. Reinhold: 20 Jahre EAP-Diagnostik und EAP-Therapie mit niederfrequenten Stromimpulsen nach VOLL. 7. Sonderheft d. Internationalen Ges. f. Elektroakupunktur nach Voll gemeinnütziger Verein e. V. 1976 MLV Uelzen.

[159] CASPERS, F.: Biologische Wirkung von elektromagnetischen Feldern. Schriftenreihe der Geobiologie e. V. „Wetter-Boden-Mensch", 1978/4.

[160] JAKOBI, Dr. med. E. und KRÜSKEMPER, Dr. med. Gertrud: Der Einfluß simulierter Spherics (wetterbedingte elektromagnetische Strahlung) auf Thrombozytenadhäsivität. Innere Medizin 2/1975, S. 73—81.

[161] WARNKE, Dr. phil. Ulrich und ALTMANN, G.: Die Infrarotmessung des Menschen als physiologischer Wirkungsindikator des niederfrequent gepulsten schwachen Magnetfeldes. Zeitschrift für physikalische Medizin 79/3.

[162] REINDERS, Dr. Ing. Heinz: „Der Atmungskatalysator — das negative Sauerstoffion", Zeitschrift Heizung-Lüftung-Haustechnik 1974, Nr. 3.

[163] MESSERSCHMIDT, Rudolf: „Wasser 50 und seine Bedeutung" aus: Der Tefra Apparat Simon Druck, Berlin 61, Ritterstr. 11.

[164] FURCHNER, Ing. Helmut: „Baustoffbedingte Einflüsse auf die Luftelektrizität in Räumen und auf das Behaglichkeitsempfinden des Menschen", Zeitschrift Heizung-Lüftung-Haustechnik 1968, Nr. 5.

[165] WARNKE, Dr. phil. Ulrich: „Aspekte zur magnetischen Kraftwirkung auf biologische Systeme", die Heilkunst 1978, Heft 1, HEILKUNST Verlag GmbH München 40

[166] WARNKE, Ulrich: „Die Anwendung pulsierender Magnetfelder in der Medizin", Wissenschaftliche Schriftenreihe 1979/1, „rehageria"-VerlagsGmbH Rettert/Taunus.

[167] EHRMANN, Dr. med. W., v. LEITNER, Dr. med. H., LUDWIG, Dr. rer. nat. W., PERSINGER, Prof. Dr. M. A. Ontario, SODTKE, Ing. W. und THOMAS, Dr. med. R.: Therapie mit ELF-Magnetfeldern. Zeitschrift für physikalische Medizin, Heft 4, 1976.

[168] THUMSHIRN, Werner: Alles zu seiner Zeit und Von der inneren Uhr. Artikel in: „Die Weltwoche" unter: Wissen-Forschung-Medizin am 12. VII. 1978.

[169] CURRY, Dr. med. Manfred: Der Schlüssel zum Leben. Schweizer Druck- u. Verlagshaus, Zürich.

[170] POPP, Dr. rer. nat. Doz. Fritz Albert, BREITHAUPT, Prof. Dr. phil., Dr. rer. nat.h.c. Günther u. a. wie KÖNIG, BECKER, PESCHKA, FISCHER, KROY, SHOU SIN SUNG, WARNKE: Elektromagnetic Bio-Information (Engl.), Verlag Urban und Schwarzenberg, München-Wien-Baltimore 1979.

[171] RENSING, Ludger: Die „Innere Uhr" des Menschen. bild der wissenschaft 1970/8. Deutsche Verlagsanstalt, Stuttgart.

[172] CROON, Dr. med. Richard: Elektroneuraldiagnostik und Therapie. Konkordia Verlag, Bühl-Baden 1959.

[173] SCHWARZ, Rudolf: Heilmethoden der Außenseiter. Verlagsgruppe Bertelsmann GmbH, 1975.

[174] AUBERGER, Dr. med. Hans Georg: Regionale Schmerztherapie. G. Thieme Verlag, Stuttgart 1971.

[175] STROBL, Dr. med. Anton: Die Zungendiagnostik als Hilfsmittel des praktischen Arztes. Karl Haug Verlag, Heidelberg.

[176] STARK, Dr. med. Walter: Vitaionen, ein potentieller Gesundheitsfaktor. Tipographia La Buona Stampa, Lugano-Massagno, 1974

[177] THYMOWSKI, de J. C.: Cycle de la vie Biorhythme chinois TAO. Torteil, Aubervilliers, 1971.

[178] STÖSSEL, Jürgen-Peter: Medikamente wirken unterschiedlich. bild der wissenschaft 2/1980.

[179] GENUIT, Hans: Bio-Rhythmen. Turmverlag, Bietigheim/W., 1976.

[180] MARSCHNER, Dr. med. dent. Gotthard: Veränderungen von Wasser und Milch (pH, rH2, rHo) unter verschiedenen physikalischen Bedingungen. Vortrag 1976 in Frankfurt anläßlich SIBEV-Tagung.

[181] LANGEN, Dr.: Medizinisch-psychologische Aspekte in der zahnärztlichen Praxis. Zahnärztliche Praxis 1973/17.

[182] SCHOELER, Dr. med. Heinz†: Die Weih'schen Druckpunkte. 8. Auflage. Karl F. Haug Verlag, Heidelberg 1978.

[183] WHEELER, M.R.C.C.S.-L.R.C.P. F. J.: The Bach Heelers. MESSRS. Nelson u. Co London Ltd., 73 Duck Street, London WL—England.